主 编

史建刚 袁 文

脊柱外科手术
解剖图解
（第二版）

上海科学技术出版社

图书在版编目（CIP）数据

脊柱外科手术解剖图解 / 史建刚, 袁文主编 . —2 版 .
—上海：上海科学技术出版社，2018.5
ISBN 978-7-5478-3930-0

Ⅰ. ①脊…　Ⅱ. ①史…　②袁…　Ⅲ. ①脊柱损伤 –
外科手术 – 人体解剖 – 图解　Ⅳ. ① R681.5–64

中国版本图书馆 CIP 数据核字（2018）第 042036 号

脊柱外科手术解剖图解（第二版）
主　编　史建刚　袁　文

上海世纪出版（集团）有限公司
上 海 科 学 技 术 出 版 社　出版、发行
（上海钦州南路 71 号　邮政编码 200235 www.sstp.cn）

浙江新华印刷技术有限公司印刷
开本 889 × 1194　1/16　印张 25　插页 4
字数 600 千字
2015 年 1 月第 1 版
2018 年 5 月第 2 版　2018 年 5 月第 2 次印刷
ISBN 978-7-5478-3930-0/R·1576
定价：298.00 元

内容提要

脊柱外科手术存在难度大、风险高的特点，因而对脊柱外科医生的要求较高。近年来，虽然脊柱外科技术快速发展，但也出现了大量并发症，主要原因是术者对手术关键技术相关的解剖知识掌握不够。本书编者创新性地采用人体尸体标本还原复杂的手术过程，通过大量清晰的图片对手术整个过程进行展示，对手术入路及手术的每个步骤配有简练的文字说明，描述该步骤的关键技术及解剖学要点、易出现的并发症和解决方法等，使读者能清晰、准确、全面地掌握脊柱手术的关键技术。本书第一版出版后得到了读者的广泛好评，此次修订增加了图片30余幅，补充了部分图片的文字说明，并对部分手术增加了专家观点等重要内容。

本书不仅可以帮助脊柱外科的年轻医师熟悉脊柱手术相关的解剖学内容，为提高手术技术打下坚定基础，也可为脊柱外科高年资医师提供技术指导，并为解剖学研究者提供新的研究方向。

编者名单

主　　编　史建刚　袁　文

主　　审　贾连顺　钟世镇

副 主 编　孙璟川　王　元　徐锡明　郭晓丹

主编助理　王英杰　孙凯强　陈　恺　韩　郸

编　　委　（按姓氏拼音排序）

陈德玉　海军军医大学附属长征医院脊柱外科教授、主任医师

陈华江　海军军医大学附属长征医院脊柱外科教授、主任医师

陈雄生　海军军医大学附属长征医院脊柱外科教授、主任医师

陈　宇　海军军医大学附属长征医院脊柱外科副教授、副主任医师

郭　翔　海军军医大学附属长征医院脊柱外科副教授、副主任医师

郭永飞　海军军医大学附属长征医院脊柱外科副教授、副主任医师

何海龙　海军军医大学附属长征医院脊柱外科副教授、副主任医师

郭群峰　海军军医大学附属长征医院脊柱外科副教授、副主任医师

刘铁龙　海军军医大学附属长征医院骨肿瘤科副教授、副主任医师

刘　洋　海军军医大学附属长征医院脊柱外科副教授、副主任医师

卢旭华　海军军医大学附属长征医院脊柱外科副教授、副主任医师

吕碧涛　海军军医大学附属长征医院脊柱外科副教授、副主任医师

缪锦浩　海军军医大学附属长征医院脊柱外科副教授、副主任医师

倪　斌　海军军医大学附属长征医院脊柱外科教授、主任医师

史国栋　海军军医大学附属长征医院脊柱外科副教授、副主任医师

王　策　海军军医大学附属长征医院脊柱外科副教授、副主任医师

王新伟　海军军医大学附属长征医院脊柱外科副教授、副主任医师

魏海峰　海军军医大学附属长征医院骨肿瘤科副教授、副主任医师

吴晓东　海军军医大学附属长征医院脊柱外科副教授、副主任医师

席焱海　海军军医大学附属长征医院脊柱外科副教授、副主任医师

肖建如　海军军医大学附属长征医院骨肿瘤科教授、主任医师

谢　宁　同济大学附属同济医院骨科副教授、副主任医师

许国华　海军军医大学附属长征医院脊柱外科副教授、副主任医师

许　鹏　海军军医大学附属长征医院脊柱外科副教授、副主任医师

严望军　海军军医大学附属长征医院骨肿瘤科教授、主任医师

杨　诚　海军军医大学附属长征医院骨肿瘤科副教授、副主任医师

杨海松　海军军医大学附属长征医院脊柱外科副教授、副主任医师

杨　军　海军军医大学附属长征医院脊柱外科副教授、副主任医师

杨立利　海军军医大学附属长征医院脊柱外科教授、主任医师

杨兴海　海军军医大学附属长征医院骨肿瘤科副教授、副主任医师

叶晓健　海军军医大学附属长征医院脊柱外科教授、主任医师

赵　剑　海军军医大学附属长征医院骨肿瘤科教授、主任医师

周许辉　海军军医大学附属长征医院脊柱外科教授、主任医师

宋滇文　上海交通大学附属第一人民医院脊柱外科教授、主任医师

郭晓丹　海军军医大学解剖教研室副教授

张传森　海军军医大学解剖教研室教授

袁红斌　海军军医大学附属长征医院麻醉科教授、主任医师

蒋京京　海军军医大学附属长征医院麻醉科副教授、副主任医师

萧　毅　海军军医大学附属长征医院影像科副教授、副主任医师

特邀编委（按姓氏拼音排序）

昌耘冰　广东省人民医院骨科教授、主任医师

程黎明　同济大学附属同济医院骨科教授、主任医师

董　健　复旦大学附属中山医院骨科教授、主任医师

傅智轶　上海交通大学医学院附属第九人民医院宝山分院副教授、副主任医师

高延征　河南省人民医院骨科教授、主任医师

姜建元　复旦大学附属华山医院骨科教授、主任医师

匡　勇　上海中医药大学附属曙光医院骨科教授、主任医师

雷　伟　空军军医大学附属西京医院骨科教授、主任医师

李陵江　解放军第二七三医院副主任医师

李　明　海军军医大学附属长海医院骨科教授、主任医师

李危石　北京大学第三医院骨科副教授、主任医师

梁　裕　上海交通大学医学院附属瑞金医院骨科教授、主任医师

林伟龙　复旦大学附属华东医院骨科教授、主任医师

吕飞舟　复旦大学附属华山医院骨科教授、主任医师

马向阳　广州军区总医院骨科教授、主任医师

马　原　新疆医科大学第六附属医院教授、主任医师

毛克亚　解放军总医院骨科副教授、主任医师

聂　林　山东大学齐鲁医院骨科教授、主任医师

彭宝淦　北京武警总医院骨科教授、主任医师

齐　强　北京大学第三医院骨科副教授、主任医师

钱邦平　南京大学医学院附属鼓楼医院骨科教授、主任医师

桑宏勋　南方医科大学深圳医院骨科教授、主任医师

沈洪兴　上海交通大学医学院附属仁济医院骨科教授、主任医师

沈建雄　北京协和医院骨科教授、主任医师

盛伟斌　新疆医科大学第一附属医院骨科教授、主任医师

孙　宇　北京大学第三医院骨科教授、主任医师

谭　军　同济大学附属东方医院骨科教授、主任医师

田纪伟　上海交通大学附属第一人民医院骨科教授、主任医师

田　野　北京协和医院骨科教授、主任医师

王　冰　中南大学湘雅二医院骨科教授、主任医师

王少波　北京大学第三医院骨科教授、主任医师

王　征　解放军总医院骨科副教授、主任医师

吴德升　同济大学附属东方医院骨科教授、主任医师

夏　虹　广州军区总医院骨科教授、主任医师

杨惠林　苏州大学附属第一医院骨科教授、主任医师

于滨生　北京大学深圳医院骨科教授、主任医师

张西峰　解放军总医院骨科教授、主任医师

张雪松　解放军总医院骨科教授、主任医师

张忠民　南方医科大学第三附属医院脊柱外科教授、主任医师

仉建国　北京协和医院骨科教授、主任医师

郑召民　中山大学附属第一医院脊柱外科教授、主任医师

朱泽章　南京大学医学院附属鼓楼医院骨科教授、主任医师

赵　杰　上海交通大学医学院附属第九人民医院骨科教授、主任医师

参编人员　曹　鹏　　田　野　　陈　宇　　余文超　　沈晓龙　　梁　磊　　侯　洋　　李铁锋
　　　　　余将明　　周盛源　　廖心远　　刘　宁　　陈　飞　　高　瑞　　杨　珺　　马　君
　　　　　丁建东　　孔庆捷　　杨　勇　　郑　冰　　刘　洋　　王海波　　张　斌　　郁　乐
　　　　　孙晓飞　　王顺民　　闫廷飞　　石　磊　　罗益滨　　刘　佳　　孟亚轲　　徐　涛
　　　　　陈可夫　　吴　钊

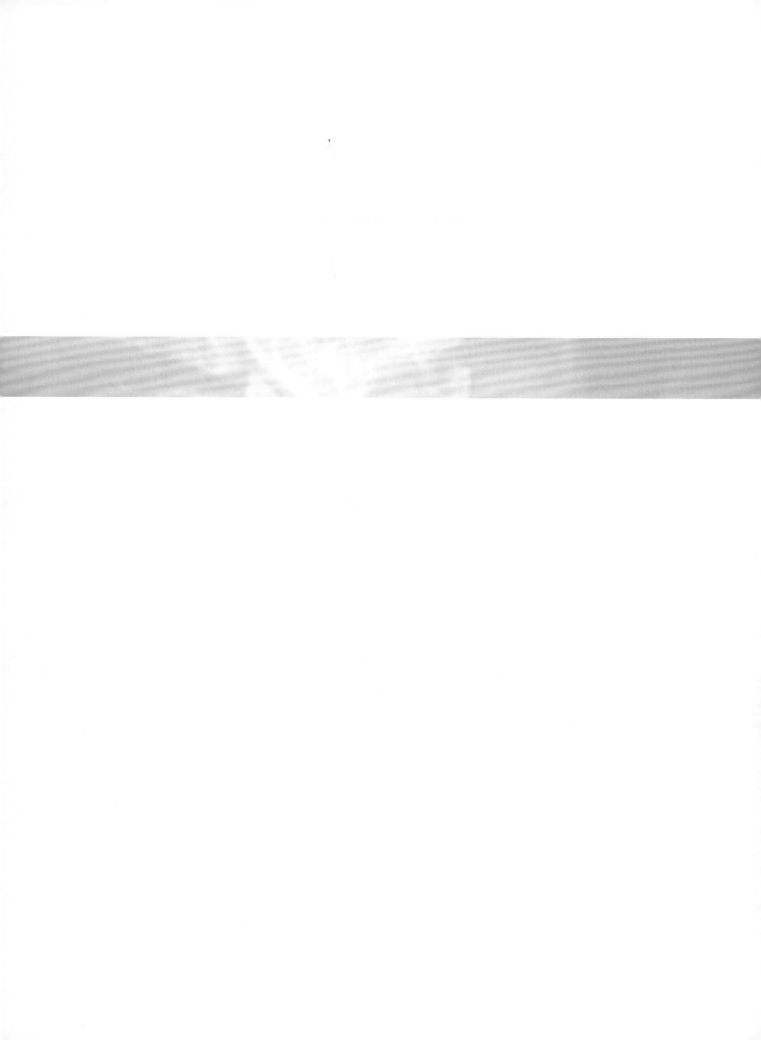

第二版序

随着外科学的不断发展，琳琅满目的新技术、新工具不断更新着医师对外科技术的认识。但是，无论是减少创伤、精准切除还是保留/替代功能，各种理念的发展都离不开对解剖学的深入研究，各种外科新技术、新方法都离不开对解剖的重新认识。

如果说解剖学是自然赐给外科医生的宝藏，那么《脊柱外科手术解剖图解》的出版则是为我们提供了一把打开脊柱外科宝藏的金钥匙。该书将脊柱外科手术技术与解剖学知识有机地结合起来，利用大量高分辨率的术中照片、手术演示图片和尸体解剖图片将脊柱外科由颅底至骶尾的解剖清晰地还原出来。

该书的主编史建刚教授和他的编写团队主要来自于国际知名的长征医院脊柱外科中心，该中心每年脊柱手术量8 000余台。编写团队在大量临床实践的基础上，结合他们精益求精的工匠精神、刻苦钻研的品质和开拓创新的思维，将脊柱外科的精髓融入精美的解剖图片中，为全球的脊柱外科医师提供了绝佳的参考资料。

该书是我国外科领域目前为数不多翻译为英文版出版的专著，相信随着中国与世界的交流日益增进，随着"一带一路"倡议走向世界，不仅中国的先进工程技术，还将有越来越多来自中国的先进医学思想和临床经验走出国门，这本《脊柱外科手术解剖图解》正是其中的优秀代表。我对此书的英文版以及第二版中文版发行表示祝贺，相信此书将成为国内外脊柱外科医师书架上的明珠，成为临床实践中必备的参考资料。

孙颖浩

海军军医大学校长

中国工程院院士

2017年12月于上海

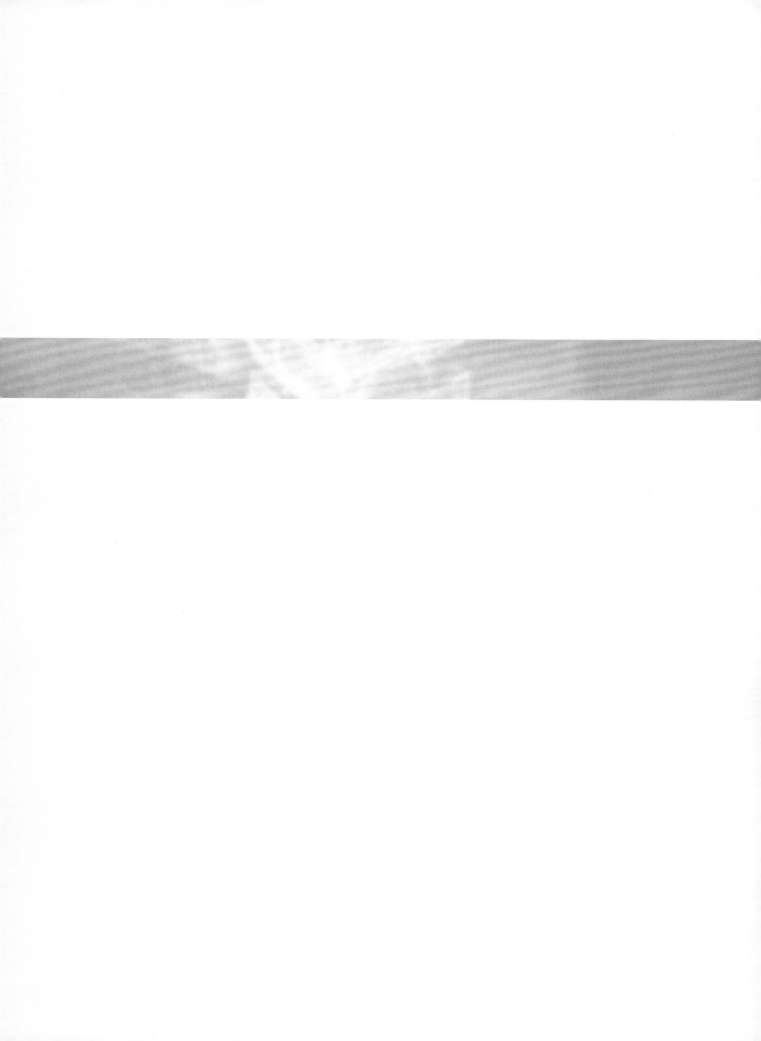

第二版前言

《脊椎外科手术解剖图解》一书自2015年首次出版得到了广大脊柱外科医师的赞誉，并受德国Springer出版社、新疆人民卫生出版社约稿，分别翻译为英语、维吾尔语出版，作为在"一带一路"倡议中传播脊柱外科技术的优秀工具。

此书获得广泛肯定的原因有三个方面。

（1）该书是把手术难点和容易导致手术并发症的解剖要点对应起来，取代繁杂的文字，用真实的解剖图片进行解释，图文并茂，使阅读者获得了更加可靠的信息，使其理解和掌握手术要点更加容易。它不同于单纯的解剖图书，充满艰深晦涩的语言，难以理解；也不同于单纯外科学，虽提及手术入路，但难以充分了解解剖要点。手术图谱和解剖图谱并存于同一本书相互弥补了各自的缺陷，既是外科医师的需要，也是图书编写中的重大创新。

（2）随着脊柱外科的发展，很多新的技术不断涌现，这就需要研究和熟悉更加细致的解剖要点，比如脊柱微创手术近年出现的腰椎新技术（XLIF、OLIF、ALIF），如果要缩短学习曲线，临床上尽快掌握，就需要从各个角度更加细致地温习解剖知识。本书用较大篇幅瞄准了这些新技术所需求的解剖要点，为临床医生学习和掌握新手术，开发新的手术术式提供较好参考。

（3）本书的每一张精美的图片都是出自我们脊柱外科专家教授和解剖学专家的辛勤劳动，每张图片从解剖、摄影，到重要解剖要点的标记，都花费了大量的时间，是距本书第二版的出版前近三年的精雕细琢之作。在第二版中，在标记图的基础上，又增加了原始图，标记图让我们准确辨认各解剖要点，原始图让读者更加真切地感受丰富的解剖结构，这些都是脊柱外科专家和解剖学专家的智慧共同交织的作品。本书是脊柱外科医师术前指导、术中参考、术后回顾学习的不可多得的工具书，其形式的新颖性和创新性、内容的真实性，都是其深受广大读者喜爱的重要原因。

这本书撰写过程中也得到了国内著名相关专家教授的大力指导，例如：孙颖浩院士、邱贵兴院士、钟世镇院士、贾连顺教授、侯树勋教授、王岩教授、张英泽教授、田伟教授、邱勇教授、姜建元教授、肖建如教授、倪斌教授、叶晓健教授、陈德玉教授，等等，吸收了他们大量宝贵的意见，并且第二版又邀请了全国的知名专家作为我们的特邀编委，所以这本书也是中国脊柱外科专家教授共同劳动的结晶。

这本书的第二版、英文版发行之后希望得到国内外专家教授的指导，使之不断丰富，我们根据大家意见不断修缮，为脊柱外科医生提供学术参考，为脊柱外科的发展做出贡献。

史建刚

2017年12月于上海

第一版前言

清代解剖学家和医学家王清任在编《医林改错》一书中如是说："著书不明脏腑，岂非痴人说梦；治病不明脏腑，何异盲子夜行。"可见解剖对于一名医生做好医疗工作的重要性，对脊柱外科医生也同样如此。随着对脊柱疾病认识的深入，脊柱疾病治疗方法也在与时俱进，包括治疗的手术理念、手术入路和手术技术。要完成这些改进并在临床上熟练运用，必须要有更为清晰的解剖知识，本书的撰写就是基于这一点。本书主编在完成大宗脊柱外科手术的基础上，总结了海军军医大学附属长征医院近30 000例的颈椎手术，6 000余例寰、枢椎手术和大宗胸、腰椎手术的诊治经验，针对临床中的疑难关键问题和易产生手术并发症的复杂解剖部位，通过各类标本，明确剖析并突显解剖特点。书中每一幅解剖图片都是由编者根据手术需要历时近两年制作完成的，能使脊柱外科医师更加熟悉脊柱和周围组织的结构，以便临床手术时"游刃有余"，减少或避免手术并发症。因此，本书将成为脊柱外科医师的好伴侣。

本书凝聚了海军军医大学附属长征医院骨科医院脊柱外科多年来对脊柱疾病的治疗经验，也凝聚了海军军医大学解剖教研室多年来对脊柱解剖基础研究的成果。尤其可贵的是，主编针对脊柱外科关键技术的疑难问题，通过对解剖难点进行解析，针对性地解释了目前脊柱外科手术中遇到的临床疑难问题。比如大家关注的颈椎前路减压范围问题，通过颈椎前路手术标本清晰而又"看得见"地诠释了颈椎前路手术的层次和最大减压范围。

本书的编写得到了中国医师协会、美国西雅图 Swedish Neuroscience Institute、北京大学第三附属医院、中国人民解放军总医院（301 医院）、北京积水潭医院、复旦大学附属华山医院、上海交通大学医学院附属瑞金医院、南方医科大学、海军军医大学等机构诸位专家的帮助，在此深表谢意。

本书的编写是诸位编者在繁重的临床工作之余完成的，几乎穷尽了所有休息时间。尽管如此，书中仍难免存在不足之处，希望各位读者提出宝贵意见，以便在今后的修订版中得到完善。

史建刚　袁　文

2014年6月21日于上海

目 录

第一章

上颈椎外科手术解剖图解

1

第二章

下颈椎外科手术解剖图解

73

注：本书所附部分原始图可从上海科学技术出版社官网（http://www.sstp.cn）"课件/配套资源"下载。

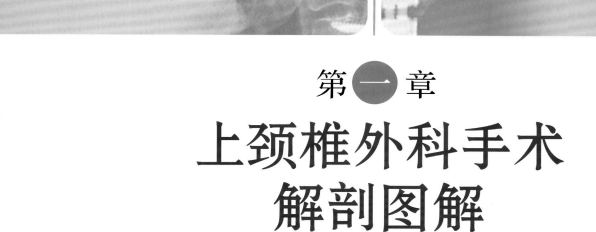

第一章
上颈椎外科手术
解剖图解

第一节
经口咽前方寰、枢椎显露技术

[概述]

经口咽入路由Kanavel率先于1917年报道，为枕颈区前方提供了最直接的手术入路。该术式受到下颌和口腔的限制，视野相对局限，显露范围一般为枕骨斜坡至C3上部，通过切开软腭和硬腭的方式还可向头端扩大显露。术前通过体检和开口位X线片评价下颌关节的活动度，如患者张口困难，则应考虑其他术式。此入路优势是前方无重要的血管和神经，最常见的并发症是感染和脑脊液漏。该入路可以较好地显露寰、枢椎前方结构，常用于寰椎前弓切除，齿突基底部内陷、感染、肿瘤、慢性脱位时难复性齿突骨折的治疗，以及寰、枢椎前方的先天性颅底畸形引起的难复性寰枢椎脱位合并延髓、颈脊髓受压的处理[1]。

[术前准备]

口咽部切口为相对污染伤口，有感染的可能，因此要术前积极口腔准备，排除一切感染因素。凡吸烟者，提倡戒烟时间在术前8周以上[2]。

如果患者合并脱位，术前将患者取头后仰位，维持一定重量的颅骨牵引[3]。

[体位]

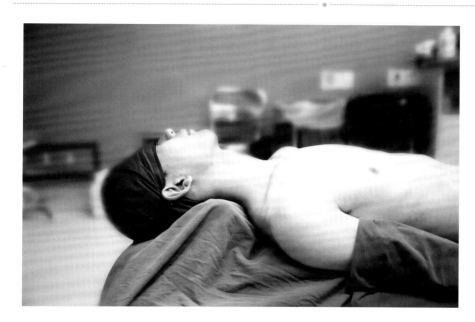

· 患者仰卧，胸部稍抬高，双肩部垫以软枕，颈下垫以颈枕，使颈椎轻度仰伸（图 1-1-1）。

图 1-1-1
经口咽前方寰、枢椎显露体位

头端
rostral

悬雍垂
uvula

咽后壁
postpharyngeal wall

舌
tongue

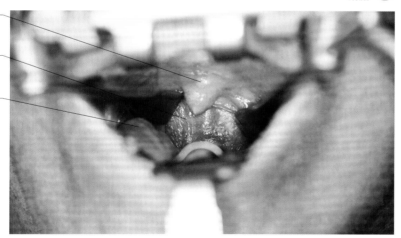

· 置入口咽拉钩和舌拉钩、上颚拉钩、软腭拉钩显露视野。经鼻气管插管和鼻胃管向扁桃体窝处拉开（图 1-1-2）。

图 1-1-2
置入口咽自动拉钩，显露咽后壁

［显露］

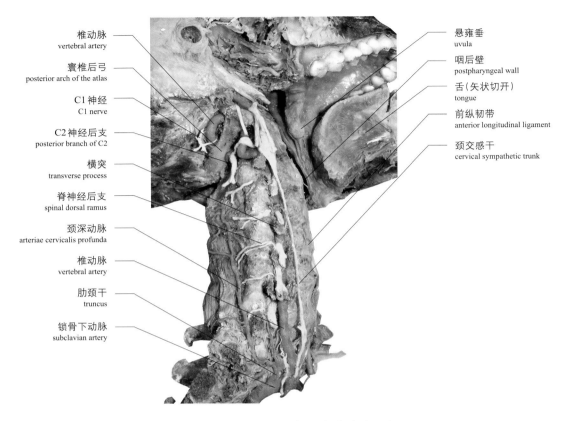

椎动脉
vertebral artery

寰椎后弓
posterior arch of the atlas

C1 神经
C1 nerve

C2 神经后支
posterior branch of C2

横突
transverse process

脊神经后支
spinal dorsal ramus

颈深动脉
arteriae cervicalis profunda

椎动脉
vertebral artery

肋颈干
truncus

锁骨下动脉
subclavian artery

悬雍垂
uvula

咽后壁
postpharyngeal wall

舌（矢状切开）
tongue

前纵韧带
anterior longitudinal ligament

颈交感干
cervical sympathetic trunk

· 为避免术后口咽水肿导致气道阻塞，应于口咽局部使用激素类气雾剂，同时应调整拉钩至合适位置，避免对软组织造成过度牵拉和挤压。

· 寰椎前结节处浸润注射肾上腺素和利多卡因，以减少术中出血并撑开咽后壁软组织（图1-1-3）。

图 1-1-3
固有口腔侧方切面与咽后壁、上颈椎的解剖关系

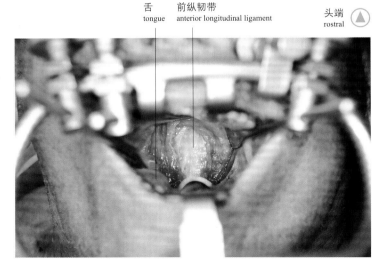

舌
tongue

前纵韧带
anterior longitudinal ligament

头端
rostral

图 1-1-4
切开咽后壁，显露椎前筋膜

- 当寰枢关节脱位时,寰椎前结节位置不在正中,除触摸寰椎前结节外,还可通过观察悬雍垂位置、X线透视等方式确定手术切口位置,以免切口偏斜导致显露不理想或损伤重要结构。

- 从中线进入,血管分布相对较少,且与脑神经走行相平行,不易损伤脑神经,手术路径较短。能避开两侧重要的神经血管等结构,如颈内动脉、咀嚼肌、面神经、颞下颌关节等[4、5]。

- 以寰椎前结节为中心,做3cm左右纵切口,可延伸到C2或C3水平。咽后壁软组织可分两层处理:第一层为颊咽筋膜,其深面与椎前筋膜之间存在咽后间隙,可全层切开后向两侧牵开,剥离宽度约3cm;第二层为椎前筋膜及椎前肌,包括前纵韧带、头长肌、颈长肌,剥离时可用电刀离断前纵韧带及颈长肌在寰椎前弓下缘的附着点,切断或将头长肌牵向外侧[6](图1-1-4)。

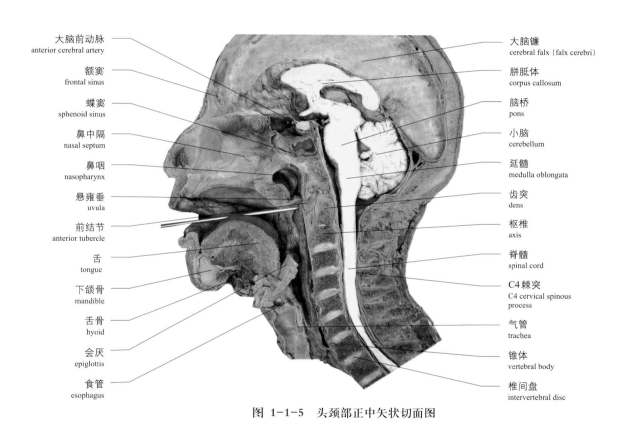

图 1-1-5 头颈部正中矢状切面图

- 尹庆水等[7]对尸体进行测量发现:后壁正中纵行切口下软组织厚度在寰椎前结节、C1侧块前和C2椎体前分别为:(3.7±1.1)mm、(6.0±2.0)mm、(5.8±1.8)mm。

- 咽上缩肌:咽上缩肌是一肌性方形板状结构,比咽中缩肌和咽下缩肌薄。它前端附着于翼钩、翼突下颌缝后缘,以及下颌骨的下颌舌骨肌线后端,少量纤维附着于舌根侧缘。其纤维向后弯曲,止于附着在枕骨基底部咽结节上面的咽缝。咽上缩肌上缘与颅底之间被一新月形间隔分开,此间隔由腭帆提肌、咽鼓管和咽颅底筋膜向上突出部分组成。其下缘与咽中缩肌之间有茎突咽肌和舌咽神经。前方与颊肌之间由翼突下颌缝分开。后方隔咽后间隙与椎前肌和椎前筋膜相邻。外侧有咽升动脉、咽静脉丛、舌咽神经、舌神经、茎突舌肌、咽中缩肌、翼内肌、茎突咽肌和茎突舌骨韧带。内侧有腭咽肌、扁桃体囊和咽颅底筋膜。咽上缩肌受咽升动脉的咽支和面动脉的扁桃体支支配。副神经颅部主要控制咽上缩肌收缩以收缩咽的上部(图1-1-5)。

·标准经口咽入路（不切开软、硬腭）可显露枕骨斜坡下部、枕骨大孔、寰椎前弓和齿状突基底部，在少数患者可达C3椎体。左右显露宽度为（39.4±2.2）mm。显露上界至寰椎前结节（13.6±1.6）mm，下界至前结节（38.4±2.9）mm。而切开软硬腭之后，显露上界与前结节的垂直距离为（28.0±3.1）mm，上下显露距离为（66.7±3.9）mm，平均垂直显露范围较单纯经口入路向上扩大了14.6mm[7, 8]。

·标准经口咽入路不切开软腭矢状位上最头端能暴露枕骨大孔上方0.6mm处，可暴露的斜坡面积占总斜坡面积的7.9%，此入路切开软腭最近端能暴露枕骨大孔上8.9mm处，占整个斜坡面积的24.2%[6]。

·椎动脉在枢椎横突孔入口处与枢椎上关节面的距离为（8.1±1.3）mm，其穿出横突孔后紧贴侧块关节外缘上行，枢椎上关节面外缘到中线的距离为（26.1±1.7）mm。

·由中线行骨膜下剥离，将颈长肌和前纵韧带牵向两侧，显露寰椎前弓，继续向外侧显露，可显露寰枢关节（图1-1-6）。

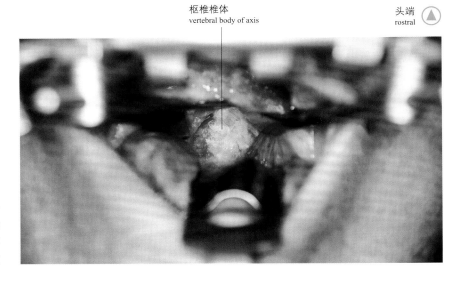

枢椎椎体
vertebral body of axis

头端
rostral

图 1-1-6
剥离颈长肌和前纵韧带，显露枢椎

·寰椎两侧显露15mm以内，枢椎两侧显露10mm以内，以避免颈上神经节损伤，超过此范围可能会损伤咽鼓管开口、舌下神经、翼管神经等。可以通过术前影像学检查明确动脉走行，以避免损伤椎动脉、颈内动脉[9, 10]。

·在松解齿状突周围瘢痕粘连时，易损伤硬膜囊，如出现脑脊液漏，要用耳脑胶、止血纱布分层压迫填塞致黏膜下，可吸收线缝合咽喉壁黏膜，一般可达到堵漏效果[11]。

·寰椎两侧显露15mm以内，枢椎两侧显露10mm以内，以避免颈上神经节损伤，术前影像学检查明确动脉走行，以避免损伤椎动脉、颈内动脉。

·为避免术后发生感染和促进伤口愈合，可用3-0可吸收缝线逐层缝合咽上缩肌和咽黏膜。

·颈上神经节：颈上神经节是颈部三个交感神经节中最大的一个，与第2和第3颈椎相邻。其前方是颈内动脉和鞘，后方是头长肌。此神经节的下端通过节间支与颈中神经节相连。其节后分支加

入颈内动脉神经，与颈内动脉伴行上升经颈动脉管进入颅内。颈上神经节的分支还有外侧支、内侧支和前支，发出支配面部和颈部的血管收缩神经和汗腺分泌的运动神经，扩张眶内和眼睑的平滑肌及瞳孔（图1-1-7）。

·寰枕前膜：寰枕前膜是一个宽阔致密的纤维结构，连接枕骨大孔前缘和寰椎前弓上缘。外侧与寰枕关节囊相融合。

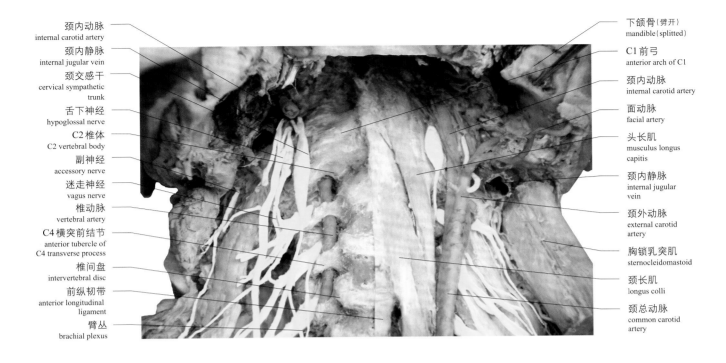

颈内动脉
internal carotid artery

颈内静脉
internal jugular vein

颈交感干
cervical sympathetic trunk

舌下神经
hypoglossal nerve

C2椎体
C2 vertebral body

副神经
accessory nerve

迷走神经
vagus nerve

椎动脉
vertebral artery

C4横突前结节
anterior tubercle of C4 transverse process

椎间盘
intervertebral disc

前纵韧带
anterior longitudinal ligament

臂丛
brachial plexus

下颌骨(劈开)
mandible(splitted)

C1前弓
anterior arch of C1

颈内动脉
internal carotid artery

面动脉
facial artery

头长肌
musculus longus capitis

颈内静脉
internal jugular vein

颈外动脉
external carotid artery

胸锁乳突肌
sternocleidomastoid

颈长肌
longus colli

颈总动脉
common carotid artery

图 1-1-7　图示颈椎椎体前部神经血管及肌肉、韧带结构

[小结]

· 咽后壁由浅至深可分为黏膜层、咽后间隙、椎前筋膜和椎前间隙。

· 头长肌和颈长肌位于椎前间隙的两侧，中线区域的血管稀疏。

· 寰椎和枢椎两侧的剥离的范围不能太大，均不能超过寰枢外侧关节前表面的外缘向后方转折处，因为寰椎和枢椎的椎动脉孔恰位于上述外缘的后外侧。

· 经口咽入路向两侧各可显露15~20mm，超过此范围可能会损伤咽鼓管开口、舌下神经以及椎动脉等。

· 门齿至前结节的垂直距离为74~91mm。

· 门齿至寰椎进钉点的垂直距离为86~94mm。

· 门齿至枢椎进钉点的垂直距离为85~93mm。

· 寰椎外侧关节内缘距中线距离为6.8~8.8mm。

· 寰椎外侧关节外缘距中线距离为20~25mm。

· 寰椎进钉点间距为28~35mm。

· 寰椎进钉点距寰椎外侧关节外缘距离为6.0~8.1mm。

· 寰椎进钉点连线和枢椎进钉点连线的垂直间距为16~21mm。

· 此手术缺点是显露视野偏小，术后口咽功能障碍、舌水肿及胃管进食；经口咽入路的手术切口受到口腔细菌的污染，术后切口感染率增高，因此不适用于脊髓内病变者[8]。

· 标准经口咽入路显露范围较小，伴有下颌张开受限的患者不适合此入路，特别是同时伴有颈椎屈曲受限者，亦无法满足枕颈部畸形的患者。同时此入路感染率高，也限制了经口咽入路在一期植骨重建中的应用。

· 术前应注重寰枢椎X线和CT检测，了解寰枢椎关节是否有骨性融合存在，如有骨性融合，前路松解的困难较大，可能达不到松解复位的目的，则需要考虑选择其他手术方式[12]。

◇ 参 ◇ 考 ◇ 文 ◇ 献 ◇

［1］ Zheng-Tao Gu, Jian-Qiang Dai, Zeng-Hui Wu, et al. Risk factors and prevention for pulmonary complications after transoral operation for the atlantar axis disorders ［J］. Chinese Journal of Spine and Spinal Cord, 2010, 20（8）: 660-663.

［2］ Qing-Shan Zhuang, De-Tao Xia, Ji-Yu Ge, et al. Transoral release and posterior reduction by pedicle screw instrumentation for the treatment of irreducible atlantoaxial dislocation ［J］. Chinese Journal of Spine and Spinal Cord, 2009, 19（6）: 427-430.

［3］ Jian-Hua Wang, Hong Xia, Qing-shui Yin，et al. Treatment of basilar invagination associated with atlantoaxial dislocation through distracting and reducing the atlas-axis facet joint and implanting struct allograft bone by transoral approach ［J］. Chinese Journal of Spine and Spinal Cord, 2012, 22（9）: 786-791.

［4］ Youssef AS, Guiot B, Black K, et al. Modifications of the transoral approach to the craniovertebral junction: anatomic study and clinical correlations ［J］. Neurosurgery, 2008, 62（3）: 145-155.

［5］ Balasingam V, Anderson GJ, Gross ND, et al. Anatomical analysis of transoral surgical approaches to the clivus ［J］. Journal of neurosurgery, 2006, 105（2）: 301-308.

［6］ Chao-Yue Zhang，Jing Miao，Lei Zhan, et al. Surgical treatment of occipital neck disease by endoscopic trans-nasal approach ［J］. Chinese Journal of Orthopaedics, 2006, 26（11）: 783-785.

［7］ Zhi-yun Wang, Qing-Shui Yin，Kai Zhang, et al. Exposure and safety of transoral-transpharyneal approach to cranioverbebral junction: anatomic study ［J］. Chinese Journal of Spine and Spinal Cord, 2009, 19（2）: 121-124.

［8］ Zhong-Ke Lin, Yong-Long Chi. Applied anatomy of anterior approach in the occipital neck junction ［J］. Chinese Journal of Spine and Spinal Cord, 2011, 21（9）: 784-787.

［9］ Singh H, Harrop J, Schiffmacher P, et al. Ventral surgical approaches to craniovertebral junction chordomas ［J］. Neurosurgery, 2010, 66（3 Suppl）: 96-103.

［10］ Hsu W, Wolinsky JP, Gokaslan ZL, et al. Transoral approaches to the cervical spine ［J］. Neurosurgery, 2010, 66（3）: A119-A125.

［11］ Fei Cao, Shi-Hai Wang，Fu-Hua Zhang. Treatment of refractory atlantoaxial dislocation by anterior and posterior oropharyngeal surgery ［J］. Chinese Journal of Spine and Spinal Cord, 2011, 21（2）: 168-169.

［12］ Youssef AS，Sloan AE. Extended transoral approaches: surgical technique and analysis ［J］. Neurosurgery, 2010, 66（3）: 126-134.

第二节
正中切开下颌骨与舌显露前方寰、枢椎技术

[概述]

经口腔入路对下颈椎显露范围比较有限，而经下颌骨和舌切开途径可以获得从下部斜坡到中上颈椎椎体的广泛显露，自1961年Martin介绍了经中线下颌骨舌体劈开入路以来，越来越多的学者相继报道不同的扩大入路手术方式。1980年，Wood等报道了经口下颌骨劈开、舌体劈开扩大入路，同时行软腭切开、硬腭劈开的手术技术。1981年，Delgado等报道了经口下颌骨劈开扩大入路切除斜坡及上颈椎区脊索瘤的病例。正中切开下颌骨与舌椎体前方显露技术适用于斜坡、颈枕部以及C5以上颈椎椎体和椎管内的病灶清除。该入路的优点是能同时显露上、下颈椎腹侧，直达病变区域，手术径路上重要血管、神经少，无需向两侧牵拉重要结构[1, 2]。但缺点是容易感染，手术创伤较大。经口咽劈开下颌骨入路主要适用于颈髓腹侧中线部的良恶性肿瘤、先天性和创伤后颅颈交界畸形等病变[3-5]。

[术前准备]

术前准备应引起重视。口咽部切口为相对污染伤口，有感染的可能，因此要术前积极口腔准备，排除一切感染因素。凡吸烟者，提倡戒烟时间在术前8周以上[6]。

[体位及切口]

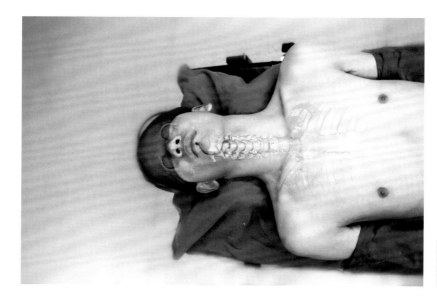

图 1-2-1
正中切开下颌骨与舌显露前
方寰、枢椎入路体位

· 患者取仰卧位，头部维持牵引略后伸（图 1-2-1）。

· 沿中央切口向下纵向切开下唇，绕过凸出的腭部转向下方。

· 下颌骨的血供主要来自下牙槽动脉，不会走行至下颌骨正中，劈开时不会损伤该动脉。下颌骨正中内外侧均无重要神经及分支走行，可最大化减少神经损伤的可能性[7]。

· 在下颌骨下方沿中线切开颈上部至舌骨前方表面皮肤和皮下组织（图 1-2-1）。为避免术中颏神经及动脉损伤，骨膜下剥离软组织应控制在距中线 2.5cm 以内。

[显露]

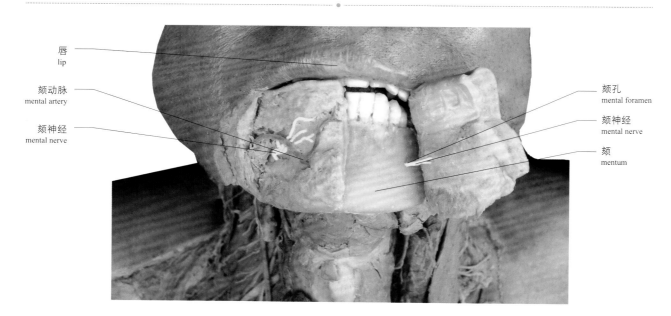

图 1-2-2　颏部重要血管及神经

• 颏孔：颏孔通常位于下颌第二前磨牙根下方，下颌体上、下缘连线的中点，距正中线约2.5cm处。此孔呈卵圆形，开口多向后、上、外方，孔内有颏神经、血管通过（图1-2-2）。

• 颏神经：颏神经是下牙槽神经的终末分支。穿过颏孔进入面部并转向后方，支配下唇皮肤。

• 颏动脉：颏动脉起源于上颌动脉第1段，是下牙槽动脉的终末支。它从颏孔穿出下颌管进入面部，供应颏区肌肉和皮肤。颏动脉与下唇动脉和颏下动脉相吻合。

[切下颌骨]

• 颏以上切开并分离唇黏膜、牙龈和骨膜，切开黏膜前辨别出下唇唇黏膜与皮肤的边界。

• 注射亚甲蓝，从而在闭合时能精确对齐唇黏膜和皮肤的边界，避免出现明显的黏膜阶梯。

• 在下颌骨体表面向两侧锐性分离，充分显露下颌骨体。

• 在下颌骨切开前，应在骨面预先钻孔，以保证手术完成后精确复位下颌骨，避免术后咬合障碍（图1-2-3）。

• 应在术中检查下颌是否脱臼，如出现下颌脱臼应及时复位。

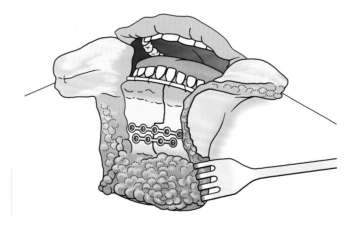

图 1-2-3
"Z"字劈开下颌骨，
骨面预先钻孔

[椎体显露]

• 用电锯或线锯沿中线或"Z"字切开下颌骨，并向两侧牵开。

• 用挡板向下牵开舌体及舌骨，显露咽后壁（图1-2-4）。

• 必要时正中切开舌体。分别于舌尖两侧缝线并保留，边切开边缝扎止血。

• 向两侧牵开舌体和下颌骨，向下牵开舌骨，即可充分显露咽后壁的结构。

• 当切开口腔基底部黏膜时，注意保持切口正中，并小心防止损伤舌系带两侧的唾液腺导管。唾液腺导管损伤可能导致术后皮肤伤口处持续渗出清亮唾液，进食时明显增加。可采用直接加压包扎、瘘口封闭术、导管端-端吻合术、导管改道术治疗，必要时采取腮腺切除术。

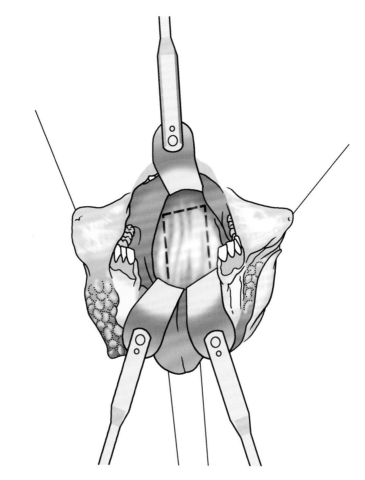

图 1-2-4 挡板向下牵开舌体及舌骨，显露咽后壁

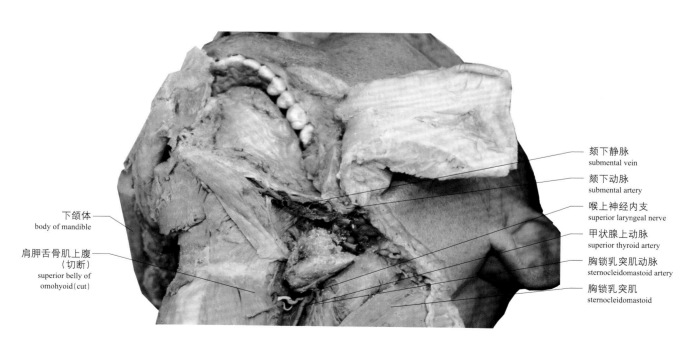

下颌体
body of mandible

肩胛舌骨肌上腹
（切断）
superior belly of
omohyoid(cut)

颏下静脉
submental vein

颏下动脉
submental artery

喉上神经内支
superior laryngeal nerve

甲状腺上动脉
superior thyroid artery

胸锁乳突肌动脉
sternocleidomastoid artery

胸锁乳突肌
sternocleidomastoid

图 1-2-5 下颌骨下方颏下动静脉及二腹肌

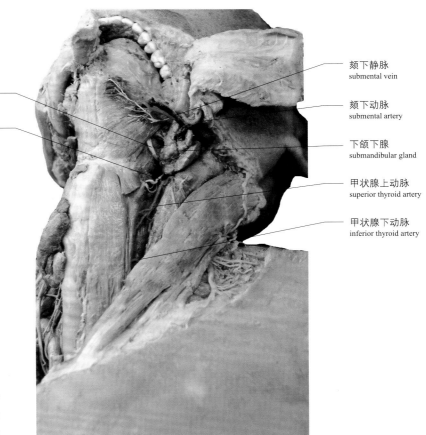

舌下神经
hypoglossal nerve

喉上神经内支
superior laryngeal nerve

颏下静脉
submental vein

颏下动脉
submental artery

下颌下腺
submandibular gland

甲状腺上动脉
superior thyroid artery

甲状腺下动脉
inferior thyroid artery

▪ 颏下动脉：是面动脉在颈部的最大分支，它起于面动脉的下颌下腺水平，在下颌骨下方沿下颌舌骨肌表面前行。颏下动脉供应附近的皮肤和肌肉（图1-2-5、图1-2-6）。

图 1-2-6
下颌骨下方重要血管神经

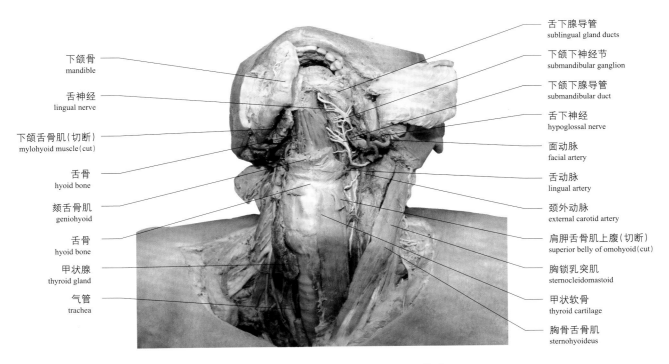

下颌骨
mandible

舌神经
lingual nerve

下颌舌骨肌（切断）
mylohyoid muscle（cut）

舌骨
hyoid bone

颏舌骨肌
geniohyoid

舌骨
hyoid bone

甲状腺
thyroid gland

气管
trachea

舌下腺导管
sublingual gland ducts

下颌下神经节
submandibular ganglion

下颌下腺导管
submandibular duct

舌下神经
hypoglossal nerve

面动脉
facial artery

舌动脉
lingual artery

颈外动脉
external carotid artery

肩胛舌骨肌上腹（切断）
superior belly of omohyoid（cut）

胸锁乳突肌
sternocleidomastoid

甲状软骨
thyroid cartilage

胸骨舌骨肌
sternohyoideus

图 1-2-7 舌体下方重要神经、腺体及管道

▪下颌下腺导管：下颌下腺导管全长约5cm，管壁较腮腺管薄，由浅部内的许多小管汇合而成，自该部内侧面下颌舌骨肌后缘后方发出，穿过该腺体深部，先于下颌舌骨肌和舌骨舌肌之间向前上走行，继而走行于舌下腺和颏舌骨肌之间，开口于口底舌系带两侧的舌下阜顶端。下颌下腺管在途经舌骨舌肌表面时，行于舌神经和舌下神经之间，约至舌骨舌肌前缘，舌神经绕下颌下腺导管外侧，其终末支沿下颌下腺管的内侧上行（图1-2-7）。

▪舌下腺导管：舌下腺有8～20条排泄管。小的舌下腺导管在腺体后部分别开口于舌下襞的顶端。腺体前部小的分支有时形成一舌下腺大管，单独或与下颌下腺共同开口于舌下阜。

▪悬雍垂：悬雍垂为软腭下缘正中游离悬垂于口腔与咽之间的圆锥状突起（图1-2-8）。

▪会厌：会厌位于舌体和舌骨体的后方，是由弹性纤维软骨构成的叶状斜行向后上方的结构。会厌前下部借有弹性的舌骨会厌韧带连于舌骨上缘。其与甲状舌骨膜之间有脂肪组织相隔，构成会厌前间隙。吞咽时，舌骨向前上运动，会厌由于受舌底和会厌肌收缩压力的影响向后弯曲，遮盖喉口以避免食物进入气道。虽然会厌并非吞咽、呼吸或发音所必需的器官，但会厌损伤将导致以上功能受到影响（图1-2-8）。

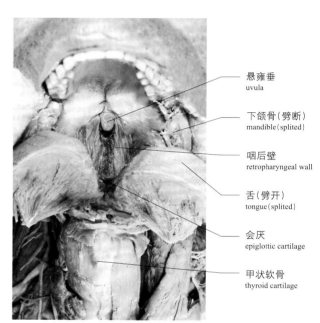

悬雍垂
uvula

下颌骨（劈断）
mandible（splited）

咽后壁
retropharyngeal wall

舌（劈开）
tongue（splited）

会厌
epiglottic cartilage

甲状软骨
thyroid cartilage

图 1-2-8
劈开舌体后见咽喉壁结构

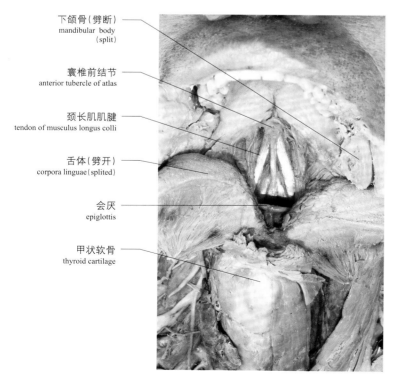

下颌骨（劈断）
mandibular body
（split）

寰椎前结节
anterior tubercle of atlas

颈长肌肌腱
tendon of musculus longus colli

舌体（劈开）
corpora linguae（splited）

会厌
epiglottis

甲状软骨
thyroid cartilage

▪寰椎前结节附着结构：颈长肌的最上一对肌束向内汇止于寰椎前结节，其两肌束间的颈椎前纵韧带亦止于寰椎前结节，手术线路中辨认上述结构有助于在寰枕关节脱位时判断寰椎前结节的位置。（图1-2-9）

图 1-2-9
切开舌体、咽喉壁后所见椎体前方结构

[小结]

- 1961年，Martin等进一步在Trotter的基础上介绍了经中线下唇–下颌骨–舌体劈开扩大入路。

- 该入路的优势在于显露直接，视野清晰，既能顾及两侧病变，又能充分显露从C1至C5下缘的腹侧结构，适合于处理同时累及上、下颈椎腹侧病变或张口困难的上颈椎腹侧病变。

- 经口扩大入路有四种：

（1）经口下颌骨劈开入路，仅劈开下颌骨，不切开下唇舌下颌骨部皮肤，只需在锯下颌骨之前潜行切开下唇与颌骨之间的黏膜，并潜行剥离骨膜，此入路可显露C3上缘，适合于伴有下颌关节病变所致下颌关节张开受限而无面部软组织挛缩的上颈椎腹侧病变者，术后无皮肤瘢痕，具有美学意义。

（2）经口唇下颌骨劈开入路，连下唇、下颌部皮肤及下颌骨一起沿中线劈开。撑开后可显露C3下缘。此入路适合于各种原因（先天性或外伤）引起的口裂狭小者（张口困难），适用于处理C1-C3腹侧病变患者。

（3）经口唇舌旁下颌骨劈开入路，与以上不同的是不切开舌体，从舌旁切开舌底肌。从一侧劈开下颌骨，此入路虽然创伤小些，但显露范围小于前者，适合于处理同时累及上、下颈椎腹侧病变且病灶偏向一侧的患者。此入路易伤及舌下神经和舌神经。

（4）经口舌唇下颌骨劈开入路，在上述切口基础上正中切开舌和舌底肌。充分显露咽后壁，可显露至C5下缘。此入路适合处理同时累及上下颈椎腹侧病变患者。虽然创伤较大，但相对于经舌旁入路显露更加充分，且不易损伤舌神经及舌下神经。便于进行同时累及上、下颈椎多个节段椎体病变的处理，愈合后不影响舌和下颌骨的生理功能，是同时处理累及上、下颈椎腹侧大跨度病变较理想的入路。

- 尹庆水、池永龙等[3, 4, 7, 8]测量椎动脉距中线C2-C3为（16.88±0.75）mm，C3-C4为（16.48±1.47）mm，C4-C5为（16.30±1.09）mm；距门齿垂直深度C2-C3为（96.44±3.59）mm，C3-C4为（97.94±4.51）mm，C4-C5为（99.83±4.77）mm。下颌骨–舌骨劈开手术与单纯下颌骨劈开显露角度分别为（63.67±3.50）°和（74.14±1.47）°；最大探查性操作范围分别为斜坡下1/3至C5上终板和斜坡下1/3至C6上终板；最大重建性操作范围分别为C2下1/2至C5上终板和C2下1/2至C6上终板；下颌骨–舌骨劈开手术结合软腭切开，则可显露蝶窦。

- 锯开下颌骨之前，应预先钻钛板固定骨孔，以防下颌骨复位内固定错位引起下颌关节紊乱。

- 若经口唇舌旁下颌骨劈开入路，应先分离出舌下神经，并予以保护。

- 深部操作宜在放大镜或显微镜下进行；深部及两侧操作禁用电刀，以免伤及脊髓及椎动脉；禁忌损伤硬膜，一旦破裂应积极修补或术后行腰穿另辟脑脊液分流途径，以防颅内感染[9]。

◇ 参 ◇ 考 ◇ 文 ◇ 献 ◇

[1] Zhong-Ke Lin, Yong-Long Chi. Applied anatomy of anterior approach in the occipital neck junction [J]. Chinese Journal of Spine and Spinal Cord, 2011, 21（9）：784-787.

[2] Youssef AS, Sloan AE. Extended transoral approaches: surgical technique and analysis [J]. Neurosurgery,

2010, 66（3 Suppl）: 126-134.

［3］ Qing-Shui Yin, Hong Xia, Ri Quan, et al. The treatment of the spinal cord ventral lesions involving upper and lower cervical spine by a transoral- translabiomandibular approach ［J］. Chinese Journal of Spine and Spinal Cord, 2008, 18（1）: 41-44.

［4］ Yue He, Qing-Shui Yin, Hong Xia, et al. The applied anatomy and clinical application of the transoral approach with mandibulotomy and mandibuloglossotomy ［J］. Chinese Journal of Clinical Anatomy, 2013, 31（2）: 127-131.

［5］ Zheng-Tao Gu, Jian-Qiang Dai, Zeng-HuiWu, et al. Risk factors and prevention for pulmonary complications after transoral operation for the atlantar axis disorders ［J］. Chinese Journal of Spine and Spinal Cord, 2010, 20（8）: 660-663.

［6］ Qing-Shan Zhuang, De-Tao Xia, Ji-Yu Ge, et al. Transoral release and posterior reduction by pedicle screw instrumentation for the treatment of irreducible atlanto-axial dislocation ［J］. Chinese Journal of Spine and Spinal Cord, 2009, 19（6）: 427-430.

［7］ Jian-HuaWang, Qing-Shui Yin, Hong Xia, et al. Treatment of basilar invagination associated with atlantoaxial dislocation through distracting and reducing the atlas-axis facet joint and implanting struct allograft bone by transoral approach ［J］. Chinese Journal of Spine and Spinal Cord, 2012, 22（9）: 786-791.

［8］ Ke-Ping Wang, Fu-Qiang Zhang, Hai-Yu Zhou et al. The treatment of upper- middle cervical tumor by using atypical titanium mesh and reconstruction under transoral- transabiomandibular approach ［J］. Chinese Journal of Spine and Spinal Cord, 2014, 24（11）: 1044-1046.

［9］ Bansal S, Kalsotra G, Mohammed AW, et al. Pleomorphic adenoma of base of tongue: is midline mandibulotomy necessary for approaching benign base tongue lesions? ［J］. Case Rep Otolaryngol, 2012: 851501.

第三节
舌骨上显露侧方寰、枢椎及齿突切除技术

[概述]

上颈椎前内侧咽后入路是Southwick和Robinson（1975年）用于显露中、下颈椎的改良入路。该入路可用于高位颈椎前部的肿瘤切除术，感染清创术、寰、枢椎固定，以及齿突固定术。此入路可直视显露斜坡到C3，可向下扩大显露至颈椎中下段。入路经颈动脉鞘内侧达到咽后间隙，可以避免损伤颈动脉及颅底的脑神经，但与颈动脉鞘外侧入路相比更易损伤喉上神经、舌咽神经和

椎动脉。优点是完全黏膜外入路，可有效降低感染；缺点是入路方向不直接，显露时间长且常需气管切开。

在枕颈部外科领域有很多疾患可导致上段颈脊髓腹侧受到压迫。尤其以齿突病变多见，齿突切除用以解除脊髓前方的压迫，切除粘连的组织，以达到对颈脊髓腹侧的减压，并利于难复性寰、枢椎陈旧性脱位的复位。

[体位及切口]

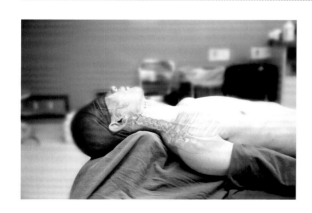

图 1-3-1 舌骨上显露侧方寰、枢椎体位及切口

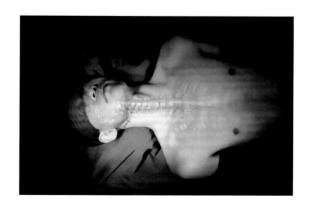

图 1-3-2 舌骨上显露侧方寰、枢椎体位及切口

·头高脚低位可以减少静脉出血，口腔内保持无导管，避免下颌骨向下移位。患者仰卧，头

颈稍过伸并转向对侧约30°[1]（图1-3-1、图1-3-2）。

[显露]

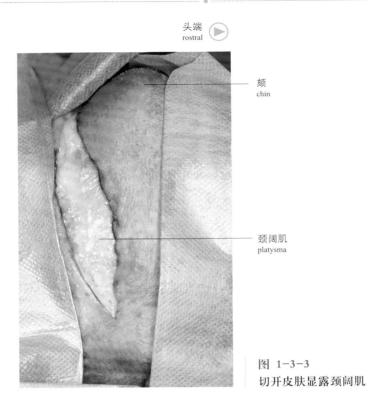

头端
rostral

颏
chin

颈阔肌
platysma

图 1-3-3
切开皮肤显露颈阔肌

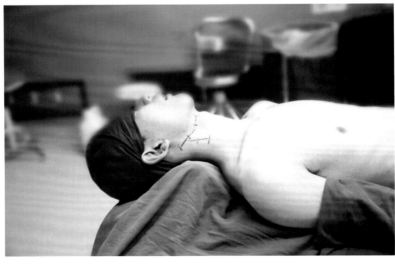

图 1-3-4
沿胸锁乳突肌做一纵
形切口与下颌下切口
交汇以扩大显露

· 切口平行于下颌骨下缘，位于其下2cm，自乳突尖至舌骨水平（图1-3-3）。

· 若要更多地显露尾侧，可沿胸锁乳突肌做一纵形切口与下颌下切口交汇（图1-3-4）。沿切口方向切开颈阔肌。

· 胸锁乳突肌前缘由C4-C5椎体水平，于甲状腺上动脉下方经颈动脉鞘和颈内脏鞘之间联合筋膜至咽后间隙，为较为安全且常用的显露方式，在下颌位置较高的患者中可以尝试，但在多数患者中难以显露寰椎结构[2]。

· 当分开浅筋膜和颈阔肌后，在颈静脉与下颌后静脉汇合处结扎或双极电凝下颌后静脉（图1-3-5）。

· 侧方咽后入路可显露多节段椎体，在下颌三角内、外侧的颈动脉鞘，上方的舌下神经和外下方的喉上神经组成了一个框架结构，将其分别牵开后，即可形成安全的操作空间[3、4]。

· 甲状腺上动脉比C3椎体要低，若手术的位置较高，只涉及C1～C3，则可将该动脉向下牵拉[5]。

· 广泛分离暴露血管神经组织并结扎部分血管。其主要并发症为舌下神经、喉上神经、面神经的下颌缘支和下颌下腺的损伤，舌下神经损伤时伸舌舌尖偏向伤侧，面神经的下颌缘支的损伤可导致患者伤侧口角下垂[6]（图1-3-6）。

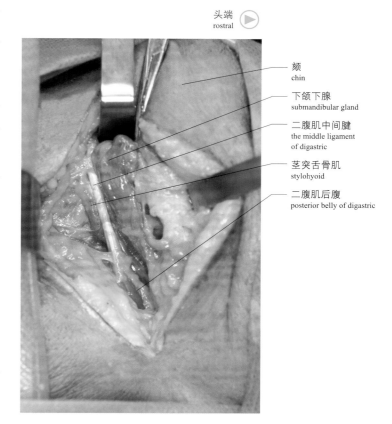

头端 rostral

颏 chin

下颌下腺 submandibular gland

二腹肌中间腱 the middle ligament of digastric

茎突舌骨肌 stylohyoid

二腹肌后腹 posterior belly of digastric

图 1-3-5
分开浅筋膜和颈阔肌显露下颌下腺及二腹肌

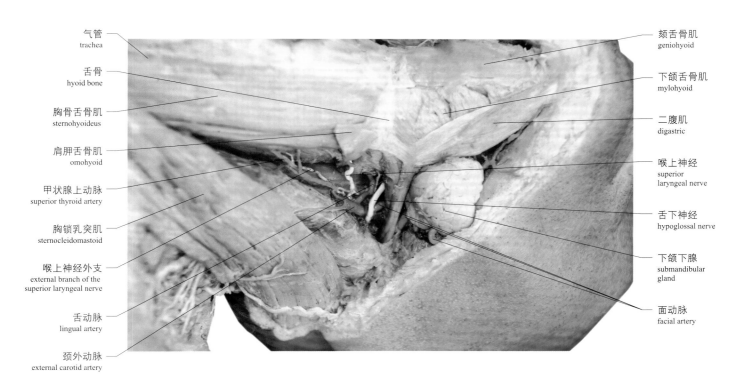

气管 trachea

舌骨 hyoid bone

胸骨舌骨肌 sternohyoideus

肩胛舌骨肌 omohyoid

甲状腺上动脉 superior thyroid artery

胸锁乳突肌 sternocleidomastoid

喉上神经外支 external branch of the superior laryngeal nerve

舌动脉 lingual artery

颈外动脉 external carotid artery

颏舌骨肌 geniohyoid

下颌舌骨肌 mylohyoid

二腹肌 digastric

喉上神经 superior laryngeal nerve

舌下神经 hypoglossal nerve

下颌下腺 submandibular gland

面动脉 facial artery

图 1-3-6 二腹肌三角相关解剖

•二腹肌三角：上界为下颌骨下缘至乳突，后下界为二腹肌后腹和茎突舌骨肌，前下界为二腹肌前腹。该三角表面有皮肤、浅筋膜、颈阔肌和深筋膜覆盖，并包含有面神经和颈横神经的分支。三角的深面由下颌舌骨肌和舌骨舌肌构成。二腹肌三角前部有下颌下腺，并有颏下动静脉、面静脉位于其浅面，面动脉位于其深面。下颌舌骨肌动静脉和神经位于下颌舌骨肌表面，下颌下淋巴结和下颌下腺的位置关系不恒定。二腹肌三角后部有腮腺下部。颈外动脉经过茎突舌骨肌深面，并穿过该肌至其浅面上行，进入腮腺前位于其深面（图1-3-6）。

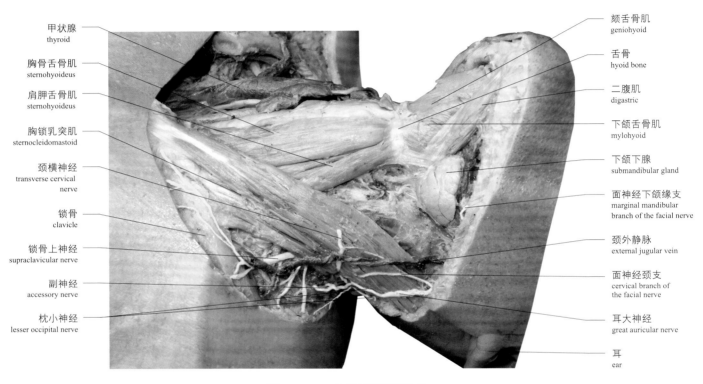

左侧标注（从上到下）：
甲状腺 thyroid
胸骨舌骨肌 sternohyoideus
肩胛舌骨肌 sternohyoideus
胸锁乳突肌 sternocleidomastoid
颈横神经 transverse cervical nerve
锁骨 clavicle
锁骨上神经 supraclavicular nerve
副神经 accessory nerve
枕小神经 lesser occipital nerve

右侧标注（从上到下）：
颏舌骨肌 geniohyoid
舌骨 hyoid bone
二腹肌 digastric
下颌舌骨肌 mylohyoid
下颌下腺 submandibular gland
面神经下颌缘支 marginal mandibular branch of the facial nerve
颈外静脉 external jugular vein
面神经颈支 cervical branch of the facial nerve
耳大神经 great auricular nerve
耳 ear

图 1-3-7　左侧颈部深层结构

•面神经下颌缘支：面神经下颌缘支通常有两支，在颈阔肌下朝下颌角向前走行，初走行于下颌下三角上部浅面，后向上向前跨过下颌体，从降口角肌下方通过。分支支配笑肌及下唇的肌肉，并加入颏神经（图1-3-7）。神经下颌缘支位于下颌骨下缘占44%，平下颌骨下缘占51%，远离下颌骨下缘占5%。

•面总静脉：面总静脉常与下颌后静脉伴行。面神经下颌缘支通常跨过下颌后静脉的前上方和面前静脉的前方（图1-3-7）。

•枕小神经：枕小神经是颈丛的分支，自胸锁乳突肌后缘发出后上行，支配耳后上方的头皮（图1-3-7）。

•面静脉：面静脉汇集了滑车上静脉和眶上静脉的血液，是面部的主要静脉。它斜向下走行于鼻旁，从颧大肌、笑肌、颈阔肌下通过，下行至咬肌时从其表面通过，横跨下颌体后在颈部汇入颈内静脉。

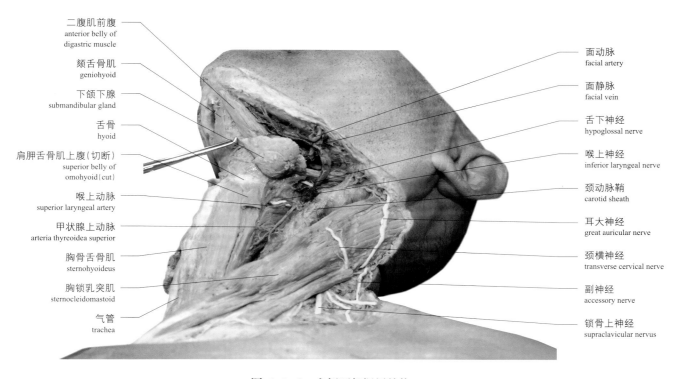

二腹肌前腹
anterior belly of
digastric muscle

颏舌骨肌
geniohyoid

下颌下腺
submandibular gland

舌骨
hyoid

肩胛舌骨肌上腹（切断）
superior belly of
omohyoid（cut）

喉上动脉
superior laryngeal artery

甲状腺上动脉
arteria thyreoidea superior

胸骨舌骨肌
sternohyoideus

胸锁乳突肌
sternocleidomastoid

气管
trachea

面动脉
facial artery

面静脉
facial vein

舌下神经
hypoglossal nerve

喉上神经
inferior laryngeal nerve

颈动脉鞘
carotid sheath

耳大神经
great auricular nerve

颈横神经
transverse cervical nerve

副神经
accessory nerve

锁骨上神经
supraclavicular nervus

图 1-3-8 左侧颈部深层结构

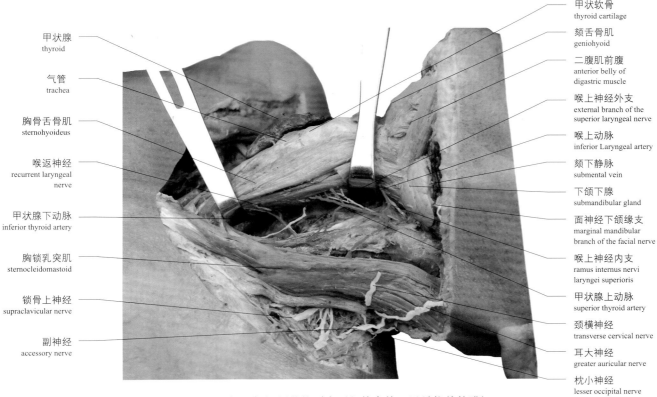

甲状腺
thyroid

气管
trachea

胸骨舌骨肌
sternohyoideus

喉返神经
recurrent laryngeal
nerve

甲状腺下动脉
inferior thyroid artery

胸锁乳突肌
sternocleidomastoid

锁骨上神经
supraclavicular nerve

副神经
accessory nerve

甲状软骨
thyroid cartilage

颏舌骨肌
geniohyoid

二腹肌前腹
anterior belly of
digastric muscle

喉上神经外支
external branch of the
superior laryngeal nerve

喉上动脉
inferior Laryngeal artery

颏下静脉
submental vein

下颌下腺
submandibular gland

面神经下颌缘支
marginal mandibular
branch of the facial nerve

喉上神经内支
ramus internus nervi
laryngei superioris

甲状腺上动脉
superior thyroid artery

颈横神经
transverse cervical nerve

耳大神经
greater auricular nerve

枕小神经
lesser occipital nerve

图 1-3-9 左侧颈部深层结构（牵开气管食管，显露椎前筋膜）

▪ 下颌下腺：下颌下腺形状不规则，大小如核桃，可分为较大的浅部和较小的深部，两部在下颌舌骨肌后缘相互延续。下颌下腺浅部位于二腹肌三角内，向前延伸至二腹肌前腹，向后至茎突下颌韧带，借此韧带与腮腺相隔。向上延伸至下颌体内侧，向下覆盖二腹肌中间腱和茎突舌骨肌的止点。该部分腺体分为下、外、内侧三个面，部分腺体被来自舌骨大角的颈深筋膜包绕，浅层附着在下颌骨下缘并覆盖腺体浅面，深层跨过下颌骨内面的下颌舌骨肌，覆盖腺体深面。下颌下腺深部向前延伸至舌下腺后端，位于下外侧的下颌舌骨肌和内侧的舌骨舌肌、茎突舌骨肌之间。其上方有舌神经，下方有舌下神经和舌静脉。下颌下腺的血液主要由面动脉和舌动脉的分支供应（图1-3-8、图1-3-9）。

▪ 二腹肌：二腹肌有两个肌腹，它们借一圆形肌腱相连，该肌位于下颌骨下方，从乳突延伸至颏部。后腹较前腹长，起自颞骨乳突切迹，向前下方斜行。前腹附着于下颌骨下缘近中线处的二腹肌窝，向后下方倾斜与后腹汇于中间腱。中间腱系于纤维环，有时有滑液鞘包绕，穿过茎突舌骨肌，连于舌骨体和舌骨大角。二腹肌后腹由耳后动脉和枕动脉供血，前腹主要接受面动脉分支颏下动脉供血。前腹由下牙槽神经的下颌舌骨肌支支配，后腹由面神经支配。二腹肌收缩可使下颌舌骨肌下降或上提舌骨，特别在吞咽和咀嚼时，后腹作用较强。二腹肌的浅面是颈阔肌、胸锁乳突肌、头夹肌、茎突舌骨肌、乳突、下颌后静脉、腮腺和下颌下腺。前腹内侧是下颌舌骨肌，后腹内侧是舌骨舌肌、头外直肌、寰椎横突、副神经、颈内静脉、枕动脉、舌下神经、颈内外动脉和舌动脉（图1-3-9）。

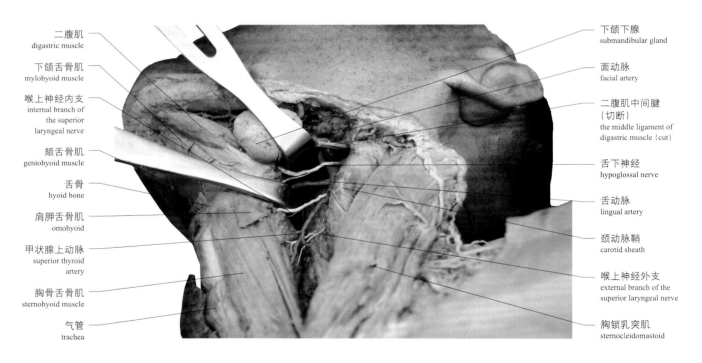

左侧各标注：
二腹肌 digastric muscle
下颌舌骨肌 mylohyoid muscle
喉上神经内支 internal branch of the superior laryngeal nerve
颏舌骨肌 geniohyoid muscle
舌骨 hyoid bone
肩胛舌骨肌 omohyoid
甲状腺上动脉 superior thyroid artery
胸骨舌骨肌 sternohyoid muscle
气管 trachea

右侧各标注：
下颌下腺 submandibular gland
面动脉 facial artery
二腹肌中间腱（切断） the middle ligament of digastric muscle（cut）
舌下神经 hypoglossal nerve
舌动脉 lingual artery
颈动脉鞘 carotid sheath
喉上神经外支 external branch of the superior laryngeal nerve
胸锁乳突肌 sternocleidomastoid

图 1-3-10
左侧颈部深层结构（牵开气管食管，显露椎前筋膜）

▪ 舌动脉：舌和口腔底的主要血供由舌动脉提供。舌动脉于正对舌骨大角末端处由颈外动脉前内侧发出，在甲状腺上动脉与面动脉发出点之间。舌动脉常与面动脉共干，较少与甲状腺上动脉共干。舌动脉发出后，先在内侧上升并向下弯曲向前，经过舌骨舌肌后缘内侧，继而在舌骨舌肌深面水平前行，然后在舌下蜿蜒向前达到舌尖（图1-3-10）。

头端
rostral

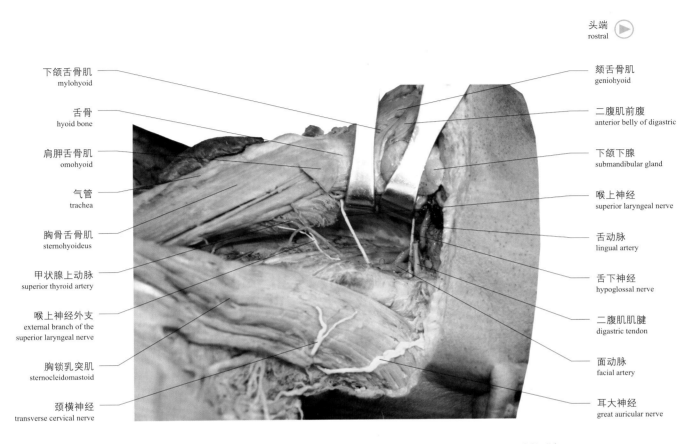

下颌舌骨肌
mylohyoid

舌骨
hyoid bone

肩胛舌骨肌
omohyoid

气管
trachea

胸骨舌骨肌
sternohyoideus

甲状腺上动脉
superior thyroid artery

喉上神经外支
external branch of the
superior laryngeal nerve

胸锁乳突肌
sternocleidomastoid

颈横神经
transverse cervical nerve

颏舌骨肌
geniohyoid

二腹肌前腹
anterior belly of digastric

下颌下腺
submandibular gland

喉上神经
superior laryngeal nerve

舌动脉
lingual artery

舌下神经
hypoglossal nerve

二腹肌肌腱
digastric tendon

面动脉
facial artery

耳大神经
great auricular nerve

图 1-3-11 左侧颈部深层结构（切断舌动脉，牵开气管食管，显露椎前筋膜）

- 面动脉：面动脉在颈动脉三角内于舌动脉上方由颈外动脉前侧发出后，立即升至舌骨大角上方。颈部面动脉起始处位置较浅，其浅面有皮肤、颈阔肌及深筋膜，并常有舌下神经横过。面动脉向前上方走行于二腹肌和茎突舌骨肌深面。在咽中缩肌和茎突舌骨肌深面，在下颌支内侧弓形向上，埋于下颌下腺深面，继而转向下在下颌下腺与翼内肌之间降至下颌骨下缘，弯曲绕过下颌骨下缘，于咬肌前缘处进入面部。面动脉行程多弯曲，在颈部是适应咽的吞咽运动，在面部适应下颌骨、唇和颊的运动（图1-3-11）。

- 舌下神经：舌下神经是支配除腭舌肌外所有舌肌的运动神经。从舌下神经管穿出后，舌下神经位于颈内动静脉内侧，向下外侧走行于颈内动脉及舌咽神经和迷走神经的后方，至颈内动脉与颈内静脉之间下行至下颌角平面。在二腹肌后腹下方变得很表浅，从外侧越过颈内、外动脉和舌动脉，在发出分支与颈神经降支结合形成颈襻前，发出分支支配肩胛舌骨肌上腹，其余神经纤维分布至甲状舌骨肌和颏舌骨肌（图1-3-11）。

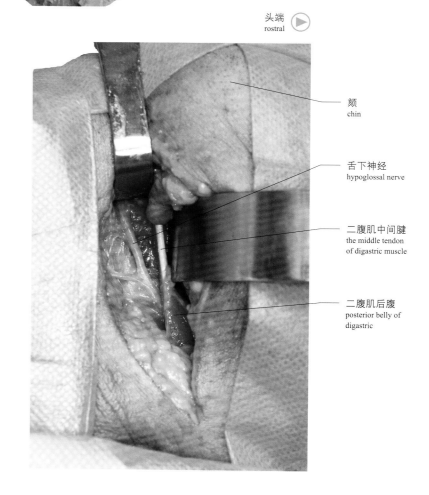

颈内动脉
internal carotid artery

椎动脉
vertebral artery

颈丛
cervical plexus

横突
transverse process

椎动脉
vertebral artery

颈交感干
cervical sympathetic trunk

臂丛
brachial plexus

舌
tongue

咽后缩肌
pharyngeal constrictor muscle

头长肌
longus capitis

第4椎体
the 4th vertebra

颈长肌
longus

椎间盘
intervertebral disc

前纵韧带
anterior longitudinal ligament

图 1-3-12
椎体前方及侧方各层结构

头端
rostral ▶

颏
chin

舌下神经
hypoglossal nerve

二腹肌中间腱
the middle tendon
of digastric muscle

二腹肌后腹
posterior belly of
digastric

· 在下颌下腺下方找到固定走行
于下颌下腺表面的面静脉并结扎。

· 然后向上游离下颌下腺，显露
二腹肌与茎突舌骨肌交会点。

· 将二腹肌和茎突舌骨肌向下颌
骨方向牵开，显露下一层筋膜
（图1-3-12）。

· 舌下神经位于二腹肌腱的深层
稍下处，与肌腱方向平行，小心
游离舌下神经（图1-3-13）。

· 此入路中二腹肌后腹和茎突舌
骨肌是所有操作集中的地方，应
注意避免拉钩牵拉二腹肌后腹和
茎突舌骨肌起点处，以避免面神
经颅骨出口处损伤。

图 1-3-13
二腹肌和茎突舌骨肌向下颌骨方向牵开

· 将舌下神经向下牵开，沿舌骨切开舌骨表面的筋膜，向外达颈动脉鞘。

· 将颈动脉鞘向外拉开，将咽后缩肌牵开，打开咽喉间隙，若进到咽后间隙内的脂肪垫则证明显露无误（图1-3-14）。

· 舌下神经在迷走神经和颈内动脉内侧、接近下

· 术中发现食管损伤时，应立即反复冲洗和多层缝合，术后保留7天鼻胃管。

· 若甲状腺上动脉起点比较高而影响手术操作，结扎前须仔细分离甲状腺上极附近的血管，以免误扎伴行的喉上神经。

· 喉上神经容易因牵拉受损，应将该神经更广泛分离，减少牵拉力量，从而降低损伤可能。结扎甲状腺上动脉和舌动脉时均应贴近动脉起始处，可避免损伤。

· 整个显露过程中主要应避免损伤由外上方斜行向内下方的甲状腺上动脉、甲状腺上静脉及所伴行的喉上神经[1, 7, 8]。

颌角，由外向内走行于舌动脉和面动脉的前方，支配舌肌。

· 如有必要可结扎舌动脉和面动脉，可在面动脉进入腺体前和穿出腺体后分别结扎，安全且出血少。但由于它们可以保护舌下神经过度牵拉，故应尽量保留。

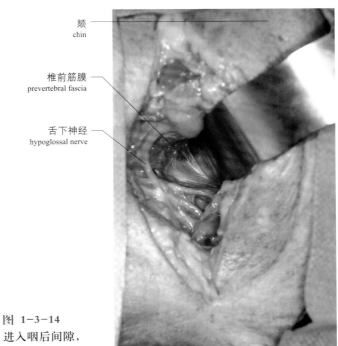

颏
chin

椎前筋膜
prevertebral fascia

舌下神经
hypoglossal nerve

头端
rostral

图 1-3-14
进入咽后间隙，
显露椎前筋膜

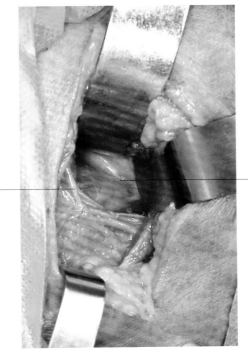

头端
rostral

舌下神经
hypoglossal nerve

寰椎前结节（颈长肌腱附着点）
anterior tubercle of atlas（attachment point of longus colli）

图 1-3-15
拉开咽后壁显露寰
椎前方

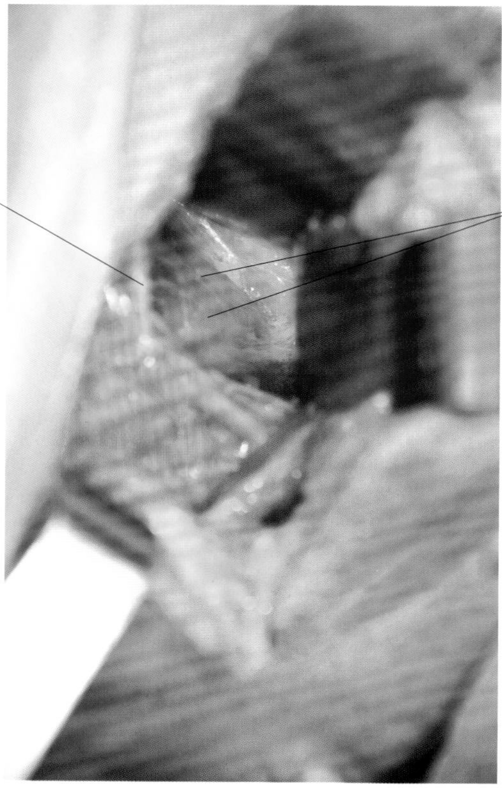

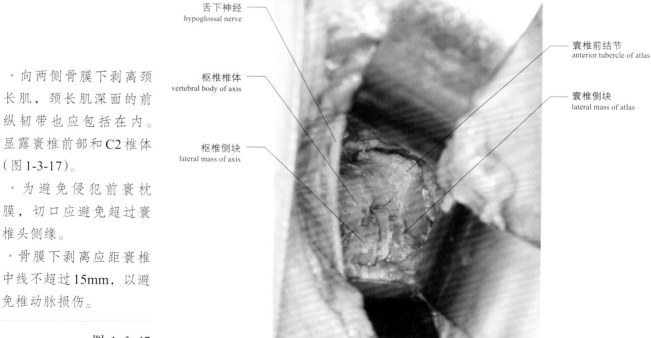

头端
rostral

舌下神经
hypoglossal nerve

颈长肌腱
tendon of longus colli

· 使用剥离器清理翼状筋膜及椎前筋膜。

· 可见颈长肌在中线位置纵行分叉并附着在寰椎前弓两侧（图1-3-15、图1-3-16）。

· 上颈椎椎前软组织最薄处只有5~7mm，所以术前需要尽量选用薄的内固定器材，以免造成术后咽部有异物感[9]。

图 1-3-16
拉开咽后壁显露寰椎前方

头端
rostral

舌下神经
hypoglossal nerve

寰椎前结节
anterior tubercle of atlas

枢椎椎体
vertebral body of axis

寰椎侧块
lateral mass of atlas

枢椎侧块
lateral mass of axis

· 向两侧骨膜下剥离颈长肌，颈长肌深面的前纵韧带也应包括在内。显露寰椎前部和C2椎体（图1-3-17）。

· 为避免侵犯前寰枕膜，切口应避免超过寰椎头侧缘。

· 骨膜下剥离应距寰椎中线不超过15mm，以避免椎动脉损伤。

图 1-3-17
骨膜下剥离颈长肌显露寰椎前部和C2椎体

[齿突切除]

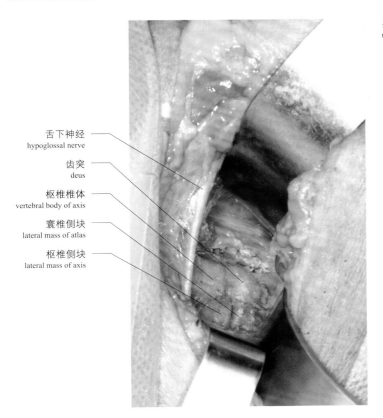

头端
rostral

舌下神经
hypoglossal nerve

齿突
deus

枢椎椎体
vertebral body of axis

寰椎侧块
lateral mass of atlas

枢椎侧块
lateral mass of axis

· 咬骨钳咬除寰椎前结节，显露枢椎齿突（图1-3-18）。

· 术中注意间断放松双侧压迫颈内动脉的拉钩，避免发生脑缺血。

图 1-3-18
咬骨钳咬除寰椎前结节，显露枢椎齿突

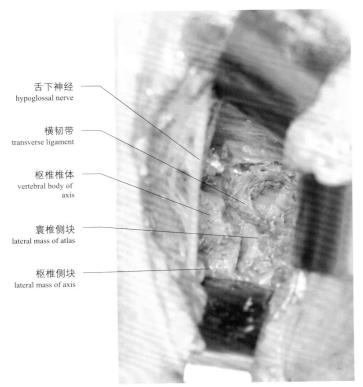

头端
rostral

舌下神经
hypoglossal nerve

横韧带
transverse ligament

枢椎椎体
vertebral body of axis

寰椎侧块
lateral mass of atlas

枢椎侧块
lateral mass of axis

· 用高速磨钻切除齿突，直至齿突与枢椎椎体交界处。切除大部骨质即到达十字韧带时，应选用金刚钻钻头削磨，显露十字韧带（图1-3-19）。

· 使用锐利的刮匙去除齿突和椎体后缘的骨质，髓核钳咬除十字韧带，使覆膜向前膨隆。

· 如果局部有瘢痕组织，应将其切除直至露出覆膜[10]。

· 切除覆膜直至见到硬膜的两侧边缘，可见硬膜有活跃的搏动，这说明减压已足够充分。

· 齿突根部较宽，要完全截断

图 1-3-19
用高速磨钻切除齿突

磨骨量较多，耗时长；磨骨时寰椎仍处于前脱位状态，对磨骨术野存在阻挡；齿突切除后在咽喉壁留下深腔，易导致感染[11, 12]。

· 对于齿突陈旧性骨折患者，由于齿突基底部断裂，且后方有完整的寰椎横韧带保护，清理断端间瘢痕组织后，可采自下而上磨除。

· 而对颅底凹陷患者，由于齿突尖深陷入颅，齿突上半无寰椎横韧带保护，若打断基底则齿突尖部游离，易陷入枕骨大孔，故应在扩大枕骨大孔的基础上显露齿突尖，由上而下磨除[13]。

· 咬除覆膜，可见搏动的硬脊膜（图1-3-20）。

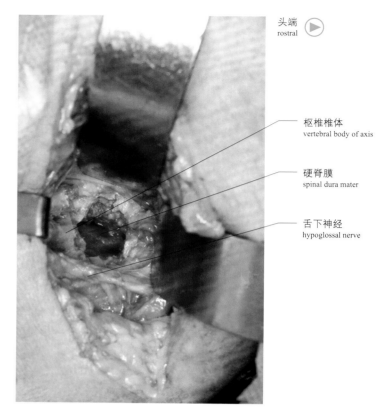

头端
rostral ▶

枢椎椎体
vertebral body of axis

硬脊膜
spinal dura mater

舌下神经
hypoglossal nerve

图 1-3-20
咬除覆膜，显露硬脊膜

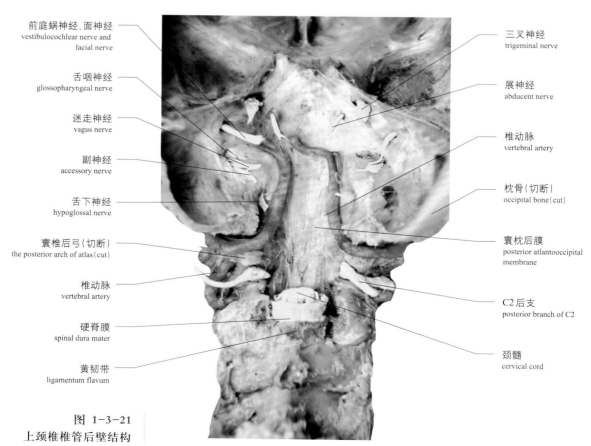

前庭蜗神经、面神经
vestibulocochlear nerve and facial nerve

舌咽神经
glossopharyngeal nerve

迷走神经
vagus nerve

副神经
accessory nerve

舌下神经
hypoglossal nerve

寰椎后弓（切断）
the posterior arch of atlas (cut)

椎动脉
vertebral artery

硬脊膜
spinal dura mater

黄韧带
ligamentum flavum

三叉神经
trigeminal nerve

展神经
abducent nerve

椎动脉
vertebral artery

枕骨（切断）
occipital bone (cut)

寰枕后膜
posterior atlantooccipital membrane

C2 后支
posterior branch of C2

颈髓
cervical cord

图 1-3-21
上颈椎椎管后壁结构

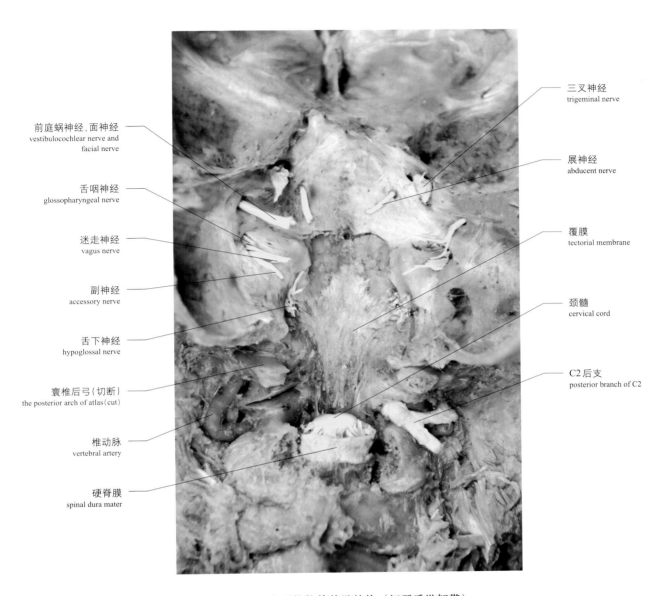

前庭蜗神经、面神经
vestibulocochlear nerve and facial nerve

舌咽神经
glossopharyngeal nerve

迷走神经
vagus nerve

副神经
accessory nerve

舌下神经
hypoglossal nerve

寰椎后弓（切断）
the posterior arch of atlas（cut）

椎动脉
vertebral artery

硬脊膜
spinal dura mater

三叉神经
trigeminal nerve

展神经
abducent nerve

覆膜
tectorial membrane

颈髓
cervical cord

C2 后支
posterior branch of C2

图 1-3-22 上颈椎椎管前壁结构（切开后纵韧带）

▪ 覆膜：覆膜相当于后纵韧带向上的延续部分，是一条宽而坚韧的韧带，它的浅深两层都附着于枢椎椎体的后面相连。浅层在枕骨大孔上方连于颅骨并与颅骨的硬膜相融合。深层由一条坚韧的中央带和两条侧带构成，中央带上行至枕骨大孔，两条侧带行至枕骨大孔后与寰枕关节囊相融合（图1-3-21、图1-3-22）。

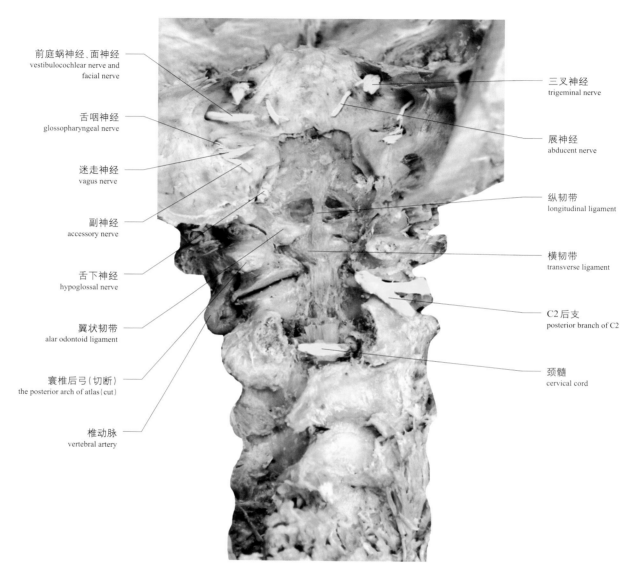

前庭蜗神经、面神经
vestibulocochlear nerve and
facial nerve

舌咽神经
glossopharyngeal nerve

迷走神经
vagus nerve

副神经
accessory nerve

舌下神经
hypoglossal nerve

翼状韧带
alar odontoid ligament

寰椎后弓（切断）
the posterior arch of atlas（cut）

椎动脉
vertebral artery

三叉神经
trigeminal nerve

展神经
abducent nerve

纵韧带
longitudinal ligament

横韧带
transverse ligament

C2后支
posterior branch of C2

颈髓
cervical cord

图 1-3-23　十字韧带

▪十字韧带：十字韧带由横韧带和纵韧带共同构成。横韧带宽而坚固，长约2cm，两侧起自寰椎侧块，呈弓形横跨齿突后部。横韧带上缘发出一条坚韧的中央纵带并在齿突尖韧带和覆膜之间上行至枕骨基底部，下部亦发出一条薄弱纵带止于枢椎后缘。横韧带将寰椎椎管分为前后两部分，前部分占1/3包含齿突，后部分占2/3包含脊髓和脊膜（图1-3-23）。

▪翼状韧带：翼状韧带是由齿突顶端后外侧面向后外侧走行至枕髁内侧粗糙面的后索，长约1cm。在大多数个体中还存在一条前下侧带，在横韧带之前穿入寰椎侧块。翼状韧带的主要功能

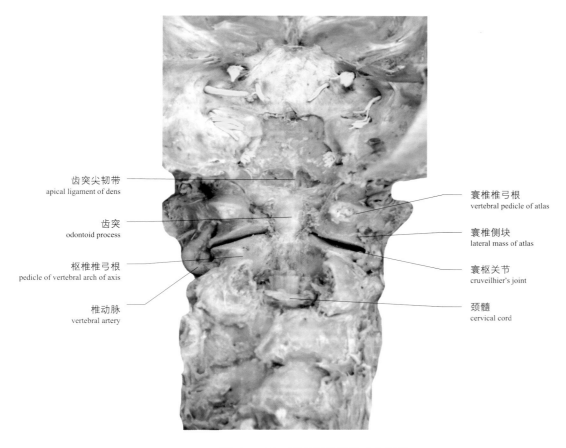

齿突尖韧带
apical ligament of dens

齿突
odontoid process

枢椎椎弓根
pedicle of vertebral arch of axis

椎动脉
vertebral artery

寰椎椎弓根
vertebral pedicle of atlas

寰椎侧块
lateral mass of atlas

寰枢关节
cruveilhier's joint

颈髓
cervical cord

图 1-3-24 翼状韧带及齿突尖韧带

是限制寰枢关节向对侧转动（图1-3-24）。

· 齿突尖韧带：齿突顶端韧带由齿突顶端呈扇形伸出，并在翼状韧带间伸入枕骨大孔前缘。在其前方的寰枕前膜和后方的十字韧带之间填充有脂肪组织垫（图1-3-24）。

[小结]

· 前方经咽后入路可以清晰显露颈椎C1-C3前方，进行直接有效的手术操作，创伤小，并发症少，是较为理想的显露途径。

· 术中采取头高脚低位可以减少静脉出血，口腔内保持无导管，避免下颌骨向下移位。

· 采用纤维支气管镜经鼻腔行气管插管全身麻醉，可防止颈部的过度活动并避免气管插管在口咽部压迫下颌骨，妨碍手术中的显露。

· 浅层分离时应保护面神经的下颌缘支。牵开下颌下腺，必要时可予切除。

· 切断二腹肌时应注意保护其深面或下缘的舌下神经及血管，紧靠舌骨体外侧切断二腹肌较

为安全。

· 游离舌动脉、甲状腺上动脉和喉上动脉时，应注意伴行的舌下神经和喉上神经。

· 舌动脉平对C2或C3起于颈外动脉或舌面干，于舌骨大角上方与舌下神经伴行，在舌动脉的起始部，动脉与神经伴行较远，且位置表浅，在近动脉起始处结扎，可避免损伤舌下神经。

· 手术中应尽量减少对颈动脉鞘的牵拉，防止因物理刺激使迷走神经或颈动脉窦兴奋所致的心血管反应。

· 术中如不慎切开咽部或食管，需在直视下插入经鼻胃管，确保胃管通过裂口处，随后用可吸收

线分两层缝合。

·鼻胃管留置7～10天，预防食管瘘形成，胃肠外给予广谱抗生素，必须覆盖口腔需氧和厌氧菌群。

·舌下神经和舌咽神经术后可能发生神经失用，通常在3个月内恢复。

·在前方经咽喉入路中面神经下颌缘支或喉上神经可能受到牵拉或撕裂，前者损伤可致口轮匝肌瘫痪而致同侧嘴角下垂，口角运动功能障碍。后者损伤致声门上感觉和高音功能丧失，出现呛咳、声音嘶哑。

·为避免损伤椎动脉和颈脊髓，上颈椎病变切除时应控制手术的宽度和深度：寰椎不超过30mm，枢椎和第3颈椎不超过20mm，椎体切除的深度不超过10mm。

·上颈椎椎前软组织最薄处只有5～7mm，所以术前需要尽量选用低切迹的内固定器材，以免造成术后咽部有异物感。

◇ 参 ◇ 考 ◇ 文 ◇ 献 ◇

［1］ Chao-Hui Hu, Ning-Ning Li, Hong-Zhi Sun, et al. Anterior Retropharyngeal Approach for the Treatment of Upper Cervical Diseases ［J］. Chinese Journal of Modern Operative Surgery, 2010, 14（5）: 357-362.

［2］ Zhi-Gang Chen, Feng Zhang, Guang-Yi Zhou, et al. An anatomic study on anterior transarticular atlantoaxial fixation via percutaneous retropharyngeal approach ［J］. The Journal of Practical Medicine, 2009. 25（22）: 3787-3789.

［3］ Xian-Jun Ren, Wei-Dong Wang. Xia Zhang, et al. Upper cervical spinal surgery from the high anterior cervical retropharyngeal approach ［J］. Journal of Spinal Surgery, 2005, 3（3）: 145-147.

［4］ Xian-Jun Ren, Wei-Dong Wang, Tong-Wei Chu, et al. Treatment of upper cervical spine injuries via the high anterior cervical retropharyngeal approach ［J］. Chinese Journal of Trauma, 2009, 25（9）: 818-821.

［5］ Stulik JB, Vyskoci M, Nesnidal M, et al. Total En Bloc Spondylectomy of C3:A New Surgical Technique and Literature Review ［J］. Acta Chir Orthop Traumatol Cech, 2015, 82（4）: 261-267.

［6］ Park S, Sung J, Lee K, et al.High anterior cervical approach to the upper cervical spine ［J］. Surg Neurol, 2007, 68（5）: 519-524.

［7］ Wu YS, Chi YL, Wang XY, et al. Microendoscopic anterior approach for irreducible atlantoaxial dislocation: surgical techniques and preliminary results ［J］. J Spinal Disord Tech, 2010, 23（2）: 113-120.

［8］ Li WL, Chi YL, Xu HZ, et al. Percutaneous anterior transarticular screw fixation for atlantoaxial instability: a case series ［J］. J Bone Joint Surg Br, 2010, 92（4）: 545-549.

［9］ Leitner Y, Shabat S, Boriani L, et al. En bloc resection of a C4 chordoma:surgical technique ［J］. Eur Spine J, 2007, 16（12）: 2238-2242.

［10］ Ding-jun Hao, Bao-Rong He, Xiang-Yi Fang, et al. One stage anterior solution with posterior fusion for difficult reduce atlantoaxial subluxation ［J］.Chinese Journal of Orthopaedics, 2008,（6）:22-24.

［11］ Yan-Zheng Gao, Kun Gao, Zheng-Hong Yu, et al. Anterior arch resection combined with posterior fixation for odontoid malunion ［J］. Chinese Journal of Orthopaedics, 2015, 35（5）: 551-555.

［12］ Qing-Shan Zhuang, De-Tao Xia, Ji-Yu Ge, et al. Transoral release and posterior reduction by pedicle screw instrumentation for the treatment of irreducible atlantoaxial dislocation ［J］. Chinese Journal of Spine And Spinal Cord, 2009, 19（6）: 427-430.

［13］ Chao-Yue Zhang, Jing Miao, Zhan Lei, et al. Surgical treatment of occipital neck disease by endoscopic transnasal approach ［J］. Chinese Journal of Orthopaedics, 2006, 26（11）: 783-785.

第四节
前路齿突螺钉固定技术

[概述]

寰枢椎复合体是连接头颅和脊柱的特殊结构，承担颈椎约50%的旋转功能。齿状突是寰枢椎复合体最重要的骨性结构，是旋转的轴心，齿状突骨折不愈合可以导致寰枢椎不稳，引起迟发性脊髓病，甚至严重脊髓损伤。以往常采用后路寰、枢椎融合术治疗不稳定的齿突骨折，虽然融合率较高，但术后颈椎旋转及屈伸功能减少。1981年，Bohler首次使用齿突螺钉内固定术，从生物力学角度来看该术式被称为"生理性重建手术"。适用于Anderson和d'Aionzo分型Ⅱa、Ⅱb型、Ⅲ型中新鲜的和3个月未愈合的齿突骨折，选择此手术前需确认患者的横韧带未断裂。其优点为：保全寰枢关节的正常结构，最大限度地保留了颈椎屈伸及旋转功能，同时提供了坚强的内固定使骨折得到即刻的稳定，手术创伤小，骨愈合率高。

前路齿突螺钉固定的手术适应证：①Ⅱ型水平型和后斜型齿状突骨折，粉碎性和前斜型骨折为相对适应证；②浅Ⅲ型骨折；③新鲜骨折和病程12周内的陈旧性骨折；④横韧带完整。禁忌证：①陈旧性骨折；②骨折移位多，超过5mm；③骨折线从后上至前下，而且倾斜角度超过10°；④合并寰椎横韧带损伤或者Jefferson骨折；⑤严重的骨质疏松及颈椎后伸困难患者；⑥骨折线走向为后上向前下，或者骨折不能完全复位，或大于3个月的陈旧性骨折，应行后路融合术[1-3]。

[术前准备]

明确诊断后立即行颅骨牵引，床旁射片后示骨折完全复位后再行手术治疗。也有学者认为术中麻醉后行牵引复位后再行内固定手术治疗。通过调整牵引重量和颈椎位置可使骨折前后移位＜3mm[4-6]。

[体位]

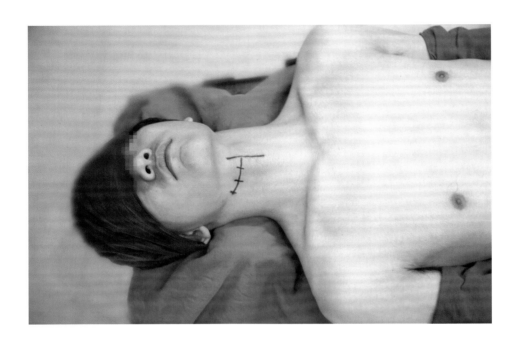

·患者仰卧位，肩部垫高。颈椎尽量后伸以利于置入螺钉（图1-4-1）。

·因术中需要张口位透视，摆体位时需使用可透视纱布卷置入患者口中，将气管插管推向一侧。

图 1-4-1
颈椎前路椎体显露的体位和切口

[切口]

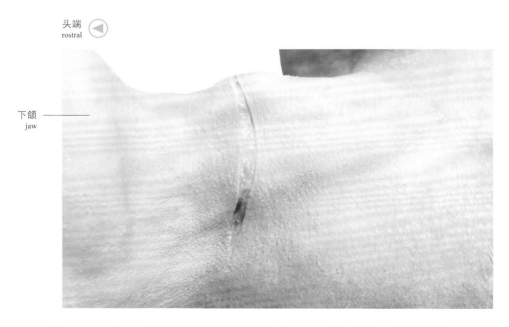

头端
rostral

下颌
jaw

图 1-4-2
颈椎前路椎体显露，切开皮肤显露颈阔肌

·在甲状软骨水平做横行切口，以便显露C4椎体前方。

·由于齿突螺钉置入时需要较大的尾倾角度，直接显露C2椎体常不能获得满意的置钉角度。常先显露C4椎体，再向上分离显露C2椎体（图1-4-2）。

[显露]

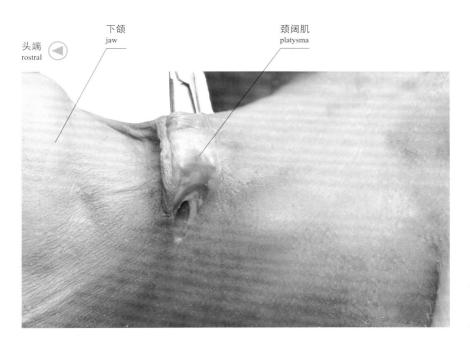

头端
rostral

下颌
jaw

颈阔肌
platysma

· 分离并切开颈阔肌（图1-4-3）。

图 1-4-3
止血钳提起结构为颈阔肌

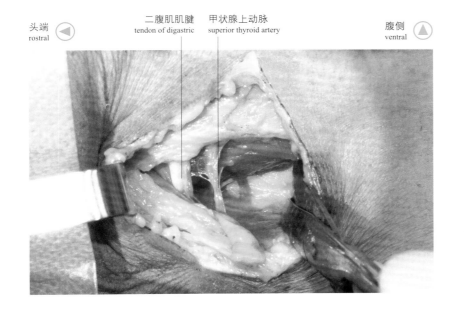

头端
rostral

二腹肌肌腱
tendon of digastric

甲状腺上动脉
superior thyroid artery

腹侧
ventral

· 甲状腺上动脉可向头端拉开，一般不做结扎（图1-4-4）。

图 1-4-4
甲状腺上动脉和二腹肌肌腱穿过术野

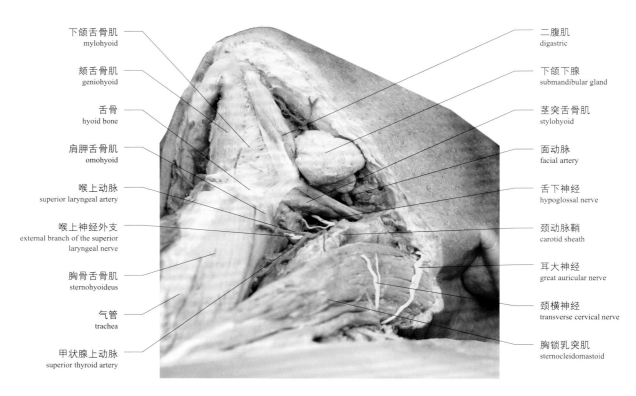

下颌舌骨肌
mylohyoid

颏舌骨肌
geniohyoid

舌骨
hyoid bone

肩胛舌骨肌
omohyoid

喉上动脉
superior laryngeal artery

喉上神经外支
external branch of the superior
laryngeal nerve

胸骨舌骨肌
sternohyoideus

气管
trachea

甲状腺上动脉
superior thyroid artery

二腹肌
digastric

下颌下腺
submandibular gland

茎突舌骨肌
stylohyoid

面动脉
facial artery

舌下神经
hypoglossal nerve

颈动脉鞘
carotid sheath

耳大神经
great auricular nerve

颈横神经
transverse cervical nerve

胸锁乳突肌
sternocleidomastoid

图 1-4-5　左侧颈部深层结构

· 胸锁乳突肌：胸锁乳突肌越过颈侧部由外上向内下斜行下降，并形成一突出的体表标志，尤其在收缩时更加明显。其中部厚而窄，两端宽而扁。其起始点有两个头，胸骨头为一圆形腱束，起于胸骨柄前面的上部，向后外侧上行。锁骨头宽度各异，含有肌纤维束，从锁骨内1/3上缘起始后上行。两头起始处之间有一个三角形间隙，在体表形成一个凹陷，即锁骨上小窝。肌束上行过程中，锁骨头的肌束旋转至胸骨头肌束后面，在颈中部稍下方与胸骨头深面的肌纤维融合，形成一个厚而圆的肌腹。该肌向上以一强韧的肌腱止于乳突尖至乳突上外侧面，另以一薄的腱膜止于上项线的外侧半。起自胸骨的肌纤维较表浅和倾斜，延伸至枕部；起自锁骨的肌纤维主要止于乳突。其浅表是皮肤和颈阔肌，在其表面和颈阔肌之间还有颈外静脉、耳大神经、颈横神经和颈深筋膜浅层。胸锁乳突肌上部接受枕动脉和耳后动脉的分支供应；中部接受甲状腺上动脉的分支供应；下部接受肩胛上动脉的分支供应。由副神经的脊髓部及第2、3、4颈神经的腹侧支的分支支配（图1-4-5）。

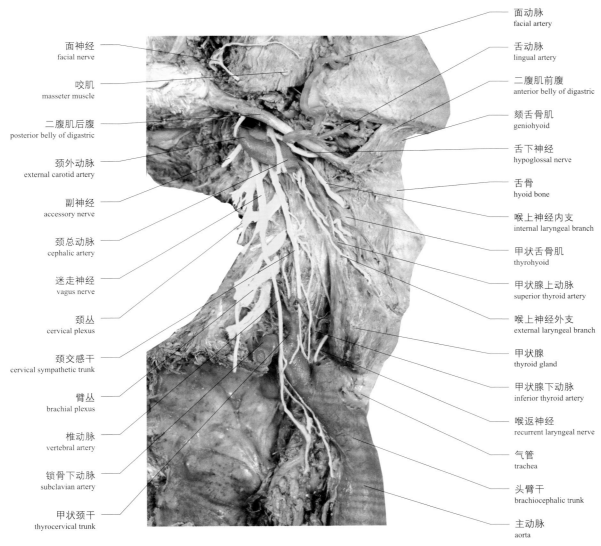

面神经
facial nerve

咬肌
masseter muscle

二腹肌后腹
posterior belly of digastric

颈外动脉
external carotid artery

副神经
accessory nerve

颈总动脉
cephalic artery

迷走神经
vagus nerve

颈丛
cervical plexus

颈交感干
cervical sympathetic trunk

臂丛
brachial plexus

椎动脉
vertebral artery

锁骨下动脉
subclavian artery

甲状颈干
thyrocervical trunk

面动脉
facial artery

舌动脉
lingual artery

二腹肌前腹
anterior belly of digastric

颏舌骨肌
geniohyoid

舌下神经
hypoglossal nerve

舌骨
hyoid bone

喉上神经内支
internal laryngeal branch

甲状舌骨肌
thyrohyoid

甲状腺上动脉
superior thyroid artery

喉上神经外支
external laryngeal branch

甲状腺
thyroid gland

甲状腺下动脉
inferior thyroid artery

喉返神经
recurrent laryngeal nerve

气管
trachea

头臂干
brachiocephalic trunk

主动脉
aorta

图 1-4-6 右侧颈部深层血管神经

甲状腺上动脉：为颈外动脉的第1个分支，在舌骨大角水平稍下方起于颈外动脉前面，沿甲状舌骨肌外缘下降到达甲状腺侧叶尖端。动脉内侧是咽下缩肌和喉上神经外支，后者常位于甲状腺上动脉的后内侧，因此结扎动脉时易被损伤。甲状腺上动脉可直接由颈总动脉发出（图1-4-6）。

甲状腺上动脉的分支：甲状腺上动脉供应甲状腺和邻近的皮肤。到甲状腺的分支有3支：前支沿甲状腺侧叶上极的内侧面走行，主要分布于甲状腺的前面；后支在甲状腺侧叶后面下降，供应腺体的内外侧面，并与甲状腺下动脉吻合；外侧支有时存在，供应甲状腺的外侧面。甲状腺上动脉还有以下几条命名的分支：舌骨下动脉、后上动脉、胸锁乳突肌动脉和环甲动脉（图1-4-6）。

▪喉上神经：喉上神经起自迷走神经下节中间部，由颈上交感神经节接受一支，沿着咽侧壁下行，初在颈内侧动脉后方，后在其内侧，然后分成喉上神经内支和外支（图1-4-6）。

▪喉上神经内支：由喉上神经分出后下达声襞水平，支配喉的黏膜感觉。喉上神经下行至甲状舌骨膜，在后上动脉上方穿入甲状舌骨膜并分成上下两支。上支是水平支，分布至咽、会厌、会厌谷，以及喉前庭的黏膜。下支在梨状隐窝内侧壁内下行，分布至杓会厌襞和杓状软骨背侧面的黏膜（图1-4-6）。

▪喉上神经外支：比内支细小，它与甲状腺上动脉伴行，但比动脉位置稍深，下行于胸骨甲状肌的后方。起初此神经在咽下缩肌上，继而穿过此肌弯绕甲状软骨下结节，分布至环甲肌（图1-4-6）。

▪喉返神经：左右侧喉返神经在发出部位和行程上有所区别。右侧喉返神经起自锁骨下动脉第1段前方的迷走神经干，从下方绕至该动脉后方，斜向上行至气管侧方和颈总动脉后方。接近甲状腺侧叶下极时，该神经与甲状腺下动脉关系密切，或在动脉前方或在其后方，或在动脉分支间穿过。左侧喉返神经在主动脉弓左侧起自迷走神经，向下绕主动脉弓向后，继而在主动脉后方上行到气管左侧。当喉返神经弯绕锁骨下动脉或主动脉弓时发出心支参加心深丛。两侧喉返神经均在气管食管间沟内，或靠近此沟上行，与甲状腺内侧面关系密切。最终在咽下缩肌下缘下方、甲状软骨下角与环状软骨组成的关节后方入喉。喉返神经支配除环甲肌以外的所有喉肌，其感觉纤维分布至声襞以下的喉黏膜（图1-4-6）。

头端
rostral

颈长肌肌腱
tendon of longus colli

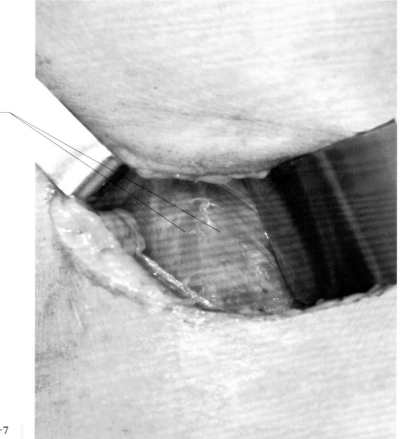

图 1-4-7
沿椎前筋膜与气管前筋膜之间钝性分离到达C2下缘

头端
rostral

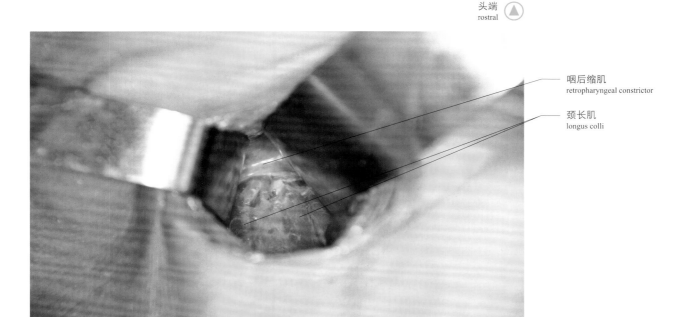

咽后缩肌
retropharyngeal constrictor

颈长肌
longus colli

图 1-4-8
沿椎前筋膜与气管前筋膜之间钝性分离到达C2下缘

· 显露至C4椎体前方，沿椎前筋膜与气管前筋膜之间钝性分离到达C2下缘（图1-4-7、图1-4-8）。

· 术中可触摸枢椎椎体下缘前方隆起，并透视下判断枢椎椎体位置。

· 椎前筋膜出血，应予双极电凝止血影响手术视野[7, 8]。

[置钉]

· 用咬骨钳咬去枢椎椎体下方的唇状缘，也可用磨钻于枢椎椎体下缘打一凹槽。

· 枢椎椎体：枢椎椎体两侧微凹，有颈长肌垂直部附着，向下凸的三角形唇状缘有前纵韧带附着（图1-4-9）。

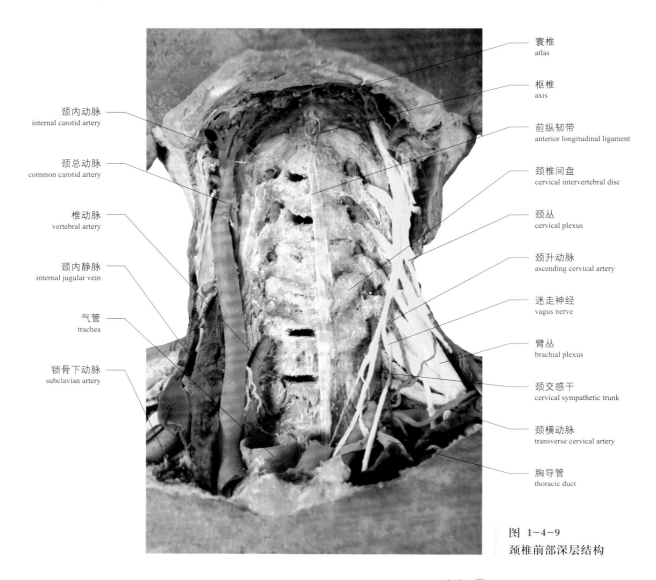

颈内动脉 internal carotid artery	寰椎 atlas
颈总动脉 common carotid artery	枢椎 axis
椎动脉 vertebral artery	前纵韧带 anterior longitudinal ligament
颈内静脉 internal jugular vein	颈椎间盘 cervical intervertebral disc
气管 trachea	颈丛 cervical plexus
锁骨下动脉 subclavian artery	颈升动脉 ascending cervical artery
	迷走神经 vagus nerve
	臂丛 brachial plexus
	颈交感干 cervical sympathetic trunk
	颈横动脉 transverse cervical artery
	胸导管 thoracic duct

图 1-4-9
颈椎前部深层结构

头端
rostral

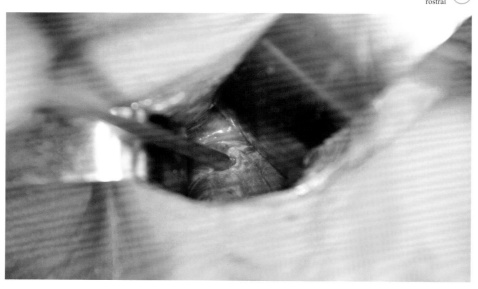

· 将导针定向器顶住C2下缘，用电钻将导针缓慢打入椎体。过程中使用术中透视对进针角度进行调整（图1-4-10）。

图 1-4-10
电钻将导针缓慢打入椎体

头端
rostral

下颌
jaw

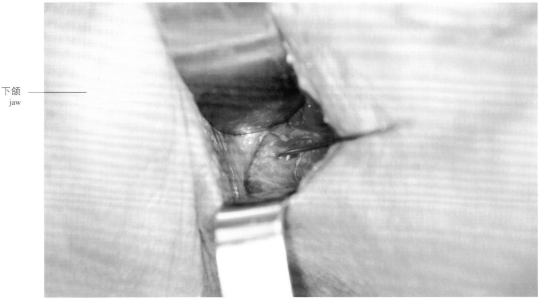

图 1-4-11
退出导针定向器测量导针的置入长度

· 测量导针的置入长度，选择齿突螺钉的长度。导针应尽量置入骨折块远端，其置入部分长度应不短于所选择的螺钉长度，以防止螺钉过长，在置入时将骨折远端顶离骨折面（图1-4-11）。

· 用咬骨钳咬去枢椎椎体下方的唇状缘，也可用磨钻于枢椎椎体下缘打一凹槽以获得良好的螺钉轨迹。拧入螺钉时发生枢椎椎体前部皮质劈裂，应退出终止手术，改为后路寰枢椎融合术[9]。

· 齿突：齿突基底部较细，骨皮质较薄，故齿突骨折中有2/3为基底部骨折（Anderson Ⅱ型）。中国人齿突基底部冠状径较窄，可采用一枚直径3.5mm螺钉进行固定，两枚螺钉技术常不适用。齿突长度约为15mm（图1-4-12）。

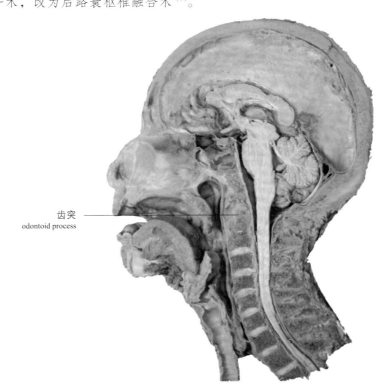

齿突
odontoid process

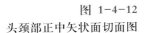

图 1-4-12
头颈部正中矢状面切面图

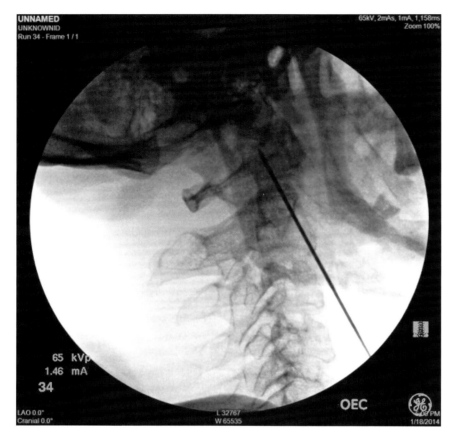

· 术中侧位透视监视导针置
入过程。导针应尾倾与中垂
线呈约15°，尖端到达齿突尖
部（图1-4-13）。

图 1-4-13
术中侧位透视监视导针置入过程

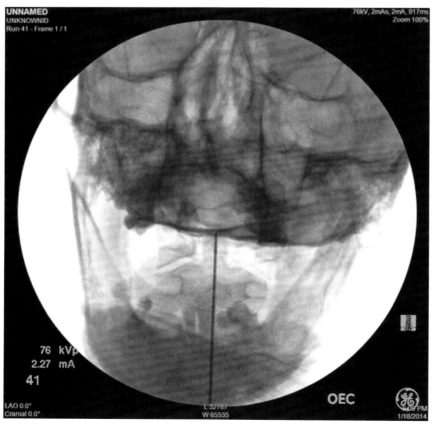

· 术中张口位透视监视导
针置入过程。导针应位于
齿突正中（图1-4-14）。

图 1-4-14
术中张口位透视监视导针置入
过程

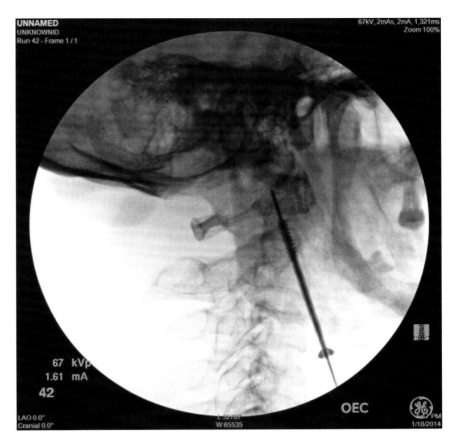

· 拧入螺钉时须持稳导针, 在
透视下监视并确定导针未随螺
钉向内进入 (图1-4-15)。

图 1-4-15
在透视监视下置入空心螺钉

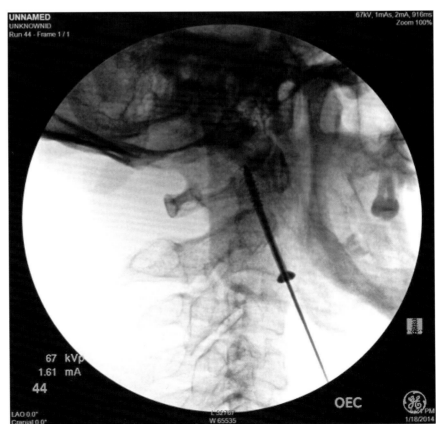

· 沿导针拧入齿突螺钉, 透视
下确定齿突螺钉螺纹部分通过
骨折端进入齿突。螺钉尾端到
达椎体下缘后, 再拧2~3圈对
骨折进行加压固定, 促进复位
和愈合 (图1-4-16)。

图 1-4-16
在透视监视下置入空心螺钉

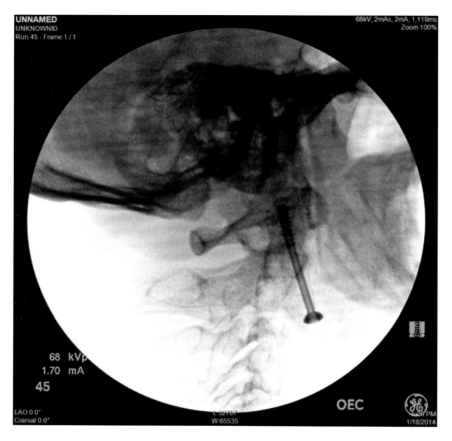

· 拔出导针后在透视下见空心
齿突张力螺钉位置良好。螺纹
部分应在骨折的远端以起到加
压作用（图1-4-17）。

图 1-4-17
透视下见空心齿突张力螺钉位置良好

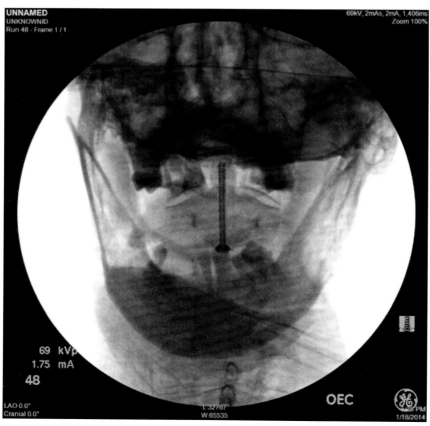

· C臂机张口位透视见空心齿
突张力螺钉位置良好（图1-4-
18）。

图 1-4-18
透视下见空心齿突张力螺钉位置良好

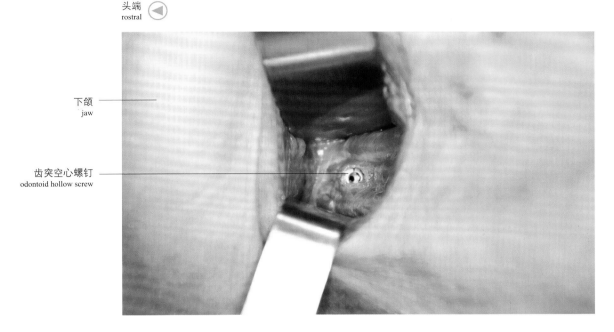

头端
rostral

下颌
jaw

齿突空心螺钉
odontoid hollow screw

图 1-4-19
拔出导针见齿突螺钉基
本埋入枢椎椎体下缘

· 评价齿突螺钉位置后，拔出导针，见齿突螺钉基本埋入枢椎椎体下缘，如此较小的切迹可减少对前方食管的影响（图1-4-19）。

· 由于经皮前路螺钉固定不切除椎间盘和骨，所以经皮固定进钉点偏浅，置钉轨迹偏后，加大与齿状突纵轴角度，可能导致固定强度不够甚至枢椎椎体劈裂。

· 对于枢椎椎体前面部分很薄的患者，术前要进行周密的评估，钉道不理想者应尽量避免行经皮内固定。如果骨折线较高，螺钉可能抵达齿状突尖端并穿破皮质[10]。

· 术后寰枢椎活动有不同程度受限，可能与手术后颈托佩戴时间过长有关。术后需颈托固定12周，颈部功能锻炼时活动度不宜过大[11]。

[小结]

· 齿突骨折是成人常见的上颈椎损伤，占颈椎骨折的10%～20%。

· 齿突骨折的Anderson & d'Alonzo分型如下：

· Ⅰ型为横韧带附着处以上，齿突尖部骨折；临床上较少发生，因其不影响寰枢关节稳定性，不需特殊处理，只在有症状时才需治疗。

· Ⅱ型为横韧带附着处与枢椎椎体之间，齿突与枢椎椎体连接处的骨折。Eysel和Roosen等按矢状面上骨折线走向将Ⅱ型骨折又细分为3型，A型骨折线为水平走向，B型为前上向后下斜行，C型为后上向前下斜行。Ⅱ型骨折是一种不稳定骨折，有明显的寰、枢椎不稳倾向，易引起神经损伤，且不愈合率极高，常需内固定治疗。

· Ⅲ型骨折为累及枢椎椎体，骨折较稳定，预后好。其中，Anderson的骨折分型与愈合有关，并能指导治疗，作为判断预后的重要依据。

· Ⅰ型骨折与Ⅲ型骨折行闭合复位与固定治疗后愈合率可达96%。

·前路加压空心齿突螺钉固定技术能在最大限度保存寰、枢椎正常生理活动范围的同时，直接对骨折进行内固定，固定牢固，不需植骨，利于骨折愈合。

·对于ⅡC型骨折，由于术后齿状突向前方的应力将使齿突螺钉对枢椎前方的骨皮质造成切割作用，易发生固定失效，故不是齿突螺钉固定的适应证。

·选择前路加压空心齿突螺钉固定技术前需确认患者的横韧带未断裂。

·齿突螺钉置入分为一枚法与两枚法，理论上两枚螺钉具有较强的抗旋转性。

·中国人齿突较细，两枚螺钉在临床实际操作中几乎不可能做到，应用一枚3.5mm螺钉也可以起到很好的固定效果。

·进针时，必须使用C臂机X线透视，冠状位位于齿状突中央，矢状位向后倾斜10°～15°。

·临床治疗的重点是恢复齿突在枕颈部的枢轴作用，恢复齿状突骨折后结构的完整与稳定，尤其是恢复齿突的倾角和齿突的轴线。

·齿突加压螺钉内固定后，仅能提供完整状态下约50%的稳定性，故术后有效的制动，才能维持骨折愈合过程中所必需的稳定性。

·前路齿突螺钉固定缺点：在C臂机监视下，反复透视有可能造成视觉偏差，特别是有时牙齿和上颌的阴影会遮挡齿状突骨折的位置[12, 13, 14]。

◇ **参** ◇ **考** ◇ **文** ◇ **献** ◇

［1］ Zhong-Wu Ren, Bin Ni, Chun-Sheng Tao, et al. The surgical management of type Ⅱ odontoid fracture in elderly patients ［J］. Chinese Journal of Geriatrics, 2007, 26（3）：184-187.

［2］ Xin-Wei Wang, Wen Yan, De-Yu Chen, et al. Treatment of odontoid fractures with Gallie technique with titanium cable fixation and Harms C1,2 screw fixation: a comparative study ［J］. Chinese Journal of Trauma, 2009, 25（5）：391-394.

［3］ Yang Yu, Yong Qiu, Bin Wang, et al. Treatment of cervical fixation with unstable cervical spine ［J］. Chinese Journal of Trauma, 2007, 23（6）：421-424.

［4］ Shao-Yu Liu，Chun-Qiang Liang，Bai-Ling Chen, et al. The anterior fixation of odontoid process fracture by single canulated compressive screw ［J］. Chinese Journal of Orthopaedics, 2004, 23（10）：595-598.

［5］ Da-Di Jin, Jian-Ting Chen, Dong-Bin Qu, et al. The anterior fixation of odontoid process fracture by single canulated compressive screw ［J］. Chinese Journal of Orthopaedics, 1999, 19（8）：453-456.

［6］ Jian Wang, Yue Zhou, Xian-Jun Ren, et al. Percutaneous anterior screw fixation in the treatment of odontoid fractures ［J］. Chinese Journal of Orthopaedics, 2011, 31（10）：1061-1065.

［7］ Yong-Long Chi, Hua-Zi Xu, Yan Lin, et al. Percutaneous microendoscopic anterior release, fixation and fusion for irreducible atlanto-axial dislocation ［J］. Chinese Journal of Surgery, 2007, 45（6）：383-386.

［8］ Yan-Ping Zheng, Xin-Yu Liu, Suo-Mao Yuan, et al. Treatment the dens fracture by the microendoscopy system and image guidance through the anterior approach ［J］. Chinese Journal of Orthopaedics, 2006, 26（3）：175-177.

［9］ Lori ES, Joshua G, Kouri et al. Odontoid screw placement using Isocentric 3-dimensional C-arm fluoroscopy ［J］. J Spinal Disord Tech. 2008. 21（1）：45-48.

［10］ Chi YL, Wang XY, Xu HZ, et al. Management of odontoid fractures with percutaneous anterior odontoid screw fixation ［J］. Eur Spine J, 2007, 16（8）：1157-1164.

［11］ Ivancic PC, Beauchman NN, Mo F, et al. Biomechanics of halo-vest and dens screw fixation for type Ⅱ odontoid fracture ［J］. Spine（Phila Pa 1976），2009, 34（5）: 484-490.

［12］Bo Liu, Wei Tian, et al. Anterior screw fixation of odontoid fractures ［J］. Chinese Journal of Trauma, 2010. 28（8）: 680-682.

［13］Huai-Ming Zhuang, Yue-Yue Guo, Yong-bin Lin, et al. Clinical Analysis on Cervical Anterior Compression Screw for Odontoid Fracture ［J］. Chinese Journal of General Practice, 2012, 10（7）: 1063-1065.

［14］Wen-Fei Ni, Yong-long Chi, Hua-Zi Xu, et al. Therapeutic effects and complications of percutaneous anterior screw fixation for odontoid fractures ［J］. National Medical Journal of China, 2007, 86（43）: 3047-3050.

第五节
寰、枢椎后方显露及寰枢、枕颈融合技术

[概述]

上颈椎融合可分为寰枢融合及枕颈融合两大类。单纯的寰、枢椎融合术用于治疗寰、枢椎不稳，可以保留枕颈的活动度。枕颈融合用于治疗因类风湿关节炎、肿瘤等有大面积骨质破坏、寰椎后弓因先天或后天原因缺损、先天性枕寰关节异常、齿突嵌入枕骨大孔的颅底凹陷症、不能复位的寰椎前脱位、寰椎粉碎性骨折等疾病。1937年，Cone 首次采用钢丝捆扎固定髂骨植骨条进行枕颈融合，随着上颈椎侧块螺钉、椎弓根螺钉技术的成熟，枕颈融合技术主要发展为钉棒、钉板技术。

在20世纪初，钟世镇院士及夏虹教授对枕颈融合术进行了比较深入的研究，认为枕颈区域的不稳，包括寰枕关节及寰枢关节不稳，如齿突骨折、横韧带断裂、上部颈椎的炎症、肿瘤以及先天性畸形等，皆可引起枕颈区域的稳定性改变，临床上常需要予以外科手术治疗。

[术前准备]

患者入院后即行持续颅骨牵引复位，抬高床头，肩后垫枕维持过伸位牵引，起始重量2kg，根据复位情况按每次0.5kg逐渐增加，最大牵引重量可达体重的1/6，定时行床边 X 线检查，必要时行双向牵引，复位满意后维持牵引3~5天[1-3]。

[体位]

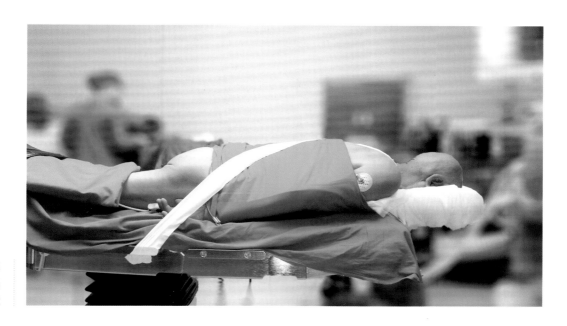

图 1-5-1
寰、枢椎后方显
露体位

· 轻度头高位以获得良好的术野和静脉引流。颈部稍屈曲，以利于术中显露。可应用术前预制的头颈胸腹石膏床，使头颈部保持中立（图1-5-1）。

[切口]

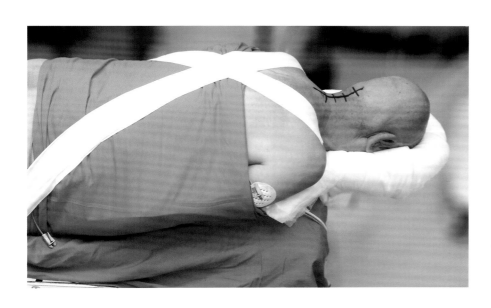

· 自枕外隆凸向下至所需融合节段的下一颈椎棘突做正中切口。根据手术操作需要，切口可向上下延长（图1-5-2）。

图 1-5-2
寰、枢椎后方显露体位及切口

[显露]

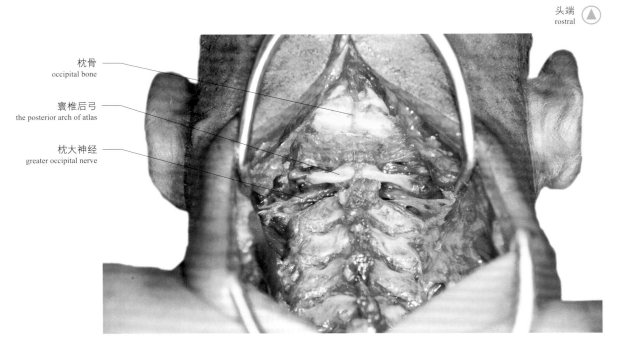

头端
rostral

枕骨
occipital bone

寰椎后弓
the posterior arch of atlas

枕大神经
greater occipital nerve

图 1-5-3　显露颈椎椎板及侧块

· 沿皮肤切口在后正中线逐层切开筋膜和项韧带，直至 C2 棘突。

· 将筋膜层切口向远端延至 C3 棘突，向近端延至枕外隆凸和 C1 后结节。

· 由于寰椎后弓较难触诊，显露时可遵循先显露枢椎棘突和椎板，再显露枕骨和枕骨大孔后缘，最后显露寰椎后弓的顺序。

· 切开项韧带前触摸骨性标志以确定切口位于中线上，以免导致切口偏离中线导致出血、神经损伤和层次不清晰。

· 显露 C1 后结节时触诊以确定其完整性、深度和位置。以免显露 C1 后结节时误入椎管。

· 沿棘突分叉向两旁骨膜下剥离棘突上附着的肌肉，包括头直肌和头下斜肌，显露至侧块外侧缘。

· 沿着椎板上缘和椎管外界可以显露枢椎峡部（图1-5-3）。

· 在显露过程中骨膜下剥离可以尽可能保护椎动脉。寰椎后弓的减压范围应保持在后弓结节两侧各自距中线 1.0～1.5cm，超过 2cm 则有损伤椎动脉的风险[4, 5]。

· 分离寰枢椎后方两侧的 C2 神经根及其间的静脉团应引起重视：先用 Cobb 骨膜剥离器将颈部两侧肌肉向外侧方推开，这时在寰枢椎间的静脉团表面有一层筋膜层，C2 神经根在其深面，改用神经剥离子在枢椎沿下关节突内侧面向椎管方向剥离显露枢椎椎弓峡部及其内侧壁，在寰椎后弓沿其后下缘可以向外侧分离直至可以观察到后弓移行至侧块的椎弓内侧壁。

· 后弓上缘由于双侧椎动脉内行入颅内，注意不要误伤，在成人两侧超过 1.5cm 时须极其小心。至于寰枕后膜及寰枢间韧带，除非需要减压，否则无须处理[6]。

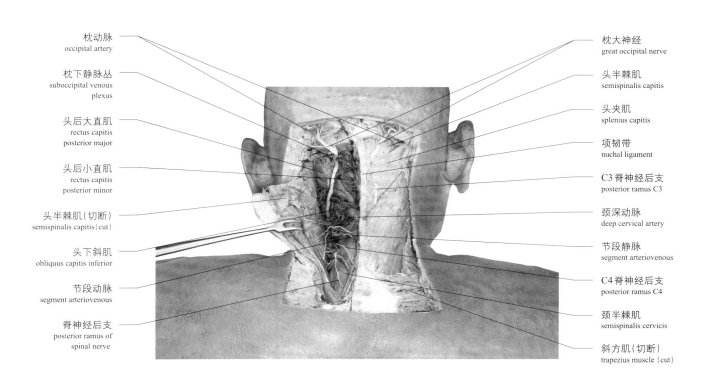

图 1-5-4 头半棘肌深层血管神经及肌肉结构（左侧）、头半棘肌浅层结构（右侧）

左侧标注（从上到下）：
枕动脉 occipital artery
枕下静脉丛 suboccipital venous plexus
头后大直肌 rectus capitis posterior major
头后小直肌 rectus capitis posterior minor
头半棘肌（切断）semispinalis capitis（cut）
头下斜肌 obliquus capitis inferior
节段动脉 segment arteriovenous
脊神经后支 posterior ramus of spinal nerve

右侧标注（从上到下）：
枕大神经 great occipital nerve
头半棘肌 semispinalis capitis
头夹肌 splenius capitis
项韧带 nuchal ligament
C3脊神经后支 posterior ramus C3
颈深动脉 deep cervical artery
节段静脉 segment arteriovenous
C4脊神经后支 posterior ramus C4
颈半棘肌 semispinalis cervicis
斜方肌（切断）trapezius muscle（cut）

▪ 第2颈神经背支：第2颈神经背支比其前支及所有其他颈神经后支都大。它出现在寰椎后弓与枢椎椎板之间及其支配的下斜支以下。它与第1颈神经背支相连接并分成大的内侧支和小的外侧支。内侧支又称为枕大神经（图1-5-4）。

▪ 枕大神经：枕大神经是第2颈神经内侧支，它在头下斜肌和头半棘肌之间上升，在靠近斜方肌和上项线连接处穿过斜方肌，与来自第3颈神经背支的内侧支纤维连接，然后上行至颅骨顶并支配枕部皮肤。对枕大神经的过度牵拉和压迫可造成枕大神经支配区疼痛，即枕大神经痛（图1-5-4）。

▪ 枕动脉：枕动脉起自颈外动脉，上行与颞骨乳突内侧，穿过斜方肌和胸锁乳突肌相连的颈深筋膜后进入头皮枕部，与枕大神经伴行。弯曲分支走行于皮肤和枕额肌枕腹之间，与对侧枕动脉、耳后动脉、颞浅动脉和锁骨下动脉的颈横支相吻合。供应枕额肌枕腹、枕部皮肤和颅骨骨膜（图1-5-4）。

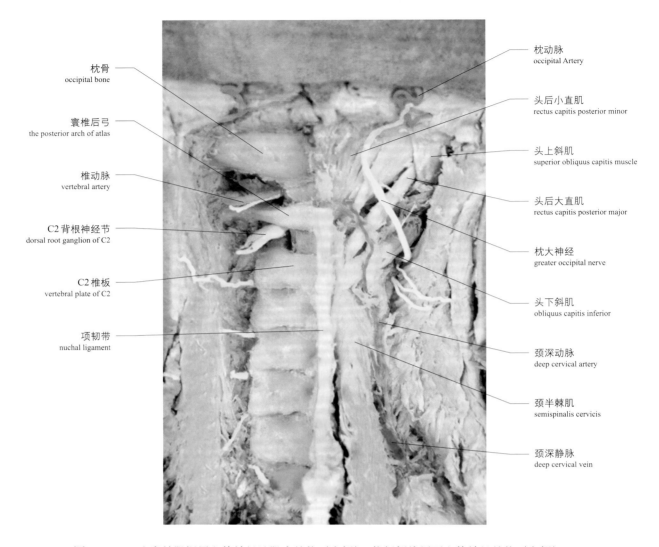

枕骨
occipital bone

寰椎后弓
the posterior arch of atlas

椎动脉
vertebral artery

C2背根神经节
dorsal root ganglion of C2

C2椎板
vertebral plate of C2

项韧带
nuchal ligament

枕动脉
occipital Artery

头后小直肌
rectus capitis posterior minor

头上斜肌
superior obliquus capitis muscle

头后大直肌
rectus capitis posterior major

枕大神经
greater occipital nerve

头下斜肌
obliquus capitis inferior

颈深动脉
deep cervical artery

颈半棘肌
semispinalis cervicis

颈深静脉
deep cervical vein

图 1-5-5　头半棘肌深层血管神经及肌肉结构（右侧）、椎板侧块层面血管神经结构（左侧）

▪ 枕骨下肌：枕骨下肌包括头后大直肌、头后小直肌、头上斜肌、头下斜肌，是连接枕骨、寰、枢椎后方的4块肌肉，位于枕骨后方，它们的外界围成枕骨下三角的边界。枕骨下肌接受来自椎动脉和枕动脉深部降支的血液供应，由第1颈神经背支支配。头上斜肌、头后大直肌和头后小直肌主要功能为维持头部姿势，头后大直肌可以伸展头部，并与头下斜肌相互作用，使头转向同侧。头后小直肌也有伸展头部的作用。头上斜肌可以使头部伸展并屈向同侧（图1-5-5）。

▪ 头后大直肌：头后大直肌以一特定肌腱连于枢椎棘突上，于上升途中逐渐增宽，最终连于下项线外侧及其稍下方的枕骨上（图1-5-5）。

▪ 头后小直肌：头后小直肌借一条较窄的肌腱与寰椎后结节相连。它连于下项线内侧（图1-5-5）。

▪ 头上斜肌：头上斜肌借肌腱纤维与寰椎横突上面相连。在上行过程中增宽，止于上、下项线间的枕骨部分。此连接部位于头半棘肌外侧，并与头后大直肌的附着处相互重叠（图1-5-5）。

▪ 头下斜肌：头下斜肌起自枢椎棘突外侧部和椎板上部相邻部分，止于寰椎横突下后面（图1-5-5）。

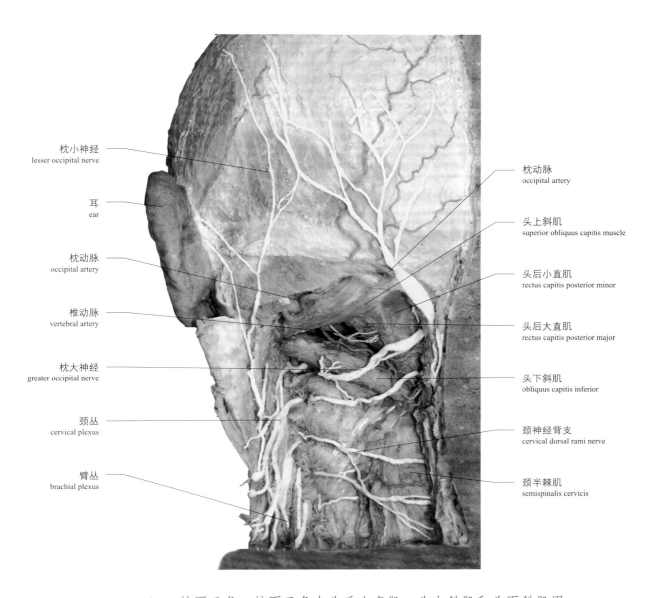

枕小神经
lesser occipital nerve

耳
ear

枕动脉
occipital artery

椎动脉
vertebral artery

枕大神经
greater occipital nerve

颈丛
cervical plexus

臂丛
brachial plexus

枕动脉
occipital artery

头上斜肌
superior obliquus capitis muscle

头后小直肌
rectus capitis posterior minor

头后大直肌
rectus capitis posterior major

头下斜肌
obliquus capitis inferior

颈神经背支
cervical dorsal rami nerve

颈半棘肌
semispinalis cervicis

图 1-5-6
枕下三角周围神
经血管结构

▪ 枕下三角：枕下三角由头后小直肌、头上斜肌和头下斜肌围
成，其浅面为颈半棘肌覆盖，三角内填充致密的脂肪组织。三角
的底由寰枕后膜和寰椎后弓构成，枕动脉和第1颈神经背支位于
寰椎后弓于枕骨间的椎动脉沟内，椎动脉的肌支和第1颈神经背
支由此沟中穿出，并穿入枕骨下肌内（图1-5-6）。

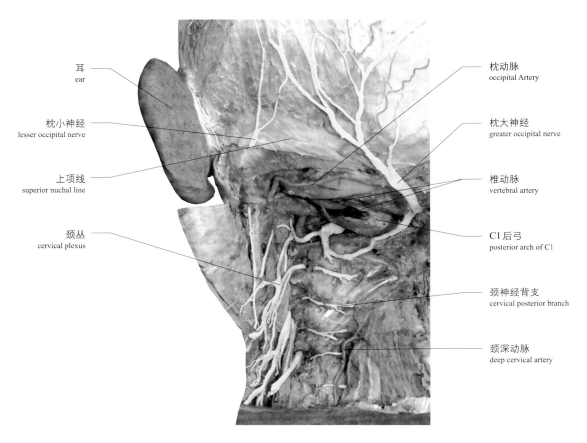

耳
ear

枕小神经
lesser occipital nerve

上项线
superior nuchal line

颈丛
cervical plexus

枕动脉
occipital Artery

枕大神经
greater occipital nerve

椎动脉
vertebral artery

C1后弓
posterior arch of C1

颈神经背支
cervical posterior branch

颈深动脉
deep cervical artery

图 1-5-7 颈后部深层血管神经结构

▪ 椎动脉：椎动脉行至第 3 段时，由头外直肌内侧穿出，弯曲行向后方至寰枕关节后方，在寰椎后弓上缘的椎动脉沟内向内走行，在寰枕后膜下缘下方进入椎管。此段位于枕下三角内，由头半棘肌覆盖，第 1 颈神经后支将其与寰椎后弓分开。椎动脉在枕下三角处发出肌支供应枕下区深层肌肉并与枕动脉、颈升动脉和颈深动脉相吻合（图 1-5-7）。

[枕颈融合]

头端
rostral

寰椎椎弓根螺钉进钉点
point of atlas pedicle screw insertion

▪ 使用神经剥离钩在寰椎后弓前侧向两侧探查，并确定椎弓根内侧缘，为寰椎椎弓根螺钉进钉点做精确定位（图 1-5-8）。

▪ 寰椎进钉点选择在寰椎椎动脉沟

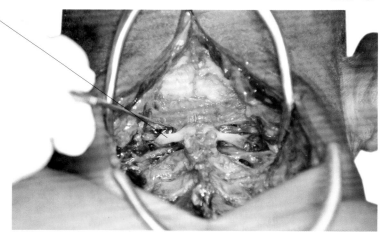

图 1-5-8 使用神经剥离钩确定寰椎后弓处及椎弓根内侧缘

处后弓下缘3mm处，可以保证后弓上部分骨质容纳直径4mm的螺钉，避免损伤椎动脉。在切除寰椎后弓时咬骨钳不应伸到硬膜囊外，可在寰椎两侧小心咬除后再将后弓完整取下，亦可使用磨钻小心磨除后弓[5, 6]。

• 若患者寰椎后弓较窄无法直接置钉，可用咬骨钳或磨钻去除进钉点骨皮质，显露侧块，确定进钉方向（图1-5-9）。

头端 rostral

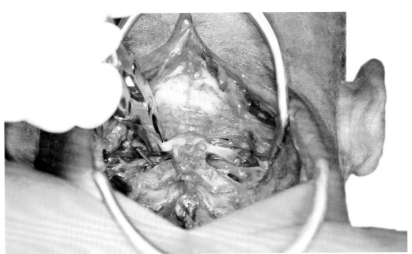

图 1-5-9
咬骨钳去除进钉点骨皮质

头端 rostral

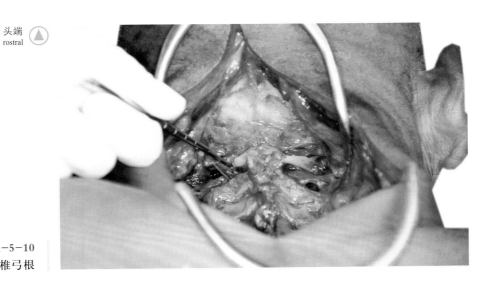

图 1-5-10
开路器钻入椎弓根

• 用开路器或2.5mm钻头的限深手钻钻入椎弓根，钻孔时需在侧位透视机监控下进行（图1-5-10、图1-5-11）。

头端 rostral

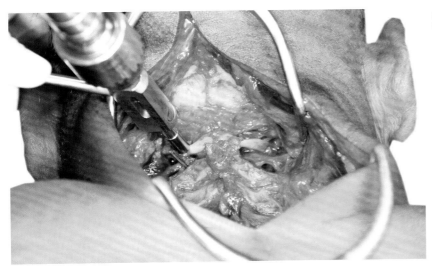

图 1-5-11
限深手钻钻入椎弓根

头端
rostral

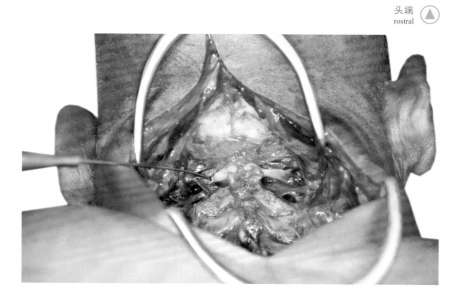

· 椎弓根探子探查孔道的四周均为骨质，并未穿出骨皮质（图 1-5-12、图 1-5-13）。

图 1-5-12
椎弓根探子探查孔道

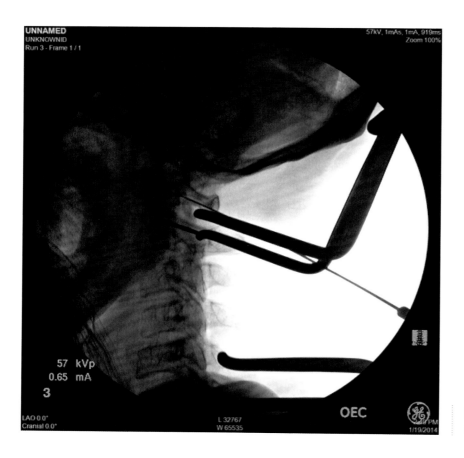

图 1-5-13
术中透视观察孔道深度及位置

头端
rostral

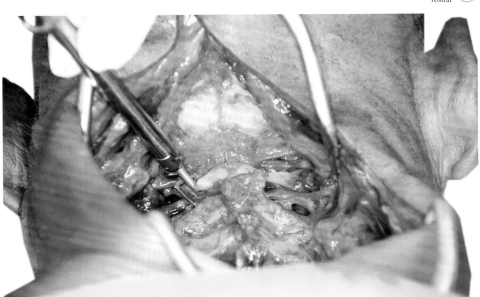

• 选择适当直径的椎弓根螺钉按钻孔方向置入，一般选用3.0～3.5mm骨皮质螺钉（图1-5-14）。

图 1-5-14
置入椎弓根螺钉（强生公司，美国）

头端
rostral

• 置入对侧寰椎椎弓根螺钉及两侧枢椎椎弓根螺钉（图1-5-15）。

图 1-5-15
置入两侧寰、枢椎椎弓根螺钉

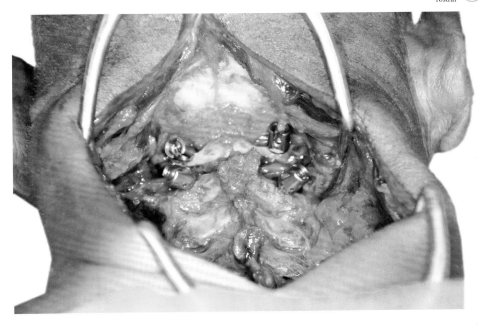

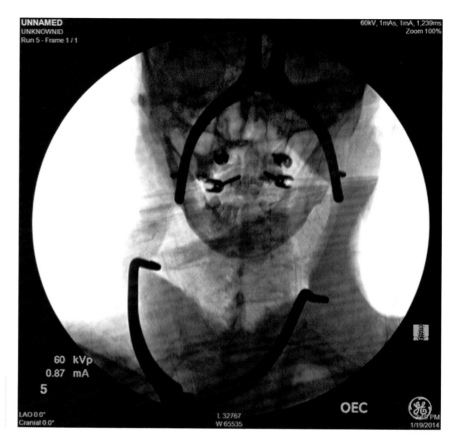

图 1-5-16
术中正位透视寰、枢椎椎弓根螺
钉置入位置良好

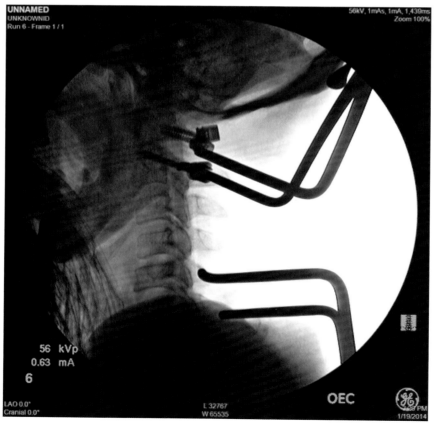

·术中正、侧位透视寰、枢
椎椎弓根螺钉置入位置良
好。（图1-5-16、图1-5-17）

图 1-5-17
术中侧位透视寰、枢椎椎弓根螺
钉置入位置良好

头端
rostral

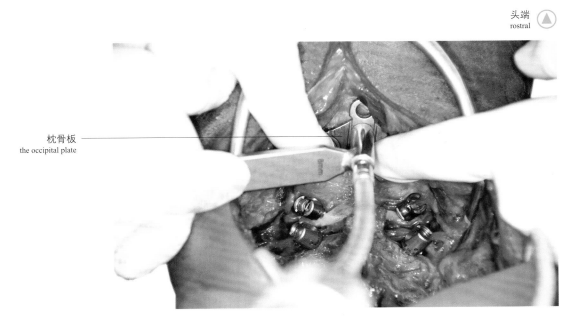

枕骨板
the occipital plate

图 1-5-18　置入枕骨螺钉

· 在枕骨板的相应位置置入枕骨螺钉（图1-5-18）。

· 枕骨螺钉获得坚强固定的最佳位置是颅中线区域，中线以外的骨皮质逐渐变薄。

· 为避免颅内静脉窦损伤，螺钉不能在枕外隆突或其上方置入。钻孔及拧入时应避免损伤小脑。

· 硬脑膜破裂引起脑脊液渗漏，拧入枕骨螺钉后一般可以止住。

· 为减少对颅内静脉窦损伤的可能，枕骨固定螺钉应固定在临近中线的枕外隆突附近，在枕外隆突2.5cm以内，1cm左右的区域斜向中心进钉，8mm深度较安全[5,7]。

· 枕骨髁螺钉由于受到枕骨骨质或面积限制，Chairi畸形往往枕骨的骨质很薄，枕骨侧无法置入螺钉。

· 枕骨髁螺钉手术暴露困难，有损伤髁导静脉、椎动脉和舌下神经的可能，且存在个体差异和解剖变异[8]。

头端
rostral

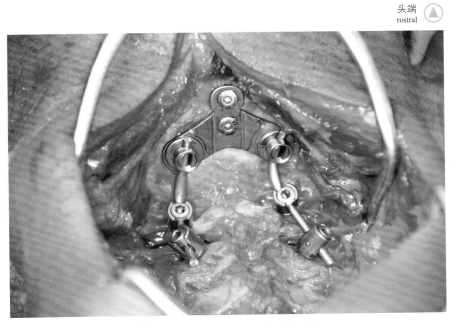

图 1-5-19　置入并固定枕颈连接棒

· 用2.5mm直径钻头在初始设定为8mm的长度可调式钻套导引下钻孔，钻到设定长度后，每次增加2mm钻套长度，直至钻透对侧皮质。

· 钻透对侧皮质后测量钉孔深度，攻丝并拧入螺钉。

· 预弯并置入枕颈连接棒（图1-5-19）。

· 在去骨皮质的椎板和侧块上植骨。枕骨与枢椎棘突之间植入修剪成合适大小的自体髂骨块也可起到植骨融合作用。

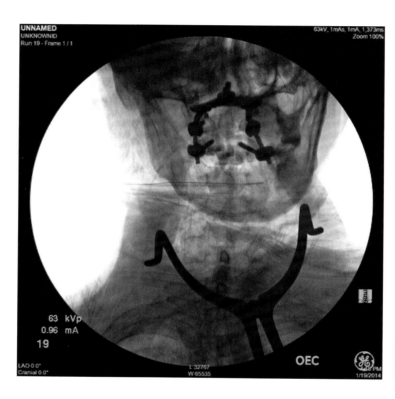

图 1-5-20
术中正位透视枕骨板及枕骨螺钉

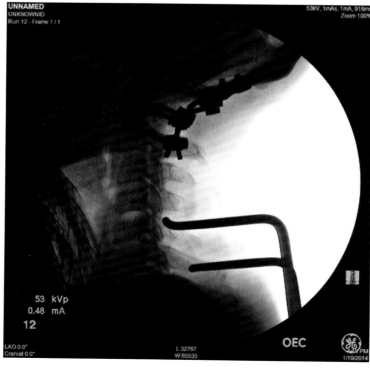

· 术中正、侧位透视枕骨板及枕骨螺钉位置良好（图1-5-20、图1-5-21）。

· 钉棒系统不仅能提供即刻刚性固定，还克服了钉板系统的缺点，有较大的植骨空间，术中可以利用机械的力量撑开或加压，便于复位和矫形。对于椎动脉高跨无法置入C2椎弓根螺钉时，临床上可选择C2椎板螺钉作为替代[9-11]。

图 1-5-21
术中侧位透视枕骨板及枕骨螺钉

[小结]

· 枕颈融合术优点总结如下：①只需后路一次即可完成手术，可达到脊髓减压、复位以及稳定脊柱的效果，减轻了患者的创伤、痛苦，减少了费用；②术后融合稳定可靠；③通过术中预弯调整钛棒的曲度及相应手术技巧，加上麻醉下肌肉的松弛，可使术前牵引后残留的脱位大部分复位，通过双侧钛棒弯曲度产生的自身张力，维持在复位状态；④可使患者头部保持在正常生理位置，提高患者术后生活质量，减少钉棒的应力，从而减小钉棒断裂的可能；⑤手术风险相对小，操作相对简单，可在多数医院开展；⑥手术切口为Ⅰ类，术后感染可能性减小；⑦在支具保护下可早期下床活动；⑧术后6小时即可进食，无鼻饲管的刺激。

· 1910年，Mixter等首先报道了用丝线固定寰椎后弓和枢椎棘突获得成功。此后得以延伸出两种运用钛缆固定寰、枢椎的技术：Gallie法和Brooks法。

· Gallie法是用钛缆绕过寰椎后弓和枢椎棘突根部同时将植骨块借助钛缆固定在寰椎后面和枢椎棘突之间。

· Brooks法是对前者进行的改良，从双侧寰、枢椎椎板下穿过钛缆，椎板间楔形植骨，钛缆环扎寰、枢椎椎板和植骨块。

· 钛缆固定的缺点：钛缆穿过椎板时有损伤脊髓的风险，术后有压迫脊髓的风险；钛缆收缩过紧也有导致椎板应力性骨折的风险；抗平移和抗旋转能力较差。

· 钛缆固定目前临床较少单独使用。

· 1986年，Magerl设计了经关节面螺钉内固定术。采用两枚皮质骨螺钉固定两侧寰枢关节。此方法联合钛缆固定，达到了三点固定，保证了寰、枢椎的稳定性。该法术前应对寰枢关节行解剖复位。

· 倪斌等在Magerl螺钉固定的基础上，经过改良加用寰椎椎板钩，提高了寰、枢椎的三维稳定性。此改良技术的优点在于避免了钢丝穿过椎板损伤脊髓的风险，同时降低了枢椎椎弓根螺钉植入损伤神经和椎动脉的可能。

· 1994年，Goel等提出侧块螺钉的应用；2001年，Harms报道在寰、枢椎的侧块置入螺钉。

· 2002年，谭明生证明寰椎具有置入椎弓根钉的条件，且力学稳定性强于上述固定方法。

· 钻孔时手钻尽量沿椎弓根松质骨髓腔进入，故阻力较小且力均匀一致，若遇到较大阻力或有落空感则稍改变方向，尽量顺阻力较小方向钻入，也可用手钻边钻边探查，一般深度达到2cm后，再用椎弓根探测通道的四周及底部，手感为均匀的骨性摩擦感[12]。

· 植骨床要准备充分，用磨钻将枕骨大孔后缘、寰椎后弓表面以及枢椎椎板上缘骨皮质磨成粗糙面，然后将髂骨块尾端修剪成大小合适的凹形，嵌插于枕骨与枢椎棘突间，骨松质面朝向植骨床，用丝线固定于两侧连接杆或椎板夹，确保贴合牢靠[3]。

· 钱邦平等[13]认为将C1-C2固定融合于过度前凸位（>30°）会导致下颈椎呈后凸，所以不要大幅纠正C1-C2局部的曲度异常，至少C1-C2不能固定于过度前凸位。结构性椎间融合器的应用对于维持合适颈椎曲度、预防寰枢关节固定于过度前凸位方面有效。

· 倪斌等[14]认为枕颈固定角度应控制在C0-C2角度（McGregor法）于15°左右、POCA于109°左右、颌眉角处于±10°范围内。对于枕颈融合节段的范围应在充分保证枕颈部稳定性的前提下，选择短节段融合固定（融合至C2）。

· 枕颈融合术其最大的风险是椎动脉损伤，单侧的椎动脉阻塞或许还能代偿，但双侧的椎动脉损伤将引起灾难性的后果[15, 16]。

◇ 参 ◇ 考 ◇ 文 ◇ 献 ◇

［1］ Hong- Qi Zhang, Xi- Heng Hu, Jin- Yang Liu, et al. Clinical outcomes of skull traction and posterior occipitocervical fusion for craniovertebral anomalies combined with atlantoaxial dislocation［J］. Chinese Journal of Spine and Spinal Cord, 2012, 22（6）: 500-504.

［2］ Fu- Xin Wei, Shao- Yu Liu, Le Wang, et al. Preoperative traction followed by posterior occipitocervical reduction and fusion for basilar invagination combined with reducible atlantoaxial dislocation［J］. Chinese Journal of Spine and Spinal Cord, 2013, 23（5）: 416-420.

［3］ GE- Hui Dong，Xiao- Jun Can，Bin He, et al. Continuous skull traction reduction combined with posterior occipitocervical fusion in the treatment of skull base depression combined with reentrant atlantoaxial joint dislocation［J］. Chinese Journal of Trauma, 2014, 30（9）: 903-905.

［4］ Ding- Jun Hao, Bao- Rong He, Zheng- Wei Xu, et al. Comparative Results Between C1 pedicle screw and C1 lateral mass screw［J］. Chinese Journal of Orthopaedics, 2011, 31（12）: 1297-1303.

［5］ Ding- Jun Hao，Bao- Rong，Wei Lei, et al. The prevention and treatment of postoperative complications after cervico-occipital fusion［J］. Chinese Journal of Orthopaedics, 2005, 25（7）: 420-425.

［6］ Yu- Feng Zhang, Zhi- Gang Zhong, Hui- Yang Shen, et al. Treatment of traumatic upper cervical instability with single posterior atlantoaxial pedicle screw system［J］. Chinese Journal of Trauma, 2015, 31（5）: 418-422.

［7］ YangWang, Wei- Hu Ma, Qing- Guo Li, et al. The research progress of optimal trajectory for the occipital condylar screw［J］. Chinese Journal of Spine and Spinal Cord, 2016, 26（7）: 658-661.

［8］ Bao- Cheng Zhang, Xian- Hua Cai, Wei- Bing Huang, et al. Research progress of occipitocervical fixation［J］. Chinese Journal of Orthopaedic Trauma, 2014, 16（9）: 806-808.

［9］ Garrido BJ, Sasso RC. Occipitocervical fusion［J］. OrthopClin North Am, 2012, 43（1）: 1-9.

［10］ Clarke MJ, Toussaint LG, Kumar R, et al. Occipitocervical fusion in elderly patients［J］. World Neurosurg, 2012, 78（3-4）: 318-325.

［11］ Gabriel JP, Muzumdar AM, Khalil S, et al. A novel crossed rod configuration incorporating translaminar screws for occipitocervical internal fixation: an in vitro biomechanical study［J］. Spine J, 2011, 11（1）: 30-35.

［12］ Ruo- Fu Zhu, Hui- Lin Yang, Zhi- Ming Zhang, et al. Occipitocervical fusion with transpedicular fixation system［J］. Orthopedic Journal of China, 2008. 16（16）: 1021-1023.

［13］ Ji- Chen Huang, Bang- Ping Qian, Yong Qiu. The influence factors of subaxial malalignment and degeneration after posterior atlantoaxial fusion［J］. Chinese Journal of Spine and Spinal Cord, 2016, 26（6）: 545-548.

［14］ Bin Ni, Xiang Guo. Evaluation and selection strategy of posterior atlantoaxial fixation technique［J］. Chinese Journal of Spine and Spinal Cord, 2013, 23（5）: 392-393.

［15］ Xuan Huang, Feng- Ning Li, Fan- Zhang, et al. An individualized navigation template based on the three-dimensional printing technique: application to the occipital condyle screw insertion［J］. Chinese Journal of Spine and Spinal Cord, 2014, 24（5）: 658-661.

［16］ Su BW, Shimer AL, Chinthakunta S, et al. Comparison of fatigue strength of C2 pedicle screws, C2 pars screws, and a hybrid construct in C1-C2 fixation［J］. Spine（Phila Pa 1976）, 2014, 39（1）: 12-19.

第六节
寰、枢椎椎弓根螺钉及侧块螺钉置钉技术

[概述]

C1侧块螺钉技术由 Goel 和 Laheri 于 1994 年提出，Harms 等于 2001 年报道使用寰椎侧块后方置钉和枢椎椎弓根钉棒上颈椎进行固定，在力学性能上相比传统的上颈椎融合固定方式，例如 Gallie、Brooks 和 Jenuns 的钢丝固定以及 Halifaxs 椎板夹固定融合等技术有较大改进。2002 年，谭明生等改良了 C1 侧块螺钉技术，首先提出了经寰椎"椎弓根"螺钉技术。寰椎"椎弓根"螺钉技术具有 C2 神经根和静脉丛损伤的概率减小、术中出血少、螺钉通道长、固定更加牢固等优点。

[术前准备]

长征医院术前量身定做的石膏床能够有效支撑头颈部的重量，防止术中操作时头部向前移动造成脊髓损伤，同时保持头部处于非固定状态，可以允许术中做些适当角度调整，有利于术中提拉复位的实现[1]。

寰椎侧块螺钉

[显露]

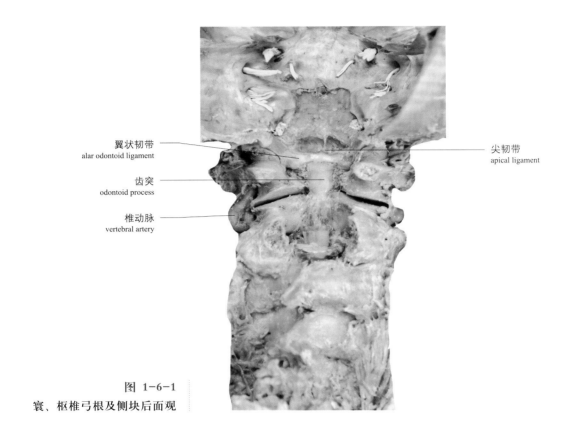

翼状韧带
alar odontoid ligament

齿突
odontoid process

椎动脉
vertebral artery

尖韧带
apical ligament

图 1-6-1
寰、枢椎弓根及侧块后面观

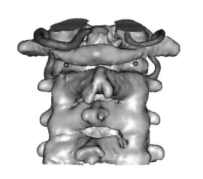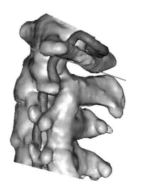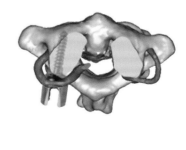

图 1-6-2　寰椎侧块螺钉进钉点及方向示意图

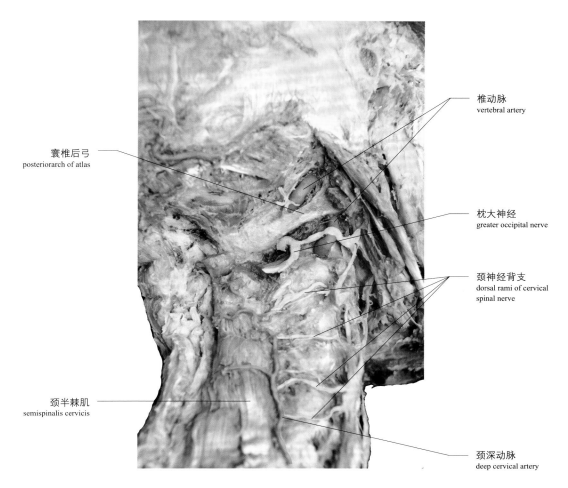

图中标注：
椎动脉 vertebral artery
寰椎后弓 posteriorarch of atlas
枕大神经 greater occipital nerve
颈神经背支 dorsal rami of cervical spinal nerve
颈半棘肌 semispinalis cervicis
颈深动脉 deep cervical artery

图 1-6-3 枕后部血管和肌肉结构

• 寰椎侧块螺钉的进钉点位于寰椎后弓下方，寰枢关节间隙的上方，与枢椎侧块的中点位于同一垂线上（图1-6-1、图1-6-2）。进钉点也可选择在寰椎后结节中点旁18～20mm与后弓后下缘的交点处[2]。

• 于后弓上、下进行骨膜下分离，使用神经剥离子在骨膜下将椎动脉横部向头侧牵开，将C2神经根和静脉丛向远侧牵开，完全暴露后弓。

• 因椎动脉穿过寰椎横突孔后紧贴椎动脉沟横行进入颅内。后弓外缘有椎静脉丛，下方有枕大神经绕过，椎管内有延髓，显露寰椎后弓可至枢椎侧块中线外2mm，距寰椎后结节20mm以上。暴露枢椎时用神经剥离子骨膜下剥离出枢椎椎弓峡部的上面和内侧缘，为置钉提供重要参考[3]。

[置钉]

• 进钉方向为头倾10°～20°，内倾10°钻孔（图1-6-2）。

• 钻孔深度需突破寰椎前缘皮质。

• 侧位透视可见钻头前端距寰椎前结节前端约3mm。

• 测深器测量螺钉长度，必要时攻丝，双皮质置入3.5mm皮质骨螺钉。

• Goel和Harms等[4, 5]提出寰椎侧块螺钉技术，建议进钉点为寰椎侧块中心，钉道经寰椎后弓下缘与寰椎侧块后缘的移行处直接沿寰椎侧块纵向置入。

·在后弓下缘进针点处用磨钻去除少量皮质骨，将开路锥置于进针点，保持内倾10°～15°，头倾5°～15°制备钉道，深度控制在18～28mm，攻丝并置钉。椎侧块螺钉技术建议进钉点为寰椎侧块中心，钉道经寰椎后弓下缘与寰椎侧块后缘的移行处直接置入侧块中，即主要位于侧块内[2]。

·当进钉处和椎动脉沟处的寰椎后弓高度＜4mm时，有可能造成寰椎后弓上方的椎动脉损伤，不宜行寰椎椎弓根螺钉固定，需应用侧块螺钉[6]。

[小结]

·经后路寰、枢椎侧块钉棒系统固定最早由Goel等在1994年提出并应用。

·寰椎侧块中部宽度11.5mm，高度2.7mm。

·Harms法：寰椎侧块进针点的位置在后弓根部与侧块连接处下缘的中点。进针方向为水平面上指向寰椎前弓的根部。矢状面上平行于寰椎后弓。

·Goel法：进钉点为寰椎侧块正中下关节面向上1～2mm，向上向内各15°进钉。对于儿童可于下关节面进钉。枢椎于侧块正中或中上1/3为进钉点。冠状面向内25°、矢状面向上15°进钉，参照局部的解剖学特点。

·Resnick法[7]：寰椎的进钉点是经枢椎螺钉的纵垂线与寰椎后弓的交点，水平面上向内15°攻入，枢椎的进钉点在其侧块峡部中线、下关节面向上14mm处进钉，平行于枢椎椎板攻入。

·术前应用3D打印技术重建患者椎体模型，可以指导术者更加个性化地置钉。

◇ 参 ◇ 考 ◇ 文 ◇ 献 ◇

［1］ Bin Ni, Feng-Jin Zhou, Xiang Guo, et al. Reduction and internal fixation for atlantoaxial dislocation with posterior screw-rod fixation system［J］.Chinese Journal of Trauma, 2010, 26（8）：691-694.

［2］ Ding-Jun Hao, Bao-Rong He, Zheng-Wei Xu, et al. Comparative Results Between C1 pedicle screw and C1 lateral mass screw［J］. Chinese Journal of Orthopaedics, 2011, 31（12）：1297-1303.

［3］ Wei-Hu Ma, Guan-Yan Liu, Shao-Hua Sun, et al. Transpedicular instrumentation for the treatment of atlantoaxial instability ［J］. Chinese Journal of Spine And Spinal Cord, 2009, 19（1）：47-51.

［4］ Goel A, Desai KI, Muzumdar DP. Atlantoaxial fixation using plate and screw method: a report of 160 treated patients ［J］. Neurosurgery, 2002, 51（6）：1351-1357.

［5］ Harms J, Melcher RP. Posterior C1-C2 fusion with polyaxial screw and rod fixation ［J］. Spine, 2001, 26（22）：2467-2471.

［6］ Xiang-Yang Ma, Zeng-Hui Wu, Shi-Zhen Zhong, et al. Anatomic and Clinical Study of Pedicle Screw Placement on Atlas ［J］. The Orthopedic Journal of China, 2003, 11（18）：1238-1240.

［7］ Resnick DK, Benzel EC. C1-C2 pedicle screw fixation with rigid cantilever beam construct: case report and technical note ［J］. Neurosurgery, 2002, 50（2）：426-428.

寰、枢椎椎弓根螺钉

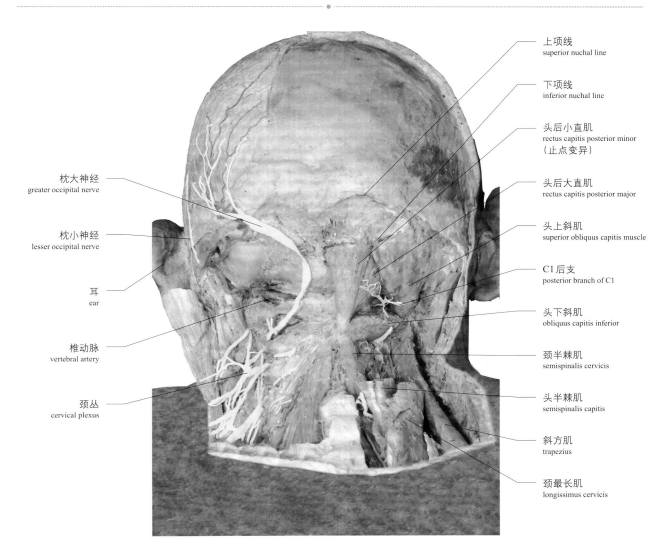

上项线
superior nuchal line

下项线
inferior nuchal line

头后小直肌
rectus capitis posterior minor
（止点变异）

头后大直肌
rectus capitis posterior major

头上斜肌
superior obliquus capitis muscle

C1后支
posterior branch of C1

头下斜肌
obliquus capitis inferior

颈半棘肌
semispinalis cervicis

头半棘肌
semispinalis capitis

斜方肌
trapezius

颈最长肌
longissimus cervicis

枕大神经
greater occipital nerve

枕小神经
lesser occipital nerve

耳
ear

椎动脉
vertebral artery

颈丛
cervical plexus

图 1-6-4
上颈椎后部神经血管及肌肉结构
（该标本头后小直肌止点变异）

· 后路显露寰、枢椎，注意保护椎动脉、C2背根神经节（图1-6-4）。

[显露]

· 于后弓上缘进行骨膜下分离，显露至旁开中线20mm处。

· 使用神经剥离子在骨膜下将椎动脉横部向头侧牵开，将C2神经根和静脉丛等向远侧牵开，完全暴露后弓。同时用神经剥离子探查寰椎椎弓内壁，以进一步修正进针点[1-3]。

· 无须显露寰椎后弓下方、枢椎峡部上方及寰枢侧块关节后方的静脉丛，小范围显露就能暴露进针点，直视下操作，安全性高，从而使寰枢侧块关节后方的神经血管丛得以保留，避免了对C2神经根和静脉丛的分离和损伤[4]。

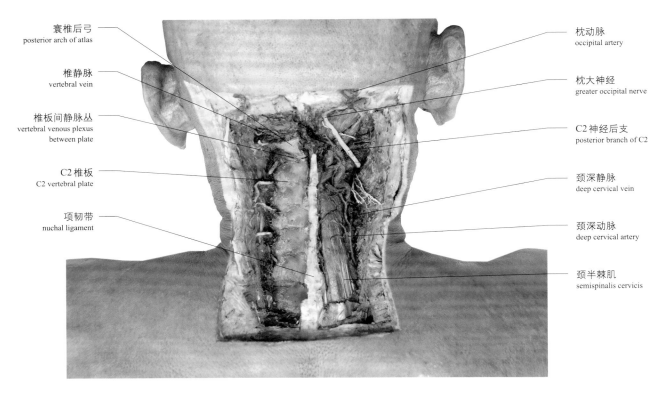

图 1-6-5 颈椎后方静脉系统

寰椎后弓
posterior arch of atlas

椎静脉
vertebral vein

椎板间静脉丛
vertebral venous plexus
between plate

C2椎板
C2 vertebral plate

项韧带
nuchal ligament

枕动脉
occipital artery

枕大神经
greater occipital nerve

C2神经后支
posterior branch of C2

颈深静脉
deep cervical vein

颈深动脉
deep cervical artery

颈半棘肌
semispinalis cervicis

· 寰枕关节后方、C2背根神经节周围有大量复杂的椎板间静脉丛，向外剥离时易造成大量出血，可使用双极电凝或浸有凝血酶的脑棉片处理（图1-6-5）。

[置钉]

· 由于寰椎后弓下缘比较肥厚，解剖变异较少且皮质连续，而且椎动脉经过椎动脉沟内，所以，显露寰椎后弓进钉点时应沿后弓下缘[5]。

· 寰椎后结节旁开20mm与后弓椎动脉沟处下缘3mm的交点处为进钉点，进钉点应个体化调整[6, 7]。

· 后弓上部分骨质可以容纳半径2.0mm（直径4.0mm）的螺钉，避免损伤椎动脉；磨钻磨除寰椎后弓进钉点骨皮质，开路锥置于进钉点沿寰椎椎弓根制备钉道。

· 椎弓根螺钉技术是钉道经寰椎后弓和后弓峡部至寰椎侧块内，进钉点设计在寰椎后弓处，具有更长的骨性钉道[8]。

· 对于后弓厚度<4mm的患者，进钉点可向下调至后弓下面。使用直径1~2mm的磨钻在寰椎后弓进钉点处打磨稍大范围的皮质骨后开路进钉，并用神经剥离子对椎动脉横部进行保护，可成功置入直径为3.5mm，甚至4.0mm的螺钉[9]。

· 保持头倾5°~10°，内倾10°~15°方向钻孔。

· 置克氏针于椎弓根钻孔内，C臂机透视。

· 证实进针位置和方向正确后，置入螺钉。

· 枢椎椎弓根进钉点位于枢椎侧块的中心，或偏上2~3mm。

· 进钉方向为头侧倾斜25°，内倾15°~25°方向钻孔。

· 也可用一小神经剥离子或神经剥离钩探明枢椎椎弓根内侧缘，判断进钉方向。

· 置克氏针于椎弓根钻孔内，C臂机透视。

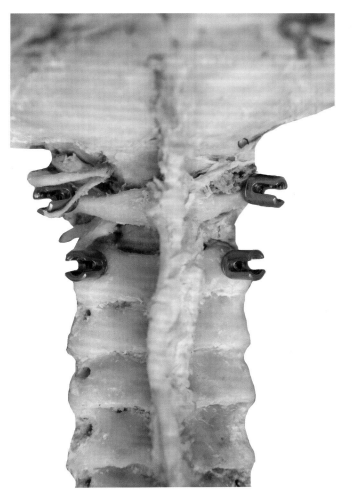

• 证实寰椎进针位置和方向正确后，测深器测量所需螺钉的长度，置入3.5mm骨皮质螺钉（图1-6-6）。
• 常用螺钉长度为20~28mm。

图 1-6-6
置入寰、枢椎螺钉

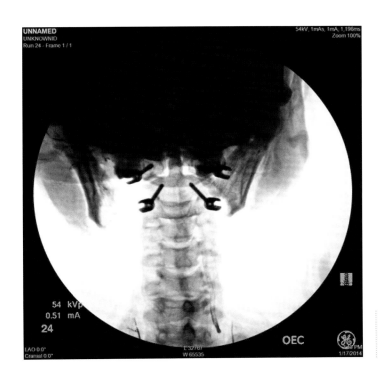

图 1-6-7
术中正位透视寰、枢椎椎弓根螺钉位置

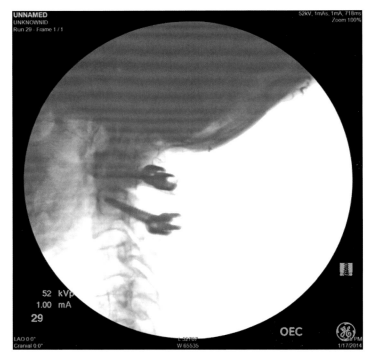

·术中正、侧位透视见寰、枢椎椎弓根螺钉位置良好（图1-6-7、图1-6-8）。

图 1-6-8
术中侧位透视寰、枢椎椎弓根螺钉位置

[小结]

·后路椎弓根螺钉内固定系统，具有三维立体内固定作用，较单纯前路和其他后路内固定方式更坚强，既稳定又有利于颈椎术后的骨性融合，减少了颈椎不稳所致的各种并发症。

·寰椎缺乏椎体和椎板结构，没有严格意义上的椎弓根。寰椎侧块与后弓的连接部分狭窄，结构类似椎弓根，可以认为是寰椎的椎弓根。

·寰椎的椎弓根解剖变异较大，因此寰椎的椎弓根钉置入需要较高技巧。

·枢椎的椎弓根是位于枢椎上关节下方和横突孔前内侧的部分。上、下关节突之间的峡部覆盖了椎弓根，二者在解剖上关系紧密，称为"椎弓根峡部复合体"。

·谭明生法：入钉点的选择是寰椎后结节旁开18~20mm与后弓下缘向上2mm交界处，垂直进钉，头倾5°。

·马向阳法：经枢椎侧块内、外缘的中点作纵垂线，与寰椎后弓上缘交点的正下方3.0mm处即为螺钉的进钉点。螺钉内斜10°，上斜5°。内固定为齿状突骨折骨性愈合提供了良好的稳定性，且可以通过寰枢椎螺钉间的加压而减小骨折间隙，减小了骨折不愈合的可能性。

·Resnick法：入钉点为经枢椎螺钉的纵垂线与寰椎后弓的交点，内偏角为10°。

·校佰平法：根据椎弓根上内侧骨面形成的三角，向后方的延续部分确定寰、枢椎椎弓根螺钉的进钉点。寰椎螺钉向上、向内倾斜10°，穿入深度为22~32mm。

·Howingtonll法：枢椎棘突正中垂线外侧26mm与枢椎下关节突的最下缘上方9mm的交点处，内斜35.2°，头倾38.8°置钉。

·寰枢椎弓根置钉椎动脉最易损伤，原因为椎弓根的外侧壁明显薄于内侧壁，且往往置钉时向内倾斜的角度不够。由于椎弓根上、内侧比下、外侧骨质坚硬，所以在以球形探针进针时，尽量贴内、上壁进针[10]。

·虽然枢椎椎弓根螺钉固定应做到宁上勿下，宁内勿外，因为枢椎椎弓根上宽下窄，外侧与椎动、静脉相邻，内侧与脊髓间有较大缓冲空间。术中须对C1-C2之间静脉丛出血进行控制，使用明胶海绵填塞是控制出血的关键[11]。

·后路寰枢椎融合术牺牲了寰枢椎的活动度，但手术成功率高。因此，对于牵引后不能达到解剖复位者，以及陈旧性齿状突骨折或伴有横韧带断裂、寰枢椎脱位者，可考虑寰枢椎融合术[12]。

·术中可以利用螺钉对寰椎进行复位固定；同时也可作为临时固定，拆除后仍可恢复寰枢关节的运动功能；另外，此项技术能够通过术中提拉复位，实现寰椎前脱位复位，为部分难复性寰椎前脱位患者提供了一种简便易行的复位内固定方式[13]。

·寰枢椎椎弓根螺钉植骨应选择块状髂骨覆盖于寰椎后弓表面和C2棘突之间[14]。

·陈其昕等[15]通过测量发现在拆除内固定1个月后寰枢椎旋转活动范围可达34.2°至22.0°，保留了大约30%的颈椎轴向旋转功能，与前路齿突螺钉固定的效果大致相当。

·对于小儿、老人及骨质疏松者，必要时需要行双皮质螺钉固定，但螺钉不宜过长，以免对舌下神经产生刺激。在行C1置钉时，要注意对寰椎后弓采用向上提拉进行对抗，防止发生C1前移而增加对脊髓的损伤。同时，术后应该适当佩戴颈托以减轻螺钉应力[16, 17]。

·由于寰椎侧块粉碎骨折，手感与正常骨性通道会有一定差异，再用直径4.0mm丝锥完成寰椎椎弓根后半部分攻丝，拧入直径3.5mm、长度26～32mm螺钉，可完成对寰椎侧块骨折块加压[18]。

◇ 参 ◇ 考 ◇ 文 ◇ 献 ◇

[1] Ming-Sheng Tan, Guang-bo Zhang. Anatomic study of atlas and the pass using screw fixation via posterior arch and lateral mass [J]. Chinese Journal of Spine and Spinal Cord, 2002, 12（1）: 5-8.

[2] Ming-Sheng Tan, Ping Yi, Wen-Jun Wang, et al. Clinical application of pedicle screw instrument in atlas [J]. Chinese Journal of Spine and Spinal Cord, 2006, 16（5）: 336-340.

[3] Ding-Jun Hao, Bao-Rong He, Zheng-Wei Xu. Comparison of clinical curative effect between atlas pedicle screw technique and lateral mass screw technique [J]. Chinese International Journal of Traumatology, 2013, 12（2）: 42-45.

[4] Chao Ma, Ji-Bin Wu, Meng Zhao, et al. Treatment of upper cervical spine instability with posterior fusion plus atlantoaxial pedicle screw [J]. National Medical Journal of China, 2011, 91（43）: 3062-3065.

[5] Rong-Ming Xu, Yong Hu, Wei-Hu Ma, et al. Clinical evaluation of three types of combined posterior atlantoaxial internal fixation techniques for treatment of atlantoaxial instability [J]. Chinese Journal of Trauma, 2010, 26（6）: 516-522.

[6] Zhi-jun Li, Wan-Lin Liu. Applied anatomic orientation of the entrance point of pedicle screw and the distance between bilateral entrance points [J]. Chinese Journal of Clinical Anatomy, 2001, 19（4）: 308-310.

[7] Xiang-Yang Ma, Qing-Shui Ma, Zeng-Hui Wu, et al. Anatomic evaluation the entry point of C2 pedicle screw [J]. Chinese Journal of Surgery, 2006, 44（8）: 562-564.

[8] Yu-Feng Zhang, Zhi-Gang Zhong, Hui-Yang Shen, et al. Treatment of traumatic upper cervical instability with single posterior atlantoaxial pedicle screw system [J]. Chinese Journal of Trauma, 2015, 31（5）: 418-422.

[9] Huang DG, He SM, Pan JW, et al. Is the 4 mm height of the vertebral artery groove really a limitation of C1 pedicle screw insertion [J]. Eur Spine, 2014, 23（5）: 1109-1114.

［10］ Yong Hu, Hui Xie, Shu-Hua Yang, et al. Anatomy and biomechanical test comparison between fixation techniques of atlas pedicle screw and fixation techniques of atlas lateral mass screw ［J］. Journal of Medical Biomechanics, 2007, 22（1）: 88-93.

［11］ Xin-Wei Wang,Wen-Yuan, De-Yu Chen, et al. Treatment of odontoid fractures with Gallie technique with titanium cable fixation and Harms C1,2 screw fixation: a comparative study ［J］. Chinese Journal of Trauma, 2009, 25（5）: 391-394.

［12］ Xiong-Sheng Chen，Lian-Shun Jia, Wen-Yuan, et al. Key points about atlanto-axial internal fixation and fusion using Gallie's technique ［J］. Chinese Journal of Orthopaedics, 2004, 42（21）: 1312-1315.

［13］ Bin Ni, Xiang Guo, Evaluation and selection strategy of posterior atlantoaxial fixation technique ［J］. Chinese Journal of Spine and Spinal Cord, 2013. 23（5）: 392-393.

［14］ Ding-Jun Hao, Bao-Rong He, Jin-Song Zhou, et al. Lateral mass screw of atlas combined with vertebra dentata pedicle screw for the treatment of atlantoaxial instability ［J］. Chinese Journal of Orthopaedics, 2005, 25（9）: 537-540.

［15］ Han B, Li F, Chen G, et al.Motion preservation in type Ⅱ odontoid fractures using temporary pedicle screw fixation: a preliminary study ［J］. Eur Spine J, 2015, 24（4）: 686-693.

［16］ JunYang, Bin Ni, Ning Xie, et al. Surgical treatment with atlantoaxial pedicle screws for reduction of atlantoaxial dislocation caused by old odontoid fracture ［J］. Chinese Journal of Spine and Spinal Cord, 2012, 22（6）: 410-515.

［17］ Fei Chen,Xu-Hua Lu, Bin Ni,et al. The treatment of atlantoaxial instability with posterior hybrid fixation techniques ［J］. Chinese Journal of Orthopaedics, 2015, 35（5）: 495-502.

［18］ Wei-Yu Jiang, Wei-Hu Ma, Liu-Jun Zhao. One stage atlantoaxial pedicle screw fixation for unstable atlas burst fracture ［J］. Chinese Journal of Orthopaedics, 2015, 35（5）: 536-541.

第二章

下颈椎外科手术
解剖图解

第一节
前方颈椎显露及椎间盘切除
脊髓减压椎体融合技术

[概述]

长征医院脊柱外科颈椎前路手术大多选择右侧入路。文献中 Smith-Robinson 入路是最常见的中下段颈椎显露方法。可显露 C3-T1 椎体前方，也可直接显露此段的椎间隙和钩突。适应证包括椎体前后唇骨赘切除、肿瘤切除、椎间盘切除、脓肿引流等[1]。

颈椎前路椎体间融合术可用以解除脊髓前方压迫，稳定颈椎，维持椎体间高度和颈椎的生理曲线，防止后凸畸形。其优点是可达到直接减压，创伤小。其适应证为：①症状性颈椎退变如颈椎不稳、脊髓型颈椎病、局灶性或节段性颈椎后纵韧带骨化等伴明显的相应临床症状者。②急性椎间盘突出有明显临床症状者。③无椎体骨折的不稳定性颈椎创伤，如不伴椎体骨折的颈椎脱位或半脱位、陈旧性颈椎损伤伴节段不稳但无椎体骨折者。Cage 最宜于单节段病变，而连续放置多个 Cage 易继发颈椎畸形，故处理多节段的颈椎退变或椎间盘突出，只能以前路钛板内固定来为多节段减压后植骨融合创造稳定的环境[2]。

[体位]

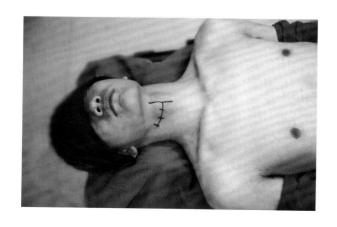

· 患者仰卧位，肩部垫高，头部保持正中位略后伸（图 2-1-1）。

图 2-1-1
前方颈椎显露体位及切口

［切口］

- 常用于颈椎病前路减压之切口为横切口或斜切口，根据减压节段和范围酌情选择。

- 切口高低根据融合节段而定。一般舌骨相当于C3，甲状软骨相当于C4-C5，环状软骨水平相当于C6。对应关系可能由于个体差异有所不同，可根据术前影像学结果进行辅助判断。从美观考虑，一般选择与手术节段接近的自然形成的皮纹作为手术切口（图2-1-1、图2-1-2）。

- 可选择左侧或右侧入路，理论上C5以下的椎体显露涉及喉返神经，故喉返神经走行相对固定的左侧较为安全。长征医院累积行颈椎手术近30 000例，虽多数采用右侧入路，但出现喉返神经损伤的比例极低。

- 通常自胸锁乳突肌内缘至颈前正中线作颈前横形切口，而需显露多个节段时可采用沿胸锁乳突肌前方的纵行切口。

- 颈部横切口既符合颈部皮纹走行，术后又不致引起挛缩，且切口瘢痕甚小，基本上不影响美观，因此临床上选用最多。该切口起自胸锁乳突肌内侧缘至颈中线，全长3～5cm[3]。

- 沿胸锁乳突肌内侧缘由外上方向内下方之纵行切口，对上颈椎暴露有一定优点，尤适用于前路多节段手术，但该切口术后易引起切口的直线挛缩而有碍美观，甚至影响颈部后仰。

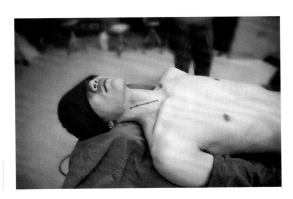

图 2-1-2
前方颈椎显露体位及切口

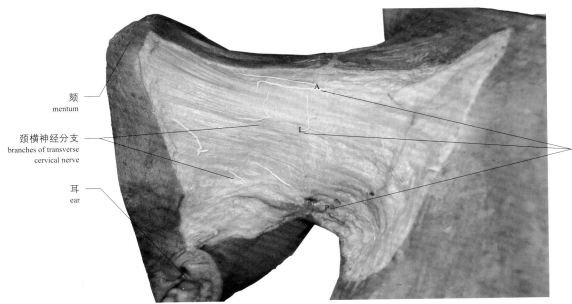

颈
mentum

颈横神经分支
branches of transverse cervical nerve

耳
ear

颈阔肌
（前、中、后部）
platysma（anterior, intermediate, posterior）

图 2-1-3　颈阔肌及皮神经

·颈阔肌是一层菲薄的皮肌，起于胸大肌和三角肌上部表面的深筋膜，其纤维越过锁骨于颈侧部行向内上方。在颏联合下方和后方，前部的纤维越过中线和对侧的肌纤维交织。其余纤维附着于下颌骨下缘或越过下颌骨止于面下部的皮下组织。其血供由颏下动脉、肩胛上动脉供应，受面神经支配。深面有浅静脉和皮神经等。其收缩时可使颈部皮肤紧张形成斜嵴，还可协助降下颌，在惊吓和惊奇时可下拉口角和下唇。手术切断此肌缝合时，应注意将断端对合，以免术后形成瘢痕（图2-1-3）。

[显露]

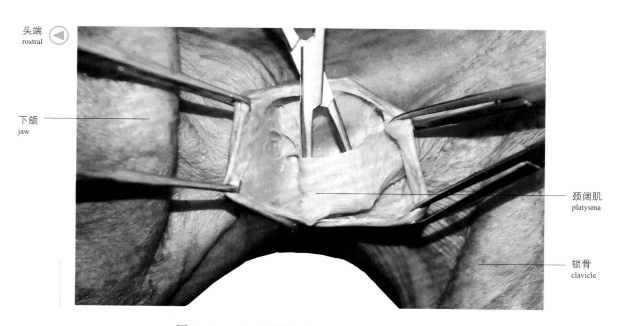

头端
rostral

下颌
jaw

颈阔肌
platysma

锁骨
clavicle

图 2-1-4　分离并横行或纵行劈开颈阔肌

·切开皮肤和皮下组织后，分离并横行或纵行劈开颈阔肌，显露颈深筋膜（图2-1-4）。

·该筋膜较致密，如松解范围不够则影响对椎体前方之暴露，尤其是对横切口者，术者及助手分别提起颈阔肌，术者用脑膜剪小心分离其下的深筋膜，以使切口呈松弛状[4]。

·术中尽量选择平行颈阔肌纤维方向钝性分离。

·女性、老人和小孩的颈阔肌较薄，而青壮年男性的颈阔肌较厚，应注意辨认。

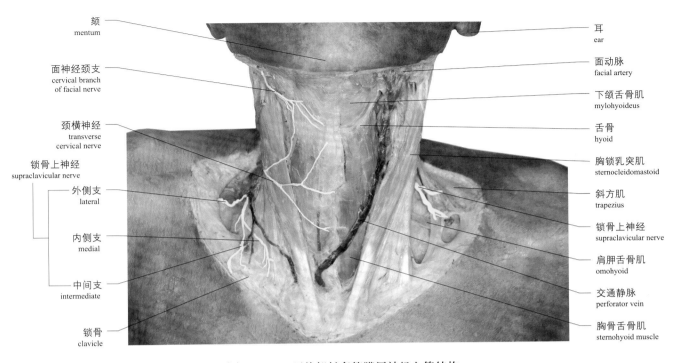

颏
mentum

面神经颈支
cervical branch
of facial nerve

颈横神经
transverse
cervical nerve

锁骨上神经
supraclavicular nerve

外侧支
lateral

内侧支
medial

中间支
intermediate

锁骨
clavicle

耳
ear

面动脉
facial artery

下颌舌骨肌
mylohyoideus

舌骨
hyoid

胸锁乳突肌
sternocleidomastoid

斜方肌
trapezius

锁骨上神经
supraclavicular nerve

肩胛舌骨肌
omohyoid

交通静脉
perforator vein

胸骨舌骨肌
sternohyoid muscle

图 2-1-5 颈前部封套筋膜层神经血管结构

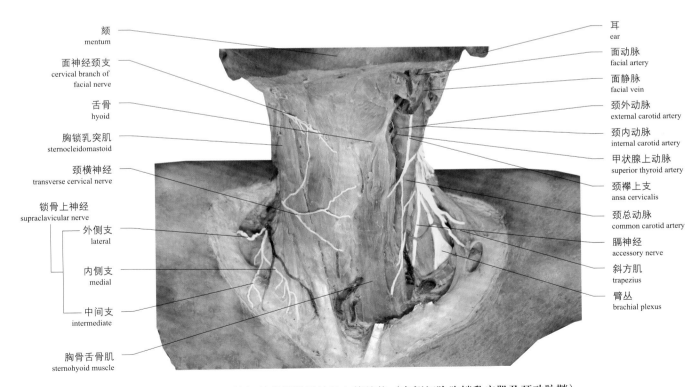

颏
mentum

面神经颈支
cervical branch of
facial nerve

舌骨
hyoid

胸锁乳突肌
sternocleidomastoid

颈横神经
transverse cervical nerve

锁骨上神经
supraclavicular nerve

外侧支
lateral

内侧支
medial

中间支
intermediate

胸骨舌骨肌
sternohyoid muscle

耳
ear

面动脉
facial artery

面静脉
facial vein

颈外动脉
external carotid artery

颈内动脉
internal carotid artery

甲状腺上动脉
superior thyroid artery

颈襻上支
ansa cervicalis

颈总动脉
common carotid artery

膈神经
accessory nerve

斜方肌
trapezius

臂丛
brachial plexus

图 2-1-6 颈前部封套筋膜层神经血管结构（左侧切除胸锁乳突肌及颈动脉鞘）

颈动脉三角：前上界为茎突舌骨肌和二腹肌后腹，前下界为肩胛舌骨肌上腹，后界为胸锁乳突肌前缘。颈动脉三角浅面由皮肤、浅筋膜、颈阔肌和深筋膜覆盖，包括面神经分支和颈神经皮质。舌骨构成该三角的顶点，可通过触诊定位。三角的深面由甲状舌骨肌、舌骨舌肌和咽后缩肌组成。颈动脉三角包含颈总动脉上部及其分为颈内外动脉的部分（图2-1-5、图2-1-6）。

颈前静脉：颈前静脉起自舌骨附近下颌下浅静脉汇合处，沿中线与胸锁乳突肌前缘之间的区域下行。在胸锁乳突肌深面、舌骨下肌群浅面汇入颈外静脉末端或直接汇入锁骨下静脉。颈前静脉与颈内静脉之间常有交通支（图2-1-5、图2-1-6）。

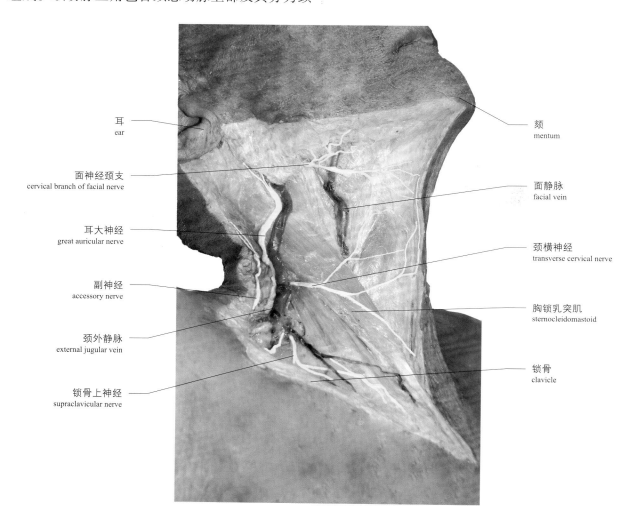

图 2-1-7　颈前部右侧封套筋膜层神经血管结构

面神经颈支：面神经颈支从腮腺下部下行，在颈阔肌下向前下方走行至颈前部，支配颈阔肌并与颈横神经相联系（图2-1-7）。

颈横神经：起自第2、3颈神经前支，于胸锁乳突肌后缘终点处绕过该肌向前行，位于颈外静脉深面。行至胸锁乳突肌前缘处穿出深筋膜，在颈阔肌深面分为升支和降支，分布于颈部前外侧区。升支上行至下颌下区，在颈阔肌深面与面神经构成神经丛，部分分支穿过颈阔肌，分布到颈前上区皮肤。降支穿出颈阔肌分布于颈前外侧皮肤，最下可达胸骨（图2-1-7）。

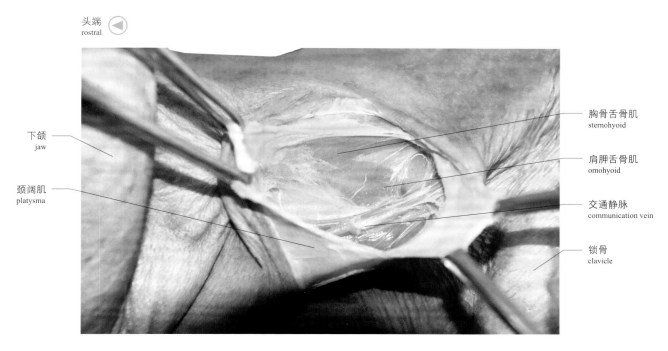

头端 rostral

下颌 jaw

颈阔肌 platysma

胸骨舌骨肌 sternohyoid

肩胛舌骨肌 omohyoid

交通静脉 communication vein

锁骨 clavicle

图 2-1-8 牵开颈阔肌显露封套筋膜

• 牵开颈阔肌，可见内侧胸骨舌骨肌、胸骨甲状肌和外侧胸锁乳突肌及交通静脉（图2-1-8）。

• 钝性分离胸锁乳突肌前缘筋膜，显露胸锁乳突肌前缘。

• 在C5以上水平手术可将肩胛舌骨肌向下牵拉，但有甲状腺上动脉和喉上神经损伤可能。

• 在C6水平以下可将肩胛舌骨肌向上牵拉，但有甲状腺下动脉和喉返神经损伤可能。

• 在行长节段手术肩胛舌骨肌无法避让时，可从其上下分别显露椎体，以保留该肌，一般不行切断。如确有必要，可切断肩胛舌骨肌，并在两断端留线以便重建[5]。

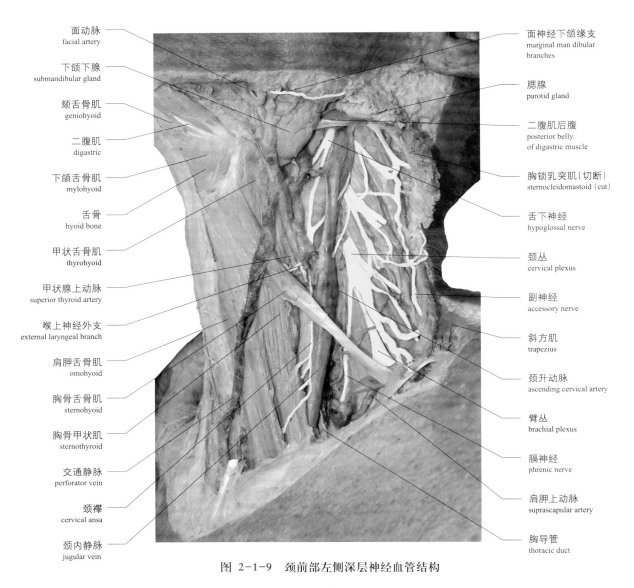

面动脉
facial artery

下颌下腺
submandibular gland

颏舌骨肌
geniohyoid

二腹肌
digastric

下颌舌骨肌
mylohyoid

舌骨
hyoid bone

甲状舌骨肌
thyrohyoid

甲状腺上动脉
superior thyroid artery

喉上神经外支
external laryngeal branch

肩胛舌骨肌
omohyoid

胸骨舌骨肌
sternohyoid

胸骨甲状肌
sternothyroid

交通静脉
perforator vein

颈襻
cervical ansa

颈内静脉
jugular vein

面神经下颌缘支
marginal man dibular branches

腮腺
parotid gland

二腹肌后腹
posterior belly of digastric muscle

胸锁乳突肌（切断）
sternocleidomastoid（cut）

舌下神经
hypoglossal nerve

颈丛
cervical plexus

副神经
accessory nerve

斜方肌
trapezius

颈升动脉
ascending cervical artery

臂丛
brachial plexus

膈神经
phrenic nerve

肩胛上动脉
suprascapular artery

胸导管
thoracic duct

图 2-1-9   颈前部左侧深层神经血管结构

▪ 肩胛舌骨肌：由两个肌腹以一定的角度借中间腱连接在一起。下腹呈扁而窄的条状，斜向前并稍向上越过颈下部。起自肩胛骨上缘近肩胛切迹处，偶尔起自肩胛上横韧带，然后经胸锁乳突肌后方止于中间腱。上腹起始于中间腱，靠近胸骨舌骨肌的外侧缘，几乎垂直上行止于舌骨体的下缘，胸骨舌骨肌止点的外侧。中间腱的长度和形态不一，在环状软骨弓平面常位于颈内静脉附近。由于有一条起于锁骨和第1肋的深筋膜带包绕此肌的中间腱，其牵拉导致该肌在行进过程中呈一定角度的弯曲，于C5-C6水平由内上向外下跨过气管前筋膜和颈动脉鞘。肩胛舌骨肌由甲状腺上动脉和舌动脉的分支供血，其上腹由颈襻上根（C1）的分支支配，下腹由颈襻（C1、C2和C3）的分支支配。离断二腹肌时在肌腱处切断，可以避免损伤其支配神经和供血动脉，使其在重建时更加牢固（图2-1-9）。

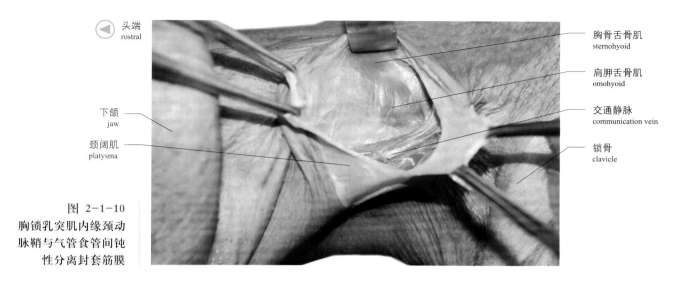

胸骨舌骨肌 sternohyoid

肩胛舌骨肌 omohyoid

交通静脉 communication vein

锁骨 clavicle

头端 rostral

下颌 jaw

颈阔肌 platysma

图 2-1-10
胸锁乳突肌内缘颈动脉鞘与气管食管间钝性分离封套筋膜

· 于胸锁乳突肌内缘颈动脉鞘与气管食管间钝性分离封套筋膜，用手指触及颈动脉搏动并向外牵开颈动脉鞘，避免进入颈动脉鞘内（图2-1-10）。

· 颈动脉及鞘内结构的损伤，主要发生在分离和安放拉钩时。在分离前务必沿胸锁乳突肌内缘向深面进行，向外牵开前，首先要扪清动脉搏动位置再插入牵开器[6]。

· 在应用自动撑开拉钩时应检查颞动脉搏动，避免因颈动脉长时间闭塞导致的脑缺血。长征医院常采用人工甲状腺拉钩，已完成近20 000例颈前路手术，未发生此并发症。压迫颈动脉窦易导致

血压波动，术中应与麻醉师共同关注血压变化，及时调整。

· 甲状腺上动脉及甲状腺下动脉一般可不结扎，从而避免损伤喉上及喉返神经。如需结扎，结扎甲状腺下血管时应尽量靠近颈总动脉侧，结扎甲状腺上血管时应尽量靠近腺体组织。在结扎时一定要辨明所结扎的组织只有血管没有神经。尽量避免用双极电凝，极易损伤神经[7]。

· 喉返神经损伤可导致术后声音嘶哑，喉上神经内支损伤可导致呛咳，外支损伤可导致声调降低。

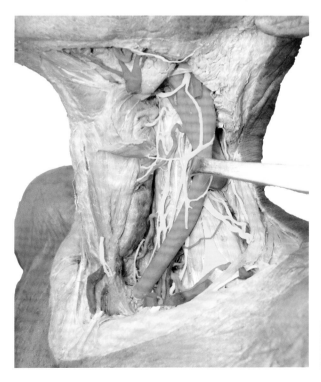

图 2-1-11
颈前部左颈总动脉周围毗邻

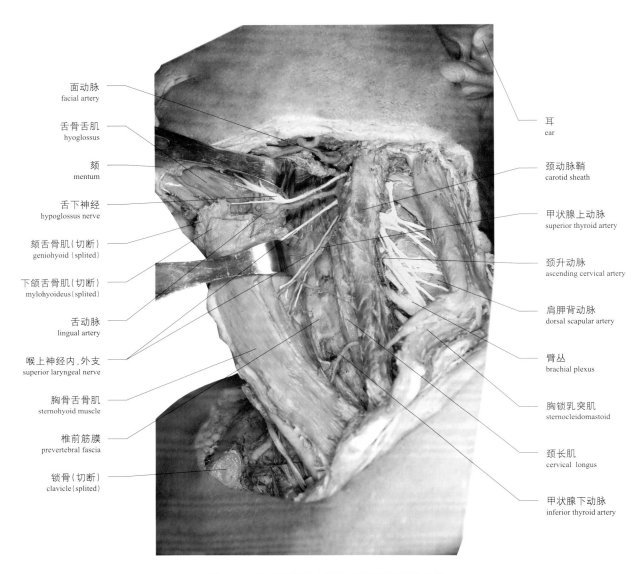

面动脉
facial artery

舌骨舌肌
hyoglossus

颏
mentum

舌下神经
hypoglossus nerve

颏舌骨肌（切断）
geniohyoid (splited)

下颌舌骨肌（切断）
mylohyoideus (splited)

舌动脉
lingual artery

喉上神经内、外支
superior laryngeal nerve

胸骨舌骨肌
sternohyoid muscle

椎前筋膜
prevertebral fascia

锁骨（切断）
clavicle (splited)

耳
ear

颈动脉鞘
carotid sheath

甲状腺上动脉
superior thyroid artery

颈升动脉
ascending cervical artery

肩胛背动脉
dorsal scapular artery

臂丛
brachial plexus

胸锁乳突肌
sternocleidomastoid

颈长肌
cervical longus

甲状腺下动脉
inferior thyroid artery

图 2-1-12   颈前部左颈总动脉鞘及周围毗邻

▪ 颈动脉鞘包裹颈总动脉、颈内静脉、迷走神经和颈内动脉。浅面：胸锁乳突肌、胸骨甲状肌、肩胛舌骨肌下腹和甲状腺上、中静脉，颈襻可位于鞘浅面或鞘内。深面：甲状腺下动脉、胸导管（左）、交感干、颈长肌、头长肌、颈椎横突颈丛、膈神经、颈升动脉。内侧：食管、喉与气管、甲状腺侧叶、喉返神经（图2-1-12）。

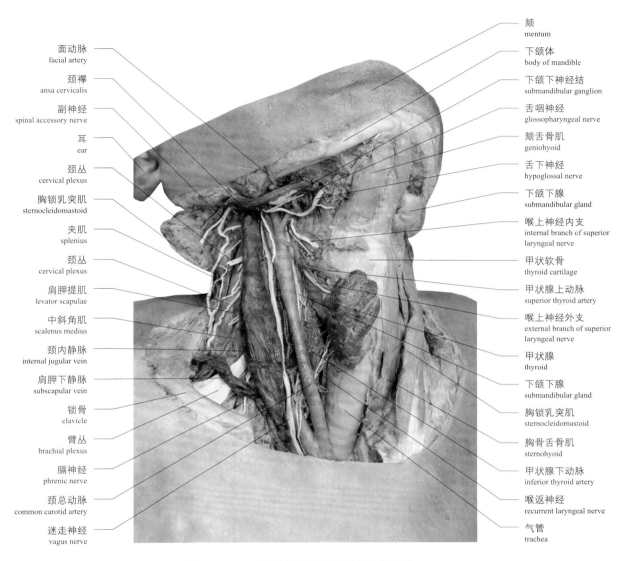

面动脉
facial artery

颈襻
ansa cervicalis

副神经
spinal accessory nerve

耳
ear

颈丛
cervical plexus

胸锁乳突肌
sternocleidomastoid

夹肌
splenius

颈丛
cervical plexus

肩胛提肌
levator scapulae

中斜角肌
scalenus medius

颈内静脉
internal jugular vein

肩胛下静脉
subscapular vein

锁骨
clavicle

臂丛
brachial plexus

膈神经
phrenic nerve

颈总动脉
common carotid artery

迷走神经
vagus nerve

颏
mentum

下颌体
body of mandible

下颌下神经结
submandibular ganglion

舌咽神经
glossopharyngeal nerve

颏舌骨肌
geniohyoid

舌下神经
hypoglossal nerve

下颌下腺
submandibular gland

喉上神经内支
internal branch of superior laryngeal nerve

甲状软骨
thyroid cartilage

甲状腺上动脉
superior thyroid artery

喉上神经外支
external branch of superior laryngeal nerve

甲状腺
thyroid

下颌下腺
submandibular gland

胸锁乳突肌
sternocleidomastoid

胸骨舌骨肌
sternohyoid

甲状腺下动脉
inferior thyroid artery

喉返神经
recurrent laryngeal nerve

气管
trachea

图 2-1-13　颈前部右侧深层神经血管结构

· 甲状腺上动脉多起自颈外动脉起始部的前壁，少数起自颈总动脉，伴喉上神经外支行向前下方，至甲状腺侧叶上极约1cm处与喉上神经分开并分为前后两腺支（图2-1-13）。

· 喉上神经是迷走神经的分支，起自迷走神经下神经节，沿颈内动脉与咽侧壁之间下行，一般在舌骨大角处分为内外两支。内支分布于声门裂以上的喉黏膜；外支支配环甲肌及咽下缩肌（图2-1-13）。

· 甲状腺下动脉多数起自锁骨下动脉的甲状颈干，少数起自锁骨下动脉或椎动脉，沿前斜角肌内侧缘上行，至第6颈椎平面，在颈动脉鞘与椎动静脉之间弯向内，至侧叶后面分为上下支，分布于甲状腺、甲状旁腺、气管和食管（图2-1-13）。

· 喉返神经是迷走神经的分支，左喉返神经勾绕主动脉弓，位置较深，多行于甲状腺动脉后方；右喉返神经勾绕右锁骨下动脉，位置较浅，多行于甲状腺下动脉前方。两者均沿气管与食管间沟上行，至咽下缩肌下缘、环甲关节后方进入喉内（图2-1-13）。

头端
rostral

椎前筋膜
prevertebral fascia

腹侧
ventral

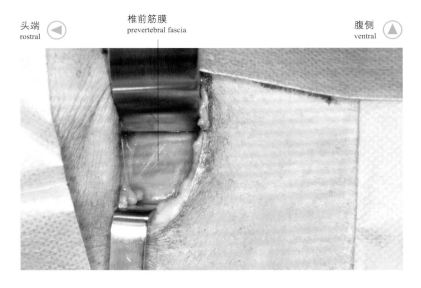

图 2-1-14 拉钩牵开颈动脉鞘、气管食管显露椎前筋膜

·将胸锁乳突肌与颈动脉鞘一起牵向外侧,气管食管及甲状腺牵向内侧,可见椎前筋膜及其包裹的椎体、椎间盘、颈长肌等结构(图2-1-14)。

·术中解剖层次不清或过度牵拉气管前筋膜可能导致迷走神经损伤,是术后吞咽困难的重要原因[8]。

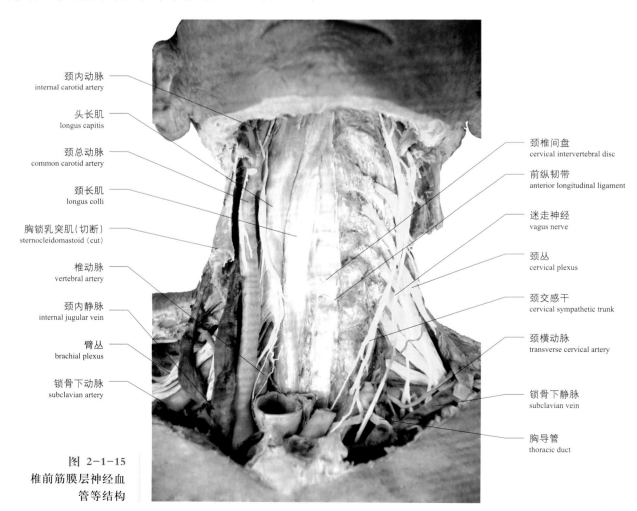

颈内动脉
internal carotid artery

头长肌
longus capitis

颈总动脉
common carotid artery

颈长肌
longus colli

胸锁乳突肌(切断)
sternocleidomastoid(cut)

椎动脉
vertebral artery

颈内静脉
internal jugular vein

臂丛
brachial plexus

锁骨下动脉
subclavian artery

颈椎间盘
cervical intervertebral disc

前纵韧带
anterior longitudinal ligament

迷走神经
vagus nerve

颈丛
cervical plexus

颈交感干
cervical sympathetic trunk

颈横动脉
transverse cervical artery

锁骨下静脉
subclavian vein

胸导管
thoracic duct

**图 2-1-15
椎前筋膜层神经血
管等结构**

·前纵韧带：前纵韧带是很坚固的纤维结缔组织束，沿着椎体前面走行，尾侧较宽。它从枕骨底部延伸至寰椎前结节和枢椎椎体前方，然后继续向尾侧延长，直至骶骨上部前方。它的纵行纤维牢附于椎间盘、透明软骨终板和相邻椎体边缘，并且松弛的附着于椎体的中央部位，使椎体前面凹陷填充变平（图2-1-15）。

·颈长肌：位于寰椎与第3胸椎之间的脊椎前面。它可分为三个部分，各部均以腱性束起始。下斜部最小，起于上位2个或3个胸椎体的前面，向上外行止于第5、6颈椎横突前结节。上斜部起于第3、4、5颈椎横突前结节，向上内行借一细小的腱止于寰椎前弓结节的前外侧面。中间垂直部起于上3个胸椎及下3个颈椎椎体的前面，向上止于第2～4颈椎椎体的前面。颈长肌由椎动脉、甲状腺下动脉和咽升动脉的分支供血，由第2～6颈神经前支的分支支配。颈长肌可使颈前屈，其斜部可使颈侧屈，下斜部可使颈向对侧旋转。其主要拮抗肌是颈最长肌（图2-1-15）。

头端
rostral ◀

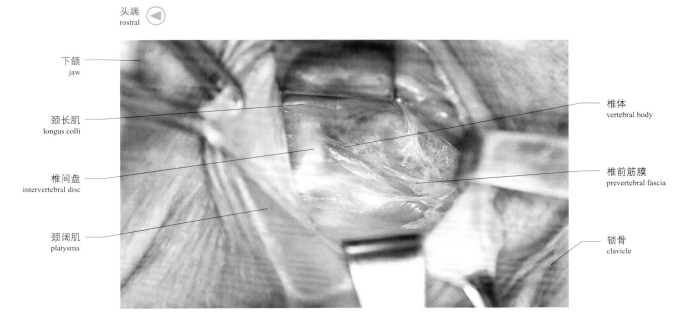

下颌 jaw
颈长肌 longus colli
椎间盘 intervertebral disc
颈阔肌 platysma
椎体 vertebral body
椎前筋膜 prevertebral fascia
锁骨 clavicle

图 2-1-16 拉钩牵开颈动脉鞘、气管食管显露椎前筋膜

·切开椎前筋膜时应注意辨别食管，食管未被完全推向外侧则可能在切开椎前筋膜时误伤食管，造成食管瘘（图2-1-16）。

·如进行翻修手术，长征医院常规术前置胃管，以利术中辨别食管，避免损伤。

·使用有齿镊提起椎前筋膜后逐层剪开，骨膜剥离子纵行分离椎前筋膜，显露椎体和椎间隙（图2-1-17）。

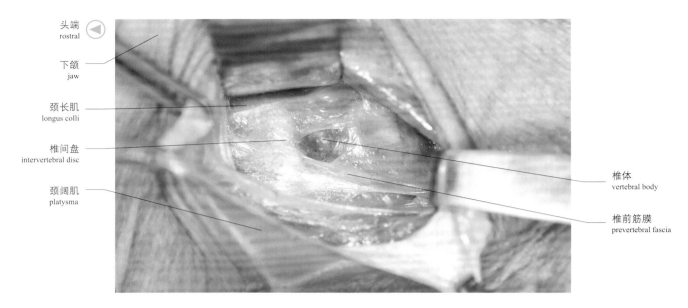

头端 rostral

下颌 jaw

颈长肌 longus colli

椎间盘 intervertebral disc

颈阔肌 platysma

椎体 vertebral body

椎前筋膜 prevertebral fascia

图 2-1-17 逐层剪开椎前筋膜显露椎体

·显露时避免在颈长肌内或其外侧操作，以免造成过多出血。椎前静脉预先双极电凝止血，以避免及减少术中出血。

·分离颈长肌时务必保持在骨膜下，否则易损伤颈长肌表面的交感干导致 Horner 综合征。

·椎间盘切除时，向两侧分离、牵拉颈长肌以不超过颈长肌内侧缘3mm为宜，越过钩椎关节外侧刮除易损伤椎动脉[9]。

·术中放置椎体撑开拉钩前气管插管气囊需完全放气，拉钩放置妥当后气囊重新充气，此方法可显著降低喉返神经损伤发生率。

·术中操作应仔细轻柔，避免锐利器械或电刀直接损伤咽后壁及食管；适度牵拉食管需间隔3～5分钟可放松一次，以免误伤[10]。

［椎间盘切除］

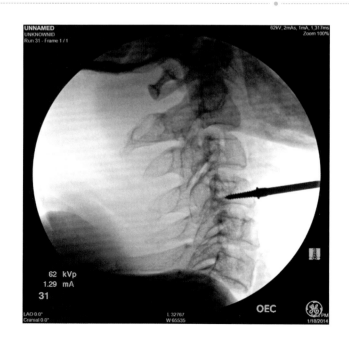

·术中侧位透视确定颈椎病变节段（图2-1-18）。

图 2-1-18
术中侧位透视确定颈椎病变节段

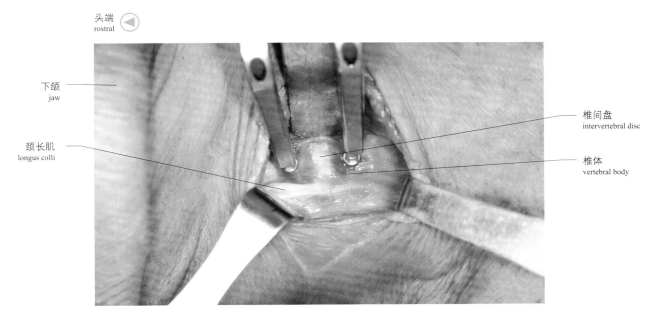

头端
rostral

下颌
jaw

颈长肌
longus colli

椎间盘
intervertebral disc

椎体
vertebral body

图 2-1-19 置入椎体间撑开器

· 平行椎体终板，于椎体中央置入椎体间撑开器，减压过程中逐渐撑开椎体（图2-1-19）。

· 撑开椎体有利于使损伤的椎间盘高度恢复，减轻对脊髓的压迫，在椎间盘切除时亦有利于操作。但不宜过分撑开，否则易引起术后轴性疼痛

及后方小关节疼痛[11]。

· 对于存在外伤导致椎体脱位的患者，撑开椎间隙常可达到经前路复位。

· 在牵拉颈动脉鞘时尽量避免下压拉钩，损伤颈交感干。

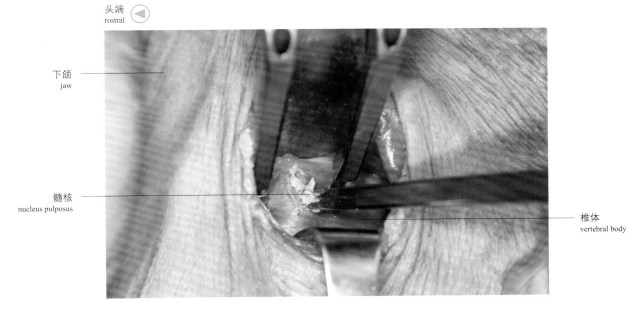

头端
rostral

下颌
jaw

髓核
nucleus pulposus

椎体
vertebral body

图 2-1-20
切开并取出前纵韧带和椎间盘纤维环外层

· 尖刀沿椎体上下缘从外向内平行切开前纵韧带和椎间盘纤维环外层，深度以2～4mm为宜，两侧达到钩突关节（图2-1-20）。

头端
rostral

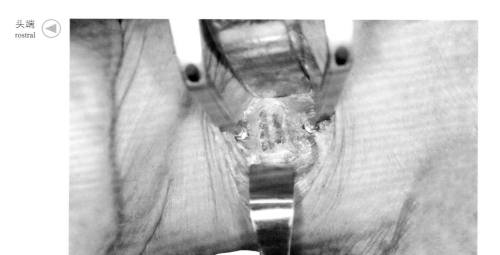

图 2-1-21
咬除椎体前缘骨赘

· 如有椎体前缘骨赘形成，难以直接切除纤维
环，则先咬除骨赘（图2-1-21）。

头端
rostral

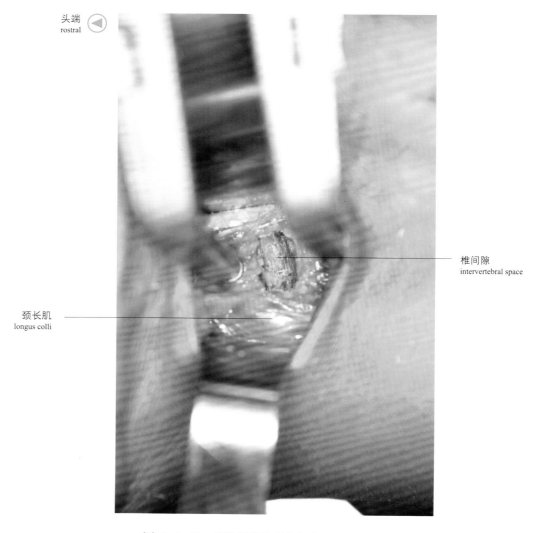

椎间隙
intervertebral space

颈长肌
longus colli

图 2-1-22　摘除髓核处理椎间盘组织和软骨终板

· 髓核钳由纤维环切口伸入椎间隙，由浅入深，由一侧到另一侧的分次摘除髓核（图2-1-22）。

· 摘除髓核时，用力应缓慢，钳口一次不宜张开太大。

· 如椎间隙过窄髓核钳不易伸入，可再次撑开椎体撑开器，或由助手在台下纵向牵引患者头部。

· 对椎间隙狭窄者，还可使用椎体间深部撑开器撑开，扩大椎间隙深部的高度，使深部视野扩大（图2-1-22），撑开高度以临近正常椎间盘高度为参照，过度撑开可能导致术后轴性痛和邻近节段退变[12]。

· 严格掌握髓核钳进入椎间隙深度，如过浅则无法夹取突出的髓核，过深则易损伤脊髓。接近椎体后缘时改用刮匙处理椎间盘组织和软骨终板（图2-1-22）。

· 老年颈椎病患者，术中应适当撑开椎间隙以恢复正常椎间高度[13]。

[减压]

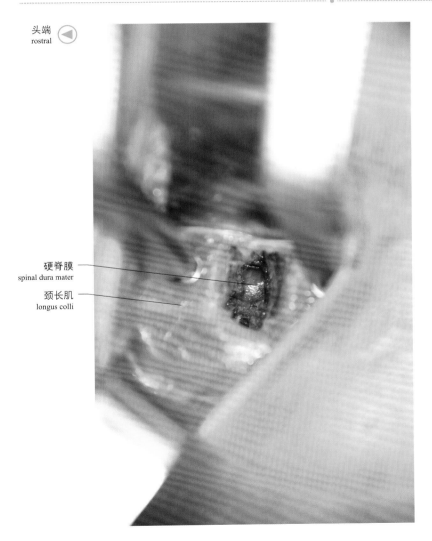

头端
rostral

硬脊膜
spinal dura mater

颈长肌
longus colli

图 2-1-23　常规切除后纵韧带彻底减压

· 先用小刮匙刮除或颈椎超薄枪钳咬除椎体后缘骨赘。然后，依序选择角度较大者切除突向椎管方向的深在的骨刺。应严格掌握刮匙和枪钳进入的深度，即贴紧后纵韧带前方操作，切忌向椎管方向加压[14]。

· 长征医院脊柱外科常规切除后纵韧带，以便清除突破后纵韧带的椎间盘残留组织，达到脊髓的彻底减压。神经剥离钩在薄弱处钩入后纵韧带与硬脊膜之间，用尖刀沿钩子上的凹槽切开后纵韧带。冲击式咬骨钳小心咬除后纵韧带，显露硬脊膜（图2-1-23）。

· 在颈椎撑开器撑开的状态下，纤维环和后纵韧带的张力较高，当插入后纵韧带钩时，其不易向脊髓方向移动，减少了脊髓刺激和损伤的概率。

· 神经剥离钩在薄弱处钩入后纵韧带与硬脊膜之间，用尖刀沿钩子上的凹槽切开后纵韧带。冲击式咬骨钳小心咬除后纵韧带，显露硬脊膜（图2-1-23）。

· 此步骤为手术关键，必须严格操作程序，尤其在切除较硬的骨刺和后纵韧带时切勿急躁，两侧达钩椎关节内侧缘即可，勿需过宽，以免损伤根部血管。

· 使用刮匙和咬骨钳去除侧方钩椎关节的增生骨赘。用特制小刮匙分别刮除两侧的软骨板及椎体后方骨赘。

· 减压过程中使用刮匙及咬骨钳一定要从小号到大号，切忌挤压硬膜和神经根造成损伤，最后探查，神经根孔通畅，取净所有髓核组织及突出的纤维环组织，至椎管各个方向无受压，以达到彻底减压。

· 硬膜囊破裂时，较小的撕裂可用止血材料或附近脂肪块、筋膜覆盖。如遇较大撕裂或缺损，需先行仔细修补，可使用生物胶覆盖，避免术后难以控制的脑脊液漏。

· 前路减压范围以颈长肌为界，宽度应达到16～18mm，两侧应去除钩突关节周围的骨赘、侧方突出的椎间盘，并切除钩突关节达双侧椎弓根内缘，这点对于神经根型颈椎病尤为重要[15]（图2-1-24，图2-1-25）。

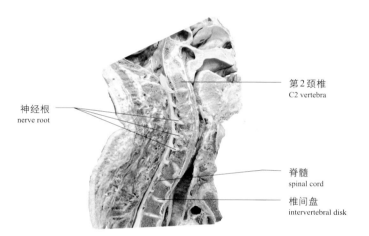

图 2-1-24　椎管内脊髓及神经根走行及与椎体的关系

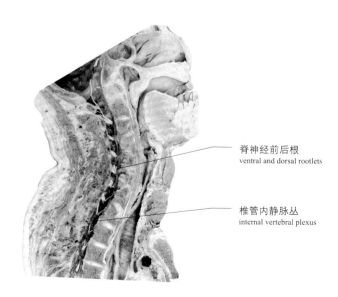

图 2-1-25　椎管内神经根走行及与椎体的关系

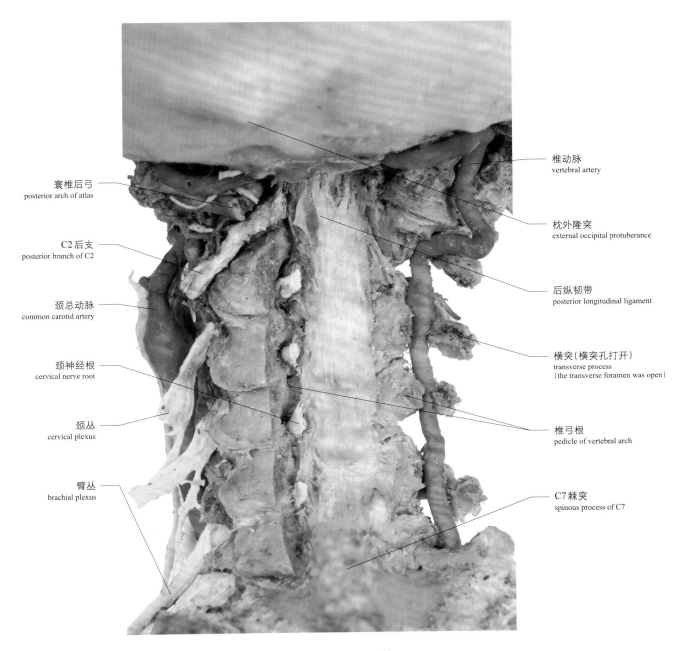

寰椎后弓
posterior arch of atlas

C2 后支
posterior branch of C2

颈总动脉
common carotid artery

颈神经根
cervical nerve root

颈丛
cervical plexus

臂丛
brachial plexus

椎动脉
vertebral artery

枕外隆突
external occipital protuberance

后纵韧带
posterior longitudinal ligament

横突（横突孔打开）
transverse process
(the transverse foramen was open)

椎弓根
pedicle of vertebral arch

C7 棘突
spinous process of C7

图 2-1-26 后纵韧带周围结构

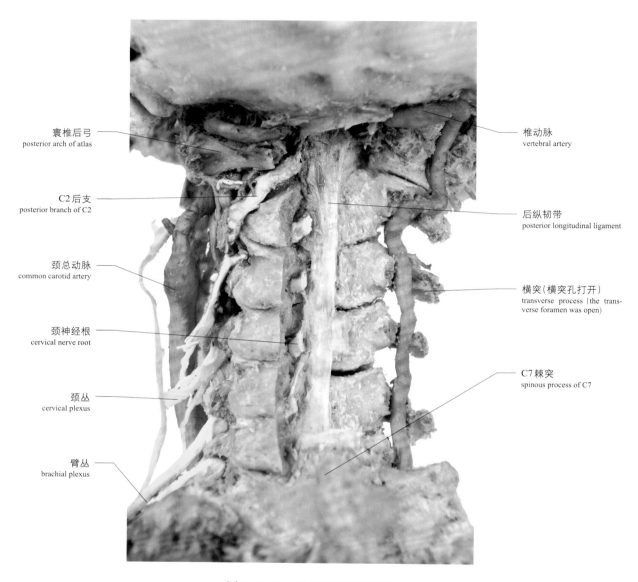

寰椎后弓
posterior arch of atlas

C2后支
posterior branch of C2

颈总动脉
common carotid artery

颈神经根
cervical nerve root

颈丛
cervical plexus

臂丛
brachial plexus

椎动脉
vertebral artery

后纵韧带
posterior longitudinal ligament

横突（横突孔打开）
transverse process (the transverse foramen was open)

C7棘突
spinous process of C7

图 2-1-27　后纵韧带周围结构

• 后纵韧带：位于椎管内椎体的后面，附着于枢椎至骶骨之间的椎体后部，在头端与覆膜相延续。其纤维边缘附着于椎间盘、透明软骨和相邻椎体边缘。后纵韧带在颈部和上胸部较宽，且宽度相同，在下胸部和腰部则在椎体处窄，但在椎间盘处宽，其纤维与椎间盘纤维环融合（图2-1-26、图2-1-27）。

［融合固定］

头端
rostral

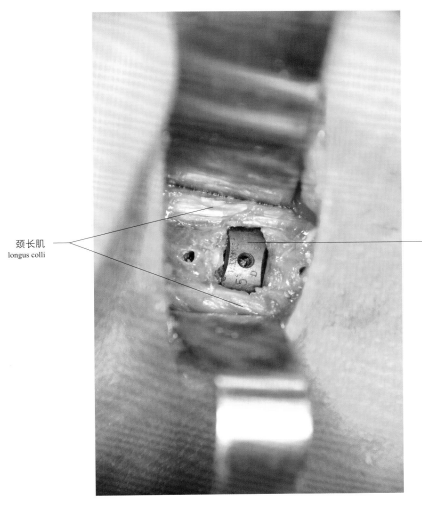

颈长肌
longus colli

椎间融合器
interbody fusion cage

图 2-1-28　置入椎间融合器

· 将软骨终板彻底刮除并打磨软骨下骨直至渗血，避免损伤终板造成内植物陷入椎体。

· 经试模插入椎间隙，更换型号直至合适的大小。

· 将椎间融合器放入处理好的椎间隙，松开椎体撑开器，使椎间融合器嵌插紧密（图2-1-28）。

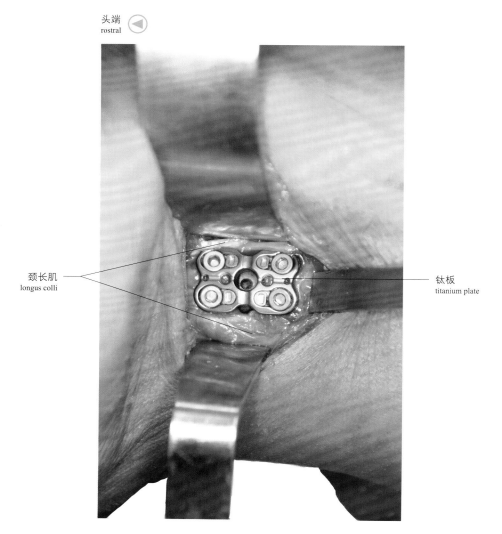

头端
rostral

颈长肌
longus colli

钛板
titanium plate

图 2-1-29
置入颈椎前路钛板、螺钉固定
并锁紧

· 根据椎体位置选择颈椎前路钛板大小，调整位置后以对角的顺序依次置入螺钉固定，正、侧位透视确定内置物位置良好后锁紧（图2-1-29）。

· 钛板固定使颈椎取得即刻稳定性，便于术后护理和尽早恢复工作。同时，内固定的使用有利于植骨块的愈合，并在愈合的过程中维持椎体的高度。避免植骨块再愈合的爬行替代过程中的塌陷，从而造成颈椎弧度消失。在终板处理中应用刮匙刮除终板软骨至骨面轻微渗血，能使内植物得到血窦提供的丰富血运，从而促进骨愈合的进程。

· 椎间盘后端的高度越高，椎间孔越大；融合节段角度越大，椎间孔越小。因此，椎间盘后端高度的重塑对增大椎间孔面积尤其重要，植入融合器时应使其靠近椎体的后缘。

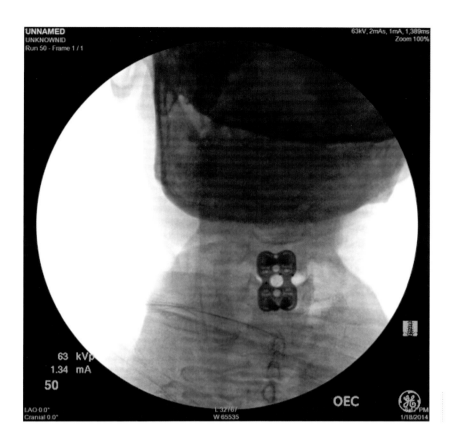

图 2-1-30
术中正位透视颈前路内植物的位置

· 术中正、侧位透视颈
前路内植物的位置良好
（图2-1-30、图2-1-31）。

图 2-1-31
术中侧位透视颈前路内植物的
位置

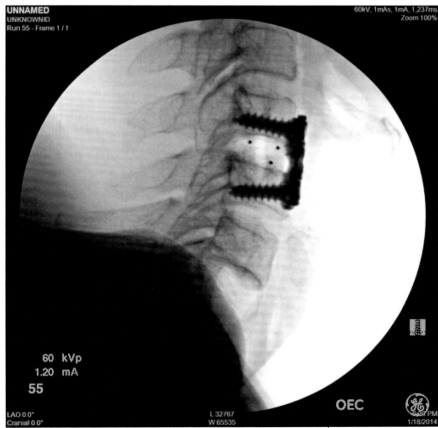

[小结]

- 颈椎前路减压手术现已在众多医院广泛展开，应用于颈椎外伤和颈椎退行性变等疾病。

- 并发症有脊髓及神经根损伤、喉上及喉返神经损伤、脑脊液漏、术后吞咽困难、食管损伤、气管损伤及呼吸道阻塞、血管损伤等。

- 术中助手过度钳夹、牵拉和牵开器长时间的压迫所造成的暂时性的神经损伤所产生的症状术后可以逐渐恢复。

- 如在分离筋膜组织的时候未能发现血管和神经，从而出现缝扎、误切或者电凝止血时烧灼损伤，则将造成不可恢复的永久性损伤。

- 手术入路采用右侧入路，视野较好，便于右手操作，减少牵拉强度。

- 术中不必刻意去寻找神经，若需要结扎甲状腺上动静脉一定要分清喉上神经是否伴随，止血时尽量不使用电刀，钳夹时要分清组织。

- 术中牵拉时间不要过长，间断松开，动作轻柔，避免牵拉伤。

- 单侧损伤喉返神经后出现声音嘶哑多为暂时性的，术后1~3个月可以恢复。

- 在术中向两侧剥离椎旁肌时，应当确保紧贴骨面，从中线开始往两旁剥离，这样有肌肉的保护，可以减少对交感干的损伤。

- 术后慢性吞咽困难的原因以往认为与声带麻痹、内植物移位、术中牵拉时间过长和局部血肿形成有关。编者认为这与牵拉颈动脉鞘时对迷走神经造成的不同程度的损伤有关，因此在牵拉时尽量轻柔[16]。

- 食管瘘的原因与术中损伤未被发现，内固定器或植骨块刺伤等有关。

- 术中损伤多为拉钩的卡压导致，由于食管的血供较差，卡压后极易出现局部的坏死。

- 术后嘱患者短期内禁食热食对食管瘘的发生具有预防作用。

- 气管损伤和上呼吸道阻塞多见于气管插管所致。术前患者应该进行推拉气管训练，以适应术中的牵拉。

- 术前1周开始，每日将气管向术侧的对侧推移2~3次，每次10~30min，推移幅度以超过中线为宜。

- 对于有颈动脉斑块的患者，术中牵拉颈动脉可能增加血栓风险，术前需完善颈动脉彩超等检查，评价斑块脱落的风险，必要时做相应预防性处理，术中须保持充分的脑灌注和间歇性放松对颈部血管的牵拉刺激。

- 脑脊液漏在颈前路手术中比较少见，术前应当充分评估致压物与硬膜的粘连程度，对需行后纵韧带骨化块切除者，应使用微型高速磨钻和薄型冲击式咬骨钳。

- 术中视野保持清晰，直视下操作，分离粘连需仔细，从粘连轻处开始逐步分离。在不得已损伤硬膜时，尽量保护蛛网膜。

- 柱形Cage会对上、下终板有切割作用，造成椎间高度丢失。楔形Cage其上、下面形状与终板形态对应，符合椎间隙的解剖位置，能最大限度保留正常椎体组织，支撑强度高，术后椎间高度增加值及颈椎弧度恢复明显高于柱形Cage[17]。

◇ 参 ◇ 考 ◇ 文 ◇ 献 ◇

［1］ Goffin J, Casey A, Kehr P, et al. Preliminary clinical experience with the Bryan Cervical Disc Prosthesis. ［J］. Neurosurgery, 2003, 53（3）: 785-786.

［2］ Katsuura A, Hukuda S, Saruhashi Y, et al. Kyphotic malalignment after anterior cervical fusion is one of the factors promoting the degenerative process in adjacent intervertebral levels ［J］. European Spine Journal, 2001, 10（4）: 320-324.

［3］ Van OA, Oner FC, Verbout AJ. Complications of artificial disc replacement: a report of 27 patients with the SB Charite disc. ［J］. Journal of Spinal Disorders & Techniques, 2003, 16（4）: 369.

［4］ Albert T J, Vacarro A. Postlaminectomy kyphosis. ［J］. Spine, 1998, 23（24）: 2738.

［5］ Pickett GE, Sekhon LH, Sears WR, et al. Complications with cervical arthroplasty. ［J］. Journal of Neurosurgeryspine Spine, 2006, 4（2）: 98.

［6］ Abumi K, Shono Y, Taneichi H, et al. Correction of cervical kyphosis using pedicle screw fixation systems ［J］. Spine, 1999, 24（22）: 2389-2396.

［7］ Sakaura H, Hosono N, Mukai Y, et al. C5 palsy after decompression surgery for cervical myelopathy: review of the literature. ［J］. Spine, 2003, 28（21）: 2447.

［8］ Chiba K, Toyama Y, Matsumoto M, et al. Segmental motor paralysis after expansive open-door laminoplasty ［J］. Spine, 2002, 27（19）: 2108.

［9］ Tsuzuki N, Abe R, Saiki K, et al. Extradural tethering effect as one mechanism of radiculopathy complicating posterior decompression of the cervical spinal cord. ［J］. Spine, 1996, 21（2）: 203-211.

［10］ Kawakami M, Tamaki T, Yoshida M, et al. Axial symptoms and cervical alignments after cervical anterior spinal fusion for patients with cervical myelopathy ［J］. Journal of Spinal Disorders, 1999,

12（1）: 50.

［11］ Hasegawa K, Homma T, Chiba Y. Upper extremity palsy following cervical decompression surgery results from a transient spinal cord lesion ［J］. Spine, 2007, 32（6）: E197.

［12］ Hirabayashi K, Miyakawa J, Satomi K, et al. Operative results and postoperative progression of ossification among patients with ossification of cervical posterior longitudinal ligament ［J］. Spine, 1981, 6（4）: 354.

［13］ Tye GW, Graham RS, Broaddus WC, et al. Graft subsidence after instrument-assisted anterior cervical fusion ［J］. Journal of Neurosurgery, 2002, 97（2）: 186-192.

［14］ Ikenaga M, Shikata J, Tanaka C. Long-term results over 10 years of anterior corpectomy and fusion for multilevel cervical myelopathy ［J］. Spine, 2006, 31（14）: 1568-1574.

［15］ Ghiselli G, Wharton N, Hipp JA, et al. Prospective analysis of imaging prediction of pseudarthrosis after anterior cervical discectomy and fusion: computed tomography versus flexion-extension motion analysis with intraoperative correlation. ［J］. Spine, 2011, 36（6）: 463-468.

［16］ Morscher E, Sutter F, Jenny H, et al. Anterior plating of the cervical spine with the hollow screw-plate system of titanium ［J］. Zeitschrift für alle Gebiete der operativen Medizen, 1986, 57（11）: 702-707.

［17］ Odate S, Shikata J, Kimura H, et al. Anterior corpectomy with fusion in combination with an anterior cervical plate in the management of ossification of the posterior longitudinal ligament ［J］. Journal of Spinal Disorders & Techniques, 2012, 25（3）: 133-137.

第二节
后方颈椎显露及椎管扩大成形
Arch 钛板固定技术

[概述]

后方颈椎显露是完成颈椎椎板切除减压术、椎管扩大成形术及多种颈椎融合内固定手术等的必要技术。颈椎后方重要血管和器官较少，手术显露相对安全，但肌间静脉丛丰富，需注意显露时始终沿正中相对无血管区进行，剥离保持在骨膜下，可减少术中出血。下颈椎后方显露能充分显露 C3-T1 棘突、椎板和侧块关节等后部结构。

颈椎管扩大椎板成形术最早由 Hirabayashi[1] 于 1983 年报道，通过将椎板一侧或双侧切开，使椎板向后外侧移位以扩大椎管，分为单开门、双开门等基本术式，是扩大椎管颈脊髓减压的重要手段，随后还出现了适用 Arch 钛板等微型固定板维持开门效果的方法。颈椎椎管扩大成形术适用于前方多节段压迫的脊髓型颈椎病、连续性后纵韧带骨化、发育性颈椎管狭窄等。其优点在于术后对颈椎总活动度影响较小。

[体位]

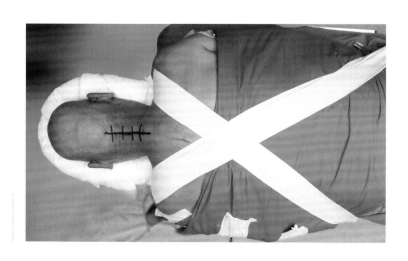

图 2-2-1
后方颈椎显露体位及切口

· 颈椎后路手术体位，一般是在后路手术头架上进行，但长征医院常在预制石膏床上进行（图2-2-1）。

· 石膏床在手术的全过程中均对患者提供稳定颈椎的作用，现已为更多医院所广泛应用。

· 轻度头高位以获得良好的术野和静脉引流。颈部稍屈曲，以利于术中显露。

· 额头、下颌、胸前和骨盆处垫软枕。

· 应特别注意患者眼部及男性外阴是否受压。

· 应用长条状宽胶布将双侧肩颈部皮肤向尾侧拉并固定在手术床上，以利于术中透视和固定患者。

[切口]

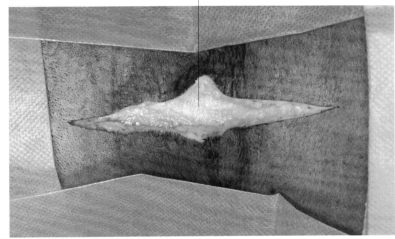

头端 rostral

封套筋膜
superficial layer of the deep cervical fasciae

· 根据手术节段选择手术切口水平和切口长短，一般比手术节段向上下增加一到两个节段的长度作为切口范围（图2-2-2）。

· 逐层切开皮肤和皮下组织显露深筋膜，扪清棘突位置，确定后正中线。

图 2-2-2
正中切开项部皮肤

[显露]

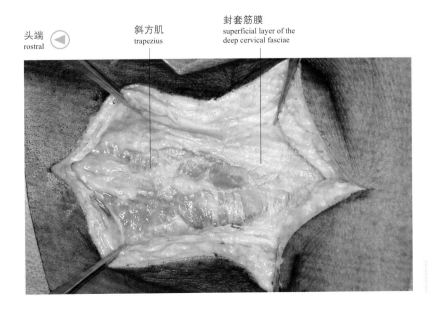

头端 rostral

斜方肌 trapezius

封套筋膜
superficial layer of the deep cervical fasciae

图 2-2-3
切开封套筋膜显露斜方肌

· 自上而下正中切开项韧带，骨膜下剥离两侧斜方肌、头夹肌、头半棘肌（图2-2-3、图2-2-4）。

· 在一侧填塞纱布条后再分离另一侧，注意彻底止血。

· 利用自动撑开器撑开两侧肌肉，有利于显露术野和止住肌肉的渗血，但需注意术中间歇松开自动拉钩，使肌肉得到血液灌注。

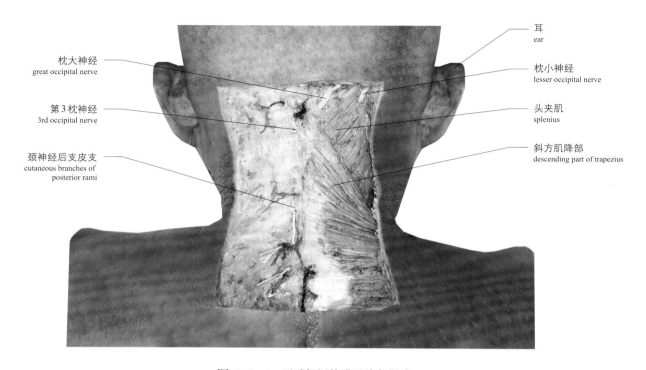

枕大神经 great occipital nerve

第3枕神经 3rd occipital nerve

颈神经后支皮支 cutaneous branches of posterior rami

耳 ear

枕小神经 lesser occipital nerve

头夹肌 splenius

斜方肌降部 descending part of trapezius

图 2-2-4　颈后部深筋膜及浅部肌肉

· 斜方肌：位于颈部和背上部的浅层。起自上项线、枕外隆突、项韧带和全部胸椎棘突，肌纤维向外侧集中，止于锁骨的外侧1/3、肩峰和肩胛冈。作用：使肩胛骨向脊柱靠拢；上部肌束可上提肩胛骨，下部肌束使肩胛骨下降。肩胛骨固定时，一侧肌收缩使颈向同侧屈，面转向对侧；两侧肌同时收缩时，可使头后仰。斜方肌由副神经和第3、4颈神经前支支配。上部、中部主要由颈横动脉浅支供给，中部、下部主要由颈横动脉深支供结。该肌的静脉血主要经颈横静脉和肩胛上静脉回流（图2-2-4）。

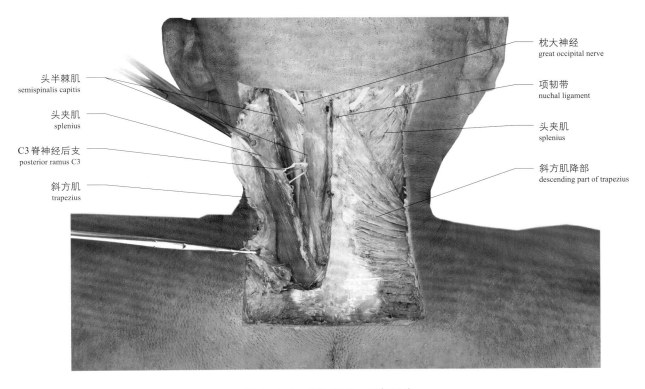

左侧标注（从上到下）：
头半棘肌 semispinalis capitis
头夹肌 splenius
C3脊神经后支 posterior ramus C3
斜方肌 trapezius

右侧标注（从上到下）：
枕大神经 great occipital nerve
项韧带 nuchal ligament
头夹肌 splenius
斜方肌降部 descending part of trapezius

图 2-2-5　颈后部浅、深部肌肉

▪ 项韧带：项韧带是一个双层弹性纤维肌间隔，与颈部的棘上韧带及棘间韧带同源，但结构不同。它的双侧致密弹性纤维层被一个薄层网状组织所分隔。这两个板层在其后方游离缘融合。该缘很表浅，从枕外隆凸延伸至C7棘突。弹性纤维板与枕外侧嵴的中央部分，寰椎的后结节及颈椎分叉棘突的内侧面相连，并且是颈肌及其外鞘的两侧连接部分的间隔，还有中央部分在寰枕和寰枢水平附着于寰枕后膜。在发生创伤出血或因颈椎不稳造成项韧带负荷过多时，项韧带可发生钙化和骨化，多见于颈椎中下部（图2-2-5）。

▪ 夹肌：起自项韧带下部和上位胸椎棘突，肌纤维斜向外上方，分为二部：头夹肌在胸锁乳突肌上端的深面，止于乳突下部和上项线的外侧部；颈夹肌在头夹肌的外侧和下方，止于上位三个椎体的横突。一侧夹肌收缩使头转向同侧，双侧收缩使头颈后仰。二肌均由第2~5颈神经后支的外侧支支配（图2-2-5）。

▪ 头最长肌：起于第2到第5颈椎的棘突，止于头半棘肌的外侧。主要功能是伸展头部，向同侧屈曲颈。受第3颈神经支配，血液主要由颈深动静脉供应和回流（图2-2-5）。

▪ 头半棘肌：头半棘肌借由一系列肌腱连于第6~7胸椎和第7颈椎横突的尖端、第4~6颈椎关节突。这些肌腱共同由一块宽肌发出，向上与枕骨上下项线间区的内侧部分相连（图2-2-5）。

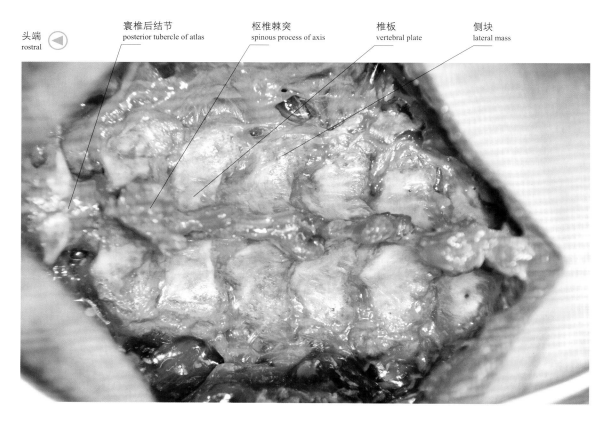

头端
rostral

寰椎后结节
posterior tubercle of atlas

枢椎棘突
spinous process of axis

椎板
vertebral plate

侧块
lateral mass

图 2-2-6　骨膜下剥离颈后部肌肉，显露颈椎后部骨性结构

· 到达棘突后，将两侧肌肉自骨膜下向两侧剥离，勿偏离进入肌肉，易损伤肌肉和颈深动、静脉造成较多出血（图2-2-6）。

· 根据棘突分叉特点，切削附着点时按其形态进行。

· 使用骨膜剥离子进行骨膜下剥离，易造成颈椎的大幅度移动，如果在颈椎不稳定的情况下，可选用电刀锐性分离椎板后软组织。

· 椎板间静脉丛丰富，椎板剥离后立即用干纱布填塞止血。

· 椎板剥离至两侧侧块外侧缘，过度向外显露亦易损伤颈神经背支造成术后项部肌肉乏力和皮肤感觉障碍[2]。

· 由于椎板成形术不做融合，可保留颈椎运动功能，故应保持关节囊完整，保留C2和T1棘突上的肌肉附着点。

· 保留肌肉韧带复合体的单开门术，从项韧带一侧显露椎板，切断棘突以显露对侧椎板，术后重建棘突，在减少对后方肌肉韧带的机械性损伤的同时，也保护了支配该侧肌肉的小神经，从而降低了肌肉萎缩的发生[3]。

[椎管扩大成形]

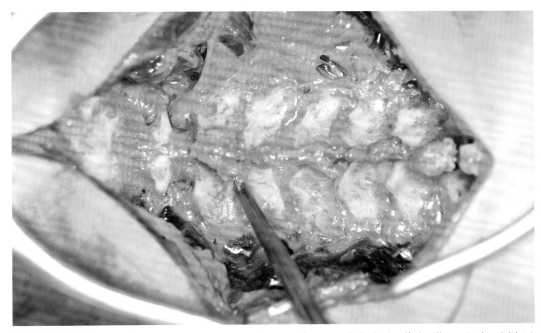

图 2-2-7
咬骨钳咬除手术节段
两端椎板间黄韧带

· 枪状咬骨钳咬除手术节段两端椎板间黄韧带，注意下钳深度，勿压迫脊髓或损伤硬膜（图2-2-7）。

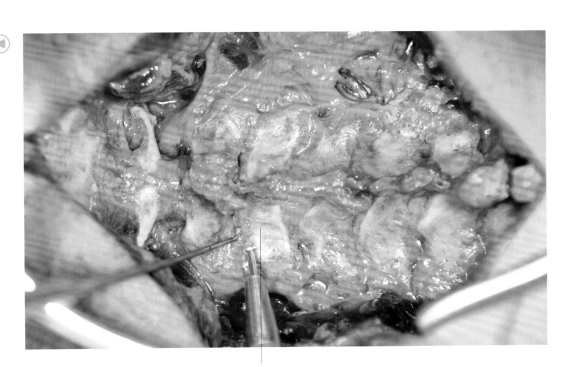

侧块内界
medial margin of lateral mass

图 2-2-8 探查侧块内缘，确定侧块内缘和切磨椎板的部位

• 使用神经剥离钩伸入椎管内，小心探查，确定侧块内缘和切磨椎板的部位（图2-2-8）。

• 椎板开门幅度不可过大或过小。太小起不到减

压作用，太大则容易造成铰链侧椎板完全性骨折，使开门和开门后固定困难，甚至造成医源性脊髓压迫。

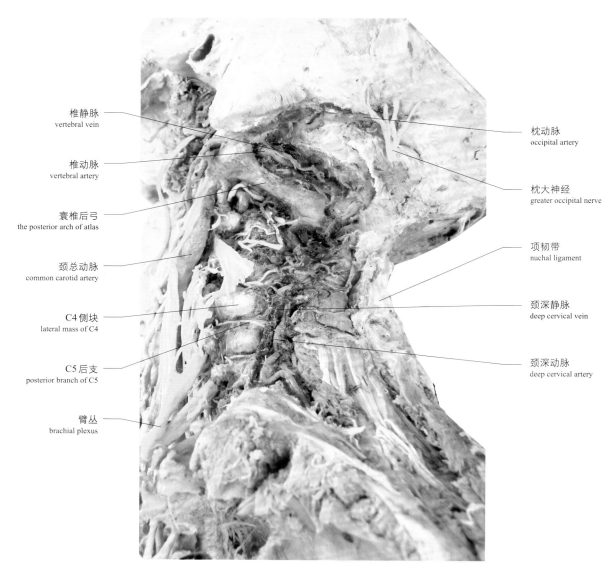

图 2-2-9　颈后深部动静脉系统

（图中标注）
椎静脉 vertebral vein
椎动脉 vertebral artery
寰椎后弓 the posterior arch of atlas
颈总动脉 common carotid artery
C4 侧块 lateral mass of C4
C5 后支 posterior branch of C5
臂丛 brachial plexus
枕动脉 occipital artery
枕大神经 greater occipital nerve
项韧带 nuchal ligament
颈深静脉 deep cervical vein
颈深动脉 deep cervical artery

• 颈深动脉：通常起自肋颈干，起初一段走行类似肋间后动脉后支，偶尔成为锁骨下动脉的分支。它向后于第8颈神经上方，第7颈椎横突和第1肋颈之间走行，然后在头半棘肌和颈椎之间上升达到第2颈椎水平。颈深动脉供应临近肌肉并与枕动脉降支的深支和椎动脉分支相吻合。该动脉也发出脊髓支在第7颈椎与第1胸椎之间进入椎管。故在手术中应避免损伤该动脉（图2-2-9）。

• 颈深静脉：在头半棘肌和颈半棘肌之间与同名动脉伴行。该静脉起源于枕下区枕静脉的交通支、枕下肌的静脉及颈椎棘突周围静脉丛。它经第7颈椎横突和第1肋颈之间前行，终于椎静脉下端（图2-2-9）。

• 颈半棘肌：颈半棘肌较厚，它向下经一系列腱性纤维连于上5～6块胸椎横突，向上连于第2～5颈椎棘突。其与枢椎相连的一束最大，且主要由

肌肉构成。颈半棘肌是维持颈椎稳定和正常矢状序列的重要动力性稳定因素。椎板成形术后颈椎前凸丢失与术中剥离颈半棘肌在C2上的肌肉止点造成颈半棘肌功能丧失有关，故术中显露时应注意避免损伤颈半棘肌在C2脊突上的附着点。

- 颈回旋肌：颈回旋肌是一些不规则的可变肌束，其每一块肌束都将一块椎骨横突的后上部和后部与其上一椎骨的下缘和侧面相连。

- 颈神经背支：脊神经的背支通常比前支小，呈节段性分布。除第1颈神经外，所有颈神经均分内、外支，分别支配颈部皮肤和肌肉（图2-2-9）。

- 第3颈神经背支：第3颈神经背支的大小介于第2和第4颈神经背支之间。它向后绕过侧块关节，在横突间后肌的内侧分为内侧支和外侧支。内侧只走行在头半棘肌和颈半棘肌之间，穿入夹肌和

斜方肌之间，终止于支配区皮肤。它在斜方肌深面发出分支，即第3颈神经，穿过斜方肌止于枕下部皮肤，位于枕大神经内侧并与之相连。外侧支常加入第2颈神经背支。枕下神经的后支及第2、3颈神经后支的内侧支有时有颈襻加入，形成颈后丛。

- 第4~8颈神经背支：下5个颈神经的背支向后曲行绕至颈椎侧块关节，分成内侧支和外侧支。第4、5内侧支行于颈半棘肌和头半棘肌之间，达到颈椎棘突，穿过头夹肌和斜方肌止于支配区皮肤。第5内侧支不能到达皮肤。最下3对颈神经的内支非常小，终止于颈半棘肌、头半棘肌、多裂肌和棘间肌。外侧支支配颈髂肋肌以及颈长肌和头长肌。

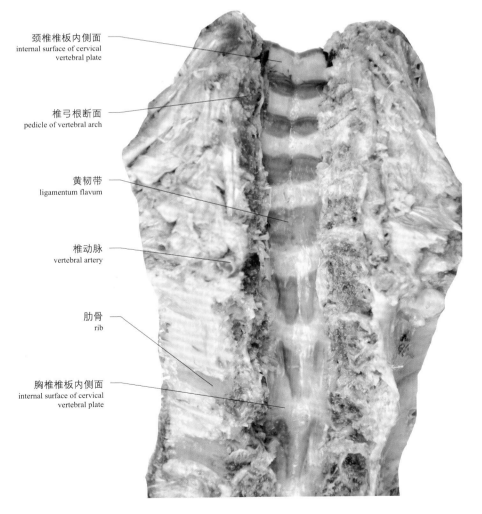

颈椎椎板内侧面
internal surface of cervical vertebral plate

椎弓根断面
pedicle of vertebral arch

黄韧带
ligamentum flavum

椎动脉
vertebral artery

肋骨
rib

胸椎椎板内侧面
internal surface of cervical vertebral plate

- 黄韧带：黄韧带在椎管内连接相邻的椎板，其附着部起自关节突关节囊至两侧椎板移行为棘突处。在此处，它们后缘相接处部分联合。椎管内静脉丛和椎板间静脉丛的交通支从黄韧带的联合间隙中穿出。黄韧带在活体上是黄色弹性纤维组织，其纤维几乎呈垂直排列，自椎板前下部下行至下一椎板的后上缘。韧带的前面被一层连续的薄而光滑的分界膜所覆盖。黄韧带在颈部较薄且宽长（图2-2-10）。

图 2-2-10

颈段及颈胸段黄韧带（福尔马林浸泡过的黄韧带呈紫色）

头端
rostral

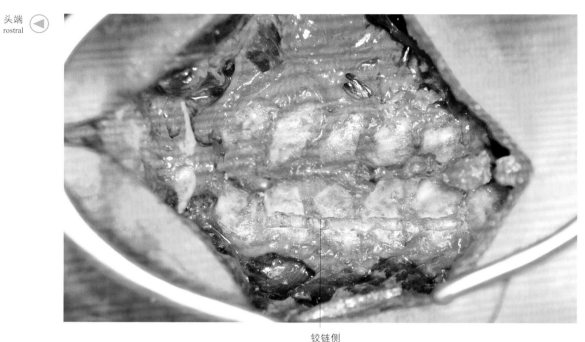

铰链侧
the hinge side

图 2-2-11 磨钻磨去椎板外板

·磨钻在左侧手术节段侧块与椎板交界处向椎管方向磨去椎板外板、骨松质并换较小直径的钻头磨薄内板以作为"门轴"（图2-2-11）。

·如果多处椎板内板被不慎磨破，可选择对侧作为铰链侧。

·切磨椎板时使用注射器局部滴注生理盐水，以利于局部降温及冲洗磨出的粉末。

·椎板骨质渗血使用骨蜡止血。

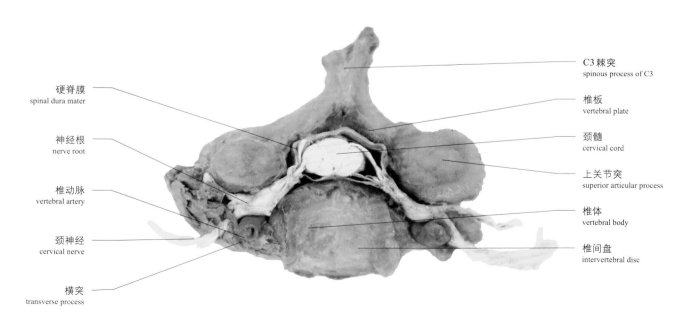

硬脊膜
spinal dura mater

神经根
nerve root

椎动脉
vertebral artery

颈神经
cervical nerve

横突
transverse process

C3 棘突
spinous process of C3

椎板
vertebral plate

颈髓
cervical cord

上关节突
superior articular process

椎体
vertebral body

椎间盘
intervertebral disc

图 2-2-12a 第3颈椎上面观

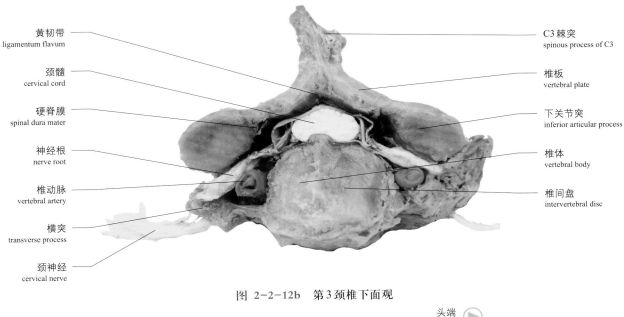

黄韧带
ligamentum flavum

颈髓
cervical cord

硬脊膜
spinal dura mater

神经根
nerve root

椎动脉
vertebral artery

横突
transverse process

颈神经
cervical nerve

C3棘突
spinous process of C3

椎板
vertebral plate

下关节突
inferior articular process

椎体
vertebral body

椎间盘
intervertebral disc

图 2-2-12b　第3颈椎下面观

头端
rostral

椎弓根
pedicle

臂丛
brachial plexus

椎动脉
vertebral artery

颈脊髓
cervical spinal cord

背根神经节
dorsal root ganglion

图 2-2-13　颈椎的后侧面图（后骨结构和硬膜囊已切除）

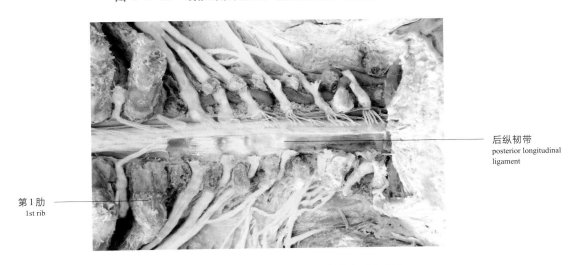

后纵韧带
posterior longitudinal ligament

第1肋
1st rib

图 2-2-14　颈椎的后侧面图（右侧脊髓部分切除）

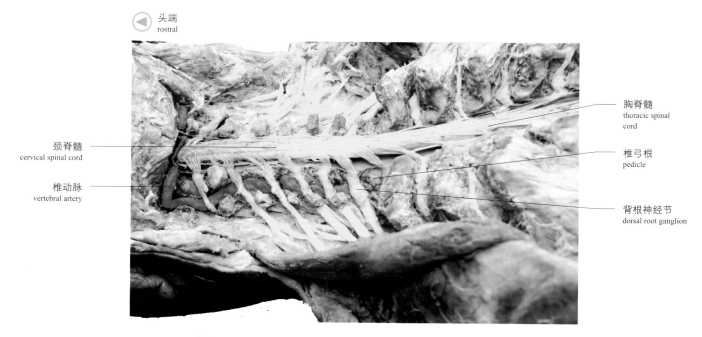

图 2-2-15 颈椎的后侧面图（后骨结构和硬膜囊已切除）

· 光滑的椎板和粗糙的侧块之间即为开槽的位置，此处距脊髓外界尚有足够空间，一方面可达到充分减压，一方面在操作时不易损伤神经结构。但具体开槽边界、开槽方向和角度需要根据患者的影像学和临床表现进行判断（图2-2-12～图2-2-15）。

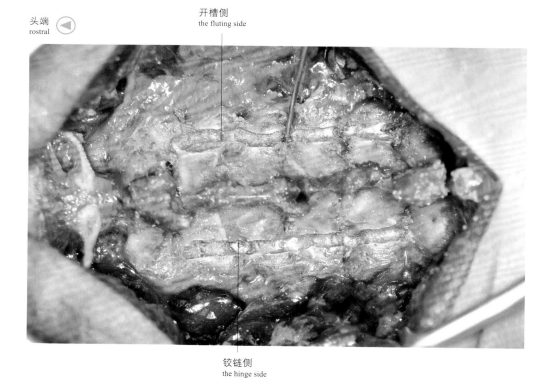

图 2-2-16 判断内板厚度及侧块内侧边界

· 右侧做相同操作后，用神经剥离钩判断内板厚度及侧块内侧边界（图2-2-16）。

头端
rostral ◀ | 开槽侧
the fluting side

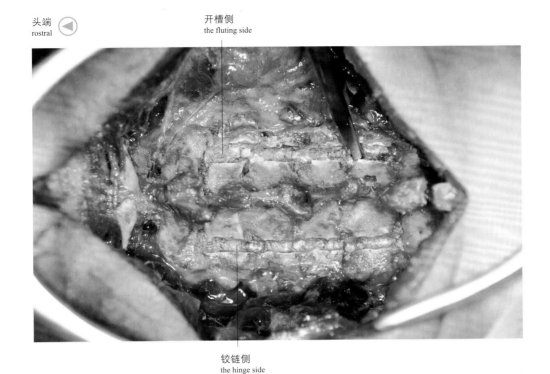

铰链侧
the hinge side

图 2-2-17
咬除右侧骨槽内椎板的内
板及其下黄韧带

· 使用冲击式咬骨钳咬除右侧骨槽内椎板的内板及其下黄韧带（图2-2-17）。

· 椎板内静脉丛出血可用双极电凝或吸收性明胶海绵压迫止血。

· 将手术节段的棘突向左侧推顶，可使用骨膜剥离子小心将断端翘起辅助操作。

· 使用直径2.0mm自攻螺钉将长度适宜的Arch钛板一端固定于侧块处，另一端固定于棘突根部。进钉时椎板侧垂直进钉，侧块侧可垂直或稍向外，注意勿穿透对侧骨皮质造成脊髓、神经根或椎动脉损伤（图2-2-18）[4, 5]。

· 如果螺钉置入后有松动现象，可换用直径为2.4mm的螺钉。

· 门轴侧如开门后门轴自然闭合，则无须植骨。如门轴尚存较大缝隙，可在缝隙中塞入小骨块植骨。避免在椎板之间植骨，否则易引起椎板间融合。

头端
rostral ▲

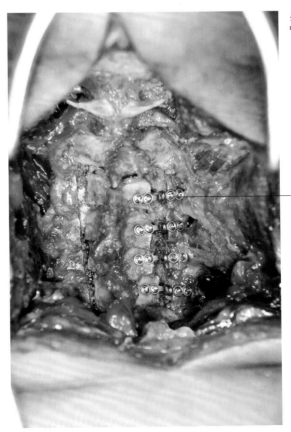

Arch钛板
arch titanium plate

图 2-2-18
翘起椎板至合适角度后安装Arch钛板（强生公
司，美国）

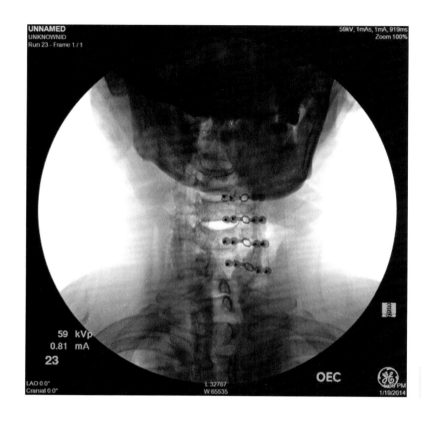

图 2-2-19
术中正位透视 Arch 钛板及螺钉

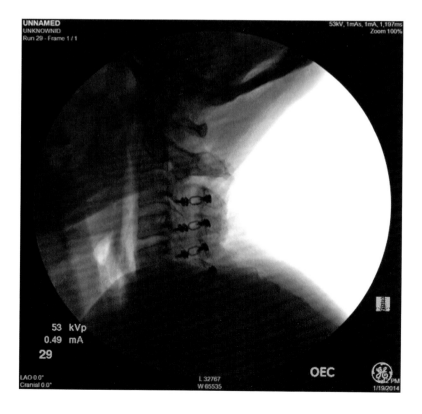

· 术中透视确定 Arch 钛板
及螺钉方向位置良好（图
2-2-19、图2-2-20）。

图 2-2-20
术中侧位透视 Arch 钛板及螺钉

[小结]

·颈椎椎管扩大成形术虽是一项较为成熟的外科技术，但术后常遗留或发生颈肩背部疼痛、僵硬、颈项活动受限等症状。

·颈椎椎管扩大成形术适应证包括：3个及3个节段以上脊髓型颈椎病或影像学提示多节段脊髓腹背侧受压者；发育性和退变性颈椎管狭窄所致颈脊髓病；多节段受累的颈椎后纵韧带骨化所致颈脊髓病；黄韧带肥厚或骨化压迫脊髓背侧所致颈脊髓病；颈前路术后疗效不佳者。其优点在于术后对颈椎总活动度影响较小[6]。

·椎板成形术后出现颈肩部疼痛、僵硬等症状或在原有症状的基础上加重的症状称为颈椎轴性痛。

·椎管成形术后轴性痛发生率据报道达45%~80%，症状持续时间可长达10余年。

·研究表明，术中对颈椎后方的后伸肌群尤其是颈半棘肌的损伤使颈椎正常的生理前凸不能有效维持是导致轴性痛发生、加重的主要原因。

·颈半棘肌是维持颈椎稳定和正常矢状序列的重要动力性因素。

·在椎管扩大成形术显露时应避免对C2、C3间隙的过度显露，完整保留颈半棘肌在C2棘突上的肌肉附着点。

·C5神经根麻痹亦为椎管成形术后易发并发症，主要表现为三角肌瘫痪，肩部感觉减退、牵扯痛等。

·C5神经根麻痹与椎管减压后脊髓位移引起神经根牵拉（栓系效应）有关。

·椎板开门角度不宜过大，在椎管成形的过程中注意限制脊髓后移，实现限量减压。

·维持颈椎前凸至少在0°以上是术后获得良好效果的决定性因素。维持颈椎前凸以及降低手术造成的颈椎前凸的丢失可通过术中采取内固定或术后延长佩戴颈托时间来获得[7]。

·将椎板开门角度控制在15°~30°可降低早期轴性症状及C5神经根麻痹发生率，但是关门的发生率增加。将开门角度控制在30°左右，既可有效解除脊髓受压，也在一定程度上降低了术后并发症的发生[8]。

◇ 参 ◇ 考 ◇ 文 ◇ 献 ◇

[1] Hirabayashi K, Miyakawa J, Satomi K, et al. Operative results and postoperative progression of ossification among patients with ossification of cervical posterior longitudinal ligament. [J]. Spine, 1981, 6（4）: 354.

[2] Kazuhiro C, Hirofumi M, Morio M, et al. Expansive Open-Door Laminoplasty [M].Cervical Laminoplasty, Springer Japan, 2003: 27-45.

[3] Chiba K, Ogawa Y, Ishii K, et al. Long-term results of expansive open-door laminoplasty for cervical myelopathy—average 14- year follow- up study [J]. Spine, 2006, 31（26）: 2998.

[4] Vasavada A N, Li S, Delp SL. Influence of muscle morphometry and moment arms on the moment-generating capacity of human neck muscles [J]. Spine, 1998, 23（4）: 412-422.

[5] Hollinger J O, Brekke J, Gruskin E, et al. Role of bone substitutes [J]. Clinical Orthopaedics& Related Research, 1996, 324（324）: 55.

[6] Fujimura Y, Nishi Y, Nakamura M. Dorsal shift and expansion of the spinal cord after expansive open- door laminoplasty [J]. Journal of Spinal Disorders, 1997, 10（4）: 282.

［7］ Oosterhof J, De TM, Oostendorp AB, et al. Outcome of transcutaneous electrical nerve stimulation in chronic pain: short- term results of a double- blind, randomised, placebo- controlled trial ［J］. Journal of Headache & Pain, 2006, 7（4）: 196-205.

［8］ Yoshida M, Otani K, Shibasaki K, et al. Expansive laminoplasty with reattachment of spinous process and extensor musculature for cervical myelopathy. ［J］. Spine, 1992, 17（5）: 491-497.

第三节
侧方下颈椎椎动脉及神经根显露技术

[概述]

侧方下颈椎椎动脉及神经根显露技术是由Hodgson于1965年首先报道的一种外科治疗颈椎横突病变或颈神经根病变的显露技术，此入路由颈动脉鞘和胸锁乳突肌外侧相对无血管区进入。颈侧方入路可以很清楚地显露颈神经根、椎动脉和横突前后结节，此切口的优点是不显露气管、食管，麻醉易管理[1]。

横突孔代表了椎动脉的位置，它位于椎体的外侧，侧块的前方，其后面紧邻神经根管。椎动脉分为4段：自锁骨下动脉起穿过C7横突的前方进入C6横突孔为第1段，穿过C6至C1横突孔的部分为第2段，C1横突孔至寰枕后膜为第3段，穿寰枕后膜经枕骨大孔入颅至合并为基底动脉部分为4段。颈椎手术中，椎动脉的第2段及第3段因毗邻常见颈椎手术区域，最易损伤[2]。

[体位]

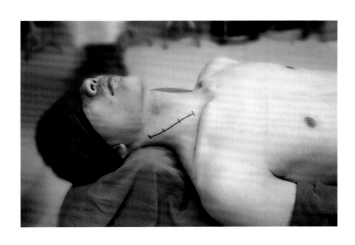

· 患者可取仰卧位或侧卧位，仰卧位时患侧抬高，侧卧位时患侧在上（图2-3-1）。

· 一般首选仰卧位，只有当需要同时显露后方关节突关节时才选择侧卧位。

· 侧卧位时肩部位置使得术野变得很深，影响操作。

· 如患者肩部位置较高可能阻挡手术显露或术中透视，使用宽胶布下拉双肩，充分显露颈部。

图 2-3-1 侧方下颈椎椎动脉及神经根显露体位及切口

[切口]

· 根据所需显露节段，沿胸锁乳突肌后缘斜行切开皮肤（图2-3-1）。如需扩大显露，可在切口上下方辅以横切口，使切口呈Z形。

· 术前应行颈动脉超声检查，以了解其粥样斑块的情况，术中更要注意避免对颈动脉过分干扰以防粥样斑块脱落造成不良后果。

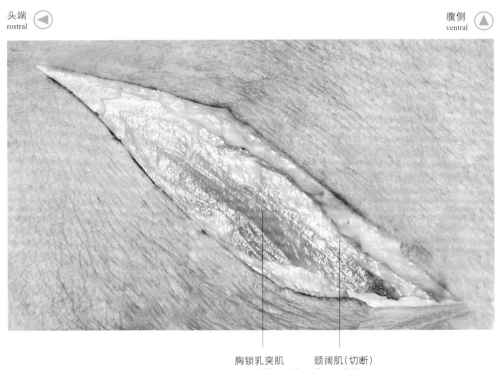

头端 rostral　　　　　　　　　　　腹侧 ventral

胸锁乳突肌 sternocleidomastoid　　颈阔肌（切断）platysma（cut）

图 2-3-2　切开皮肤及颈阔肌

[显露]

· 沿胸锁乳突肌后缘做斜切口，切开皮肤及皮下软组织，切开颈阔肌（图2-3-2）。

· 将颈外静脉结扎切断或游离后牵开。

· 显露胸锁乳突肌后缘。将筋膜层切开可见其后缘中点部的颈丛、颈横神经、耳大神经。

· 在胸锁乳突肌后缘，颈丛上方2～3cm处可见副神经，注意保护副神经。

· 对于高位节段患者，可采用支气管镜下鼻插管，有利于手术时的暴露[3]。

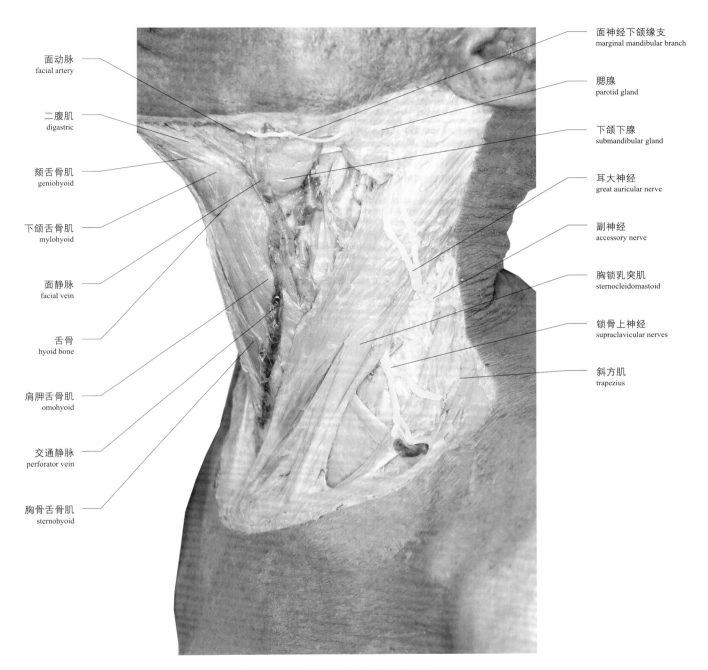

面动脉
facial artery

二腹肌
digastric

颏舌骨肌
geniohyoid

下颌舌骨肌
mylohyoid

面静脉
facial vein

舌骨
hyoid bone

肩胛舌骨肌
omohyoid

交通静脉
perforator vein

胸骨舌骨肌
sternohyoid

面神经下颌缘支
marginal mandibular branch

腮腺
parotid gland

下颌下腺
submandibular gland

耳大神经
great auricular nerve

副神经
accessory nerve

胸锁乳突肌
sternocleidomastoid

锁骨上神经
supraclavicular nerves

斜方肌
trapezius

图 2-3-3 左侧视颈深筋膜深部结构

- 颈后三角：其前界为胸锁乳突肌，后界为斜方肌前缘，下界为锁骨中1/3。该三角由胸锁乳突肌、斜方肌和锁骨围成。其顶由颈深筋膜封套层形成，底由覆盖肩胛提肌和斜角肌的椎前筋膜形成。在锁骨上方有肩胛舌骨肌下腹跨过三角，并将颈后三角分成枕三角和锁骨上三角。颈后三角包含颈丛、臂丛、锁骨下动脉和副神经（图2-3-3）。

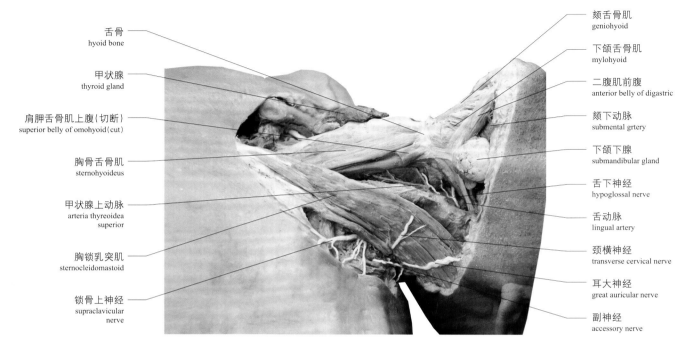

图 2-3-4　左侧视颈深筋膜深部结构（肩胛舌骨肌切断）

- 耳大神经：耳大神经是颈丛最大的上升支，起自第2、3颈神经前支，绕过胸锁乳突肌后缘并穿过颈深筋膜，在颈阔肌和颈外静脉深面上行。行至腮腺处分成前后两支，前支分布于腮腺表面的面部皮肤，并与腮腺内的面神经分支相联系。后支分布于乳突表面及耳廓除上部外的背面皮肤，并发一细支穿过耳廓到其外侧面，分布于耳甲及耳垂的皮肤。后支尚与枕小神经、迷走神经的耳支和面神经的耳后支相交通（图2-3-4）。

- 锁骨上神经：总干起自第3、4颈神经前支，从胸锁乳突肌后缘穿出，与颈阔肌和颈深筋膜深面下行，随即分成内、中、外侧支。他们分别在锁骨稍上方穿出深筋膜。锁骨上内侧神经向下内侧走行，跨过颈外静脉和胸锁乳突肌锁骨头及胸骨头，分布于第2肋以上皮肤，及胸锁关节。锁骨上中间神经跨过锁骨分布于胸大肌和三角肌表面的皮肤，最下至第2肋平面，在第2胸神经分布区旁与胸神经的终末支相连接。锁骨上外侧神经在斜方肌和肩峰表面下行，分布于肩部上后部的皮肤（图2-3-4）。

- 颈外静脉：颈外静脉主要引流头皮和面部静脉血。下颌后静脉的后支和耳后静脉在下颌角附近的腮腺内或紧邻腮腺下方汇合成颈外静脉，自下颌角处斜行下降至锁骨中部。于前斜角肌外侧或前面穿过深筋膜汇入锁骨下静脉。在汇入锁骨下静脉处虽有静脉瓣，但由于静脉壁附着于深筋膜并随之开放，故静脉瓣不能阻止血液逆流。其浅面覆有皮肤、浅筋膜和颈阔肌，深面与胸锁乳突肌之间隔有颈深筋膜。颈外静脉跨过颈横神经与耳大神经平行，并位于耳大神经上半段的后方。该静脉大小与颈部其他静脉的大小成反比，偶尔可有双侧颈外静脉。锁骨上一段颈外静脉常膨大，形成所谓的"窦"（图2-3-4）。

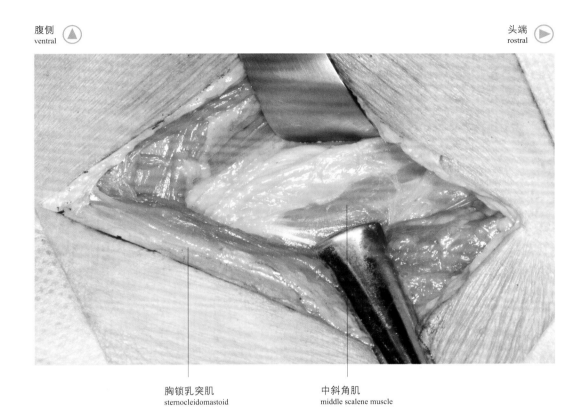

腹侧
ventral

头端
rostral

胸锁乳突肌
sternocleidomastoid

中斜角肌
middle scalene muscle

图 2-3-5
拉开胸锁乳突肌显露膈神经

· 将胸锁乳突肌后缘向前牵开，分离其下的疏松结缔组织（图2-3-5）。
· 用手触摸颈动脉位置，颈静脉在其外侧，仔细辨认颈动脉鞘，将其整体向前方牵开。

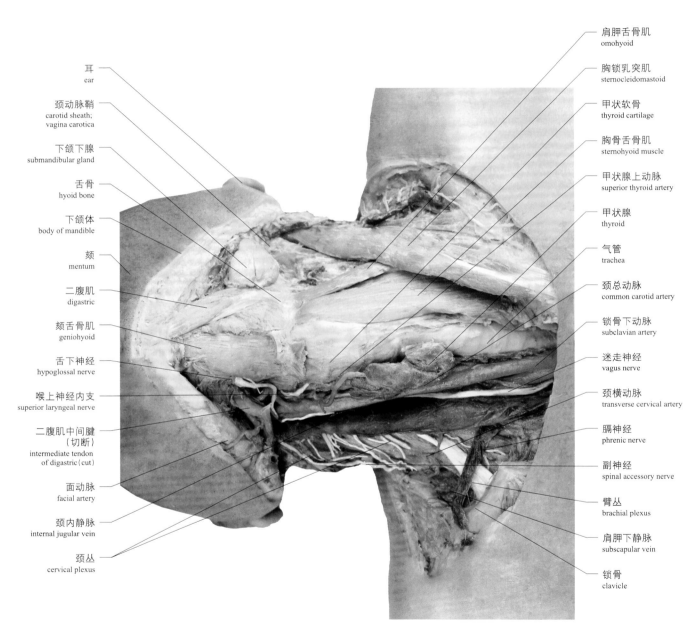

耳
ear

颈动脉鞘
carotid sheath;
vagina carotica

下颌下腺
submandibular gland

舌骨
hyoid bone

下颌体
body of mandible

颏
mentum

二腹肌
digastric

颏舌骨肌
geniohyoid

舌下神经
hypoglossal nerve

喉上神经内支
superior laryngeal nerve

二腹肌中间腱
（切断）
intermediate tendon
of digastric（cut）

面动脉
facial artery

颈内静脉
internal jugular vein

颈丛
cervical plexus

肩胛舌骨肌
omohyoid

胸锁乳突肌
sternocleidomastoid

甲状软骨
thyroid cartilage

胸骨舌骨肌
sternohyoid muscle

甲状腺上动脉
superior thyroid artery

甲状腺
thyroid

气管
trachea

颈总动脉
common carotid artery

锁骨下动脉
subclavian artery

迷走神经
vagus nerve

颈横动脉
transverse cervical artery

膈神经
phrenic nerve

副神经
spinal accessory nerve

臂丛
brachial plexus

肩胛下静脉
subscapular vein

锁骨
clavicle

图 2-3-6　右胸锁乳突肌深部结构（颈动脉鞘打开）

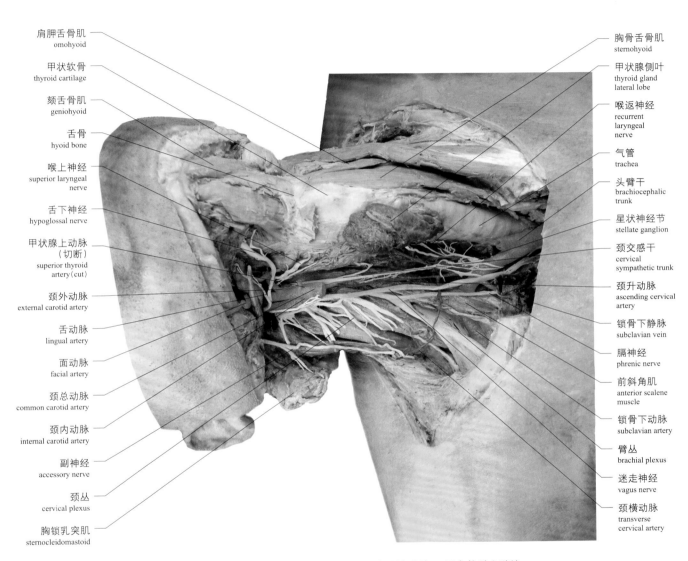

肩胛舌骨肌 omohyoid

甲状软骨 thyroid cartilage

颏舌骨肌 geniohyoid

舌骨 hyoid bone

喉上神经 superior laryngeal nerve

舌下神经 hypoglossal nerve

甲状腺上动脉（切断）superior thyroid artery（cut）

颈外动脉 external carotid artery

舌动脉 lingual artery

面动脉 facial artery

颈总动脉 common carotid artery

颈内动脉 internal carotid artery

副神经 accessory nerve

颈丛 cervical plexus

胸锁乳突肌 sternocleidomastoid

胸骨舌骨肌 sternohyoid

甲状腺侧叶 thyroid gland lateral lobe

喉返神经 recurrent laryngeal nerve

气管 trachea

头臂干 brachiocephalic trunk

星状神经节 stellate ganglion

颈交感干 cervical sympathetic trunk

颈升动脉 ascending cervical artery

锁骨下静脉 subclavian vein

膈神经 phrenic nerve

前斜角肌 anterior scalene muscle

锁骨下动脉 subclavian artery

臂丛 brachial plexus

迷走神经 vagus nerve

颈横动脉 transverse cervical artery

图 2-3-7 右胸锁乳突肌深部结构（颈总动脉、颈内静脉切断）

▪膈神经：其主要来自第4颈神经腹侧支，但也有第3和第5颈神经的纤维加入。膈神经在前斜角肌外侧缘上部形成后，在椎前筋膜深面跨过前斜角肌，并在该肌前面几乎呈垂直下行。在胸锁乳突肌、肩胛舌骨肌下腹（近中间腱处）、颈内静脉、颈横动脉、肩胛上动脉及胸导管的后方继续下行。在颈根部在经过锁骨下动脉第2段前方，在此处有前斜角肌将其与锁骨下动脉隔开，并在锁骨下静脉后方走形。膈神经向内侧跨过胸廓内动脉前方进入胸腔（图2-3-6、图2-3-7）。

▪副神经：副神经包括颅根和脊髓根，他们在颅内联合在一起与迷走神经一同包在同一硬膜鞘内穿出颈静脉孔，随即颅根与脊髓根分开，立即在迷走神经下节上方并入迷走神经。脊髓根在茎突、茎突舌骨肌和二腹肌后腹内侧斜行向下，与枕动脉的胸锁乳突肌上支一同达到胸锁乳突肌上部并传入该肌深面，与此同时与来自C2或C3的纤维形成一吻合襻，即Maubrac襻。副神经从胸锁乳突肌后缘中点上方穿出，此点位于耳大神经浅出点上方约2cm，距乳突尖4~6cm。但副神经浅出点变异较多。副神经在肩胛提肌表面越过颈后三角。副神经在锁骨上方约3~5cm处行至斜方肌前缘，进而与来自C3或C4的分支连接并分支成丛，进入斜方肌。副神经在颈部的行程遵循一条线，从耳屏前下部连至寰椎横突尖，再跨过胸锁乳突肌和颈后三角，到达斜方肌前缘距锁骨上方3~5cm的点（图2-3-6、图2-3-7）。

▪颈丛：颈丛由上4个颈神经的前支构成，分布于颈部肌肉、膈肌和头颈胸部的皮肤。颈丛位于颈侧部对应从耳根部至甲状软骨上缘水平的连线，并位于颈内静脉、深筋膜、胸锁乳突肌的深面，中斜角肌和肩胛提肌的浅面。除了第1颈神经腹侧支外，其余3条颈神经腹侧支都分成升、降两支，他们互相联合并交织成襻。从第1个襻（C2和C3）发出浅支分布于头颈；第2个襻（C3和C4）发出皮神经分布于肩和胸部的皮肤。同一条神经也发出肌支和交通支。这些分支有支配肌肉的深支和支配皮肤的浅支。浅支分为升支（枕小神经、耳大神经和颈横神经）和降支（锁骨上神经）。深支分为内侧组和外侧组（图2-3-6、图2-3-7）。

▪臂丛：臂丛由下4个颈神经腹侧支和第1胸神经腹侧支的大部联合形成，它可接受来之第4颈神经和第2胸神经的纤维。它支配上肢的肌肉、关节和皮肤。其起始部位于颈后三角，即锁骨与胸锁乳突肌下后缘之间的夹角内。臂丛于前斜角肌和中斜角肌之间穿出，位于锁骨下动脉第3段上方，并被颈阔肌、深筋膜和皮肤覆盖（图2-3-6、图2-3-7）。

·触诊颈椎横突前结节及椎体，将覆盖在前结节上的颈长肌和交感干向内侧分离。

·分离前、中斜角肌起点可显露横突前结节（图2-3-8）。

·神经根位于横突的结节间沟内，椎动脉于神经根内侧前方与之交叉纵行。

·在横突前结节和luschka关节之间小心分离软组织，对椎静脉出血仔细止血，可分离出椎动脉。

·椎动脉在第6颈椎横突进入横突孔，偶尔可在第4、5或第7颈椎进入横突孔，术前需做造影明确其走行（图2-3-8）[4]。

·在横突前结节和luschka关节之间小心分离软组织，对椎静脉出血仔细止血，可分离出椎动脉。向外牵开动脉，可增加显露的范围[5]。

·在C7节段，由于椎动脉步行径于横突孔内，向两侧减压时，要解剖游离颈长肌，以免直接损伤椎动脉。

腹侧
ventral

头端
rostral

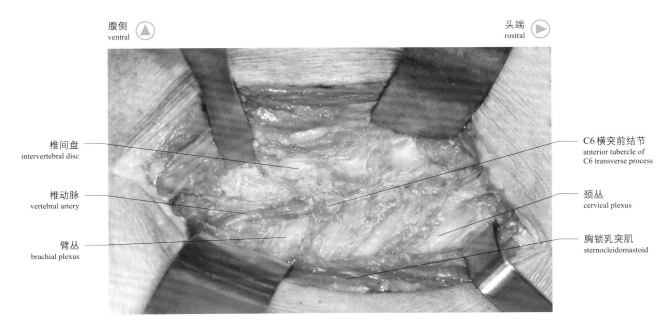

椎间盘
intervertebral disc

椎动脉
vertebral artery

臂丛
brachial plexus

C6横突前结节
anterior tubercle of
C6 transverse process

颈丛
cervical plexus

胸锁乳突肌
sternocleidomastoid

图 2-3-8 切除前斜角肌，显露椎动脉及颈丛

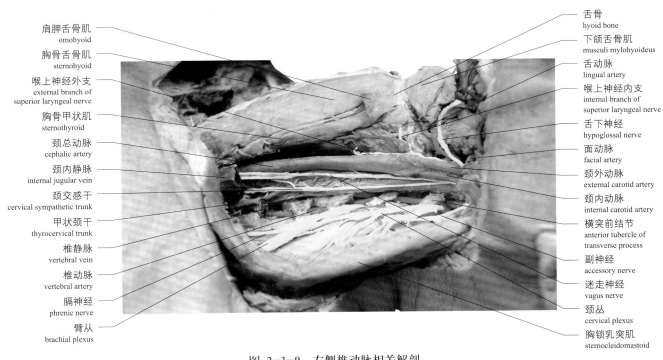

肩胛舌骨肌
omohyoid

胸骨舌骨肌
sternohyoid

喉上神经外支
external branch of
superior laryngeal nerve

胸骨甲状肌
sternothyroid

颈总动脉
cephalic artery

颈内静脉
internal jugular vein

颈交感干
cervical sympathetic trunk

甲状颈干
thyrocervical trunk

椎静脉
vertebral vein

椎动脉
vertebral artery

膈神经
phrenic nerve

臂丛
brachial plexus

舌骨
hyoid bone

下颌舌骨肌
musculi mylohyoideus

舌动脉
lingual artery

喉上神经内支
internal branch of
superior laryngeal nerve

舌下神经
hypoglossal nerve

面动脉
facial artery

颈外动脉
external carotid artery

颈内动脉
internal carotid artery

横突前结节
anterior tubercle of
transverse process

副神经
accessory nerve

迷走神经
vagus nerve

颈丛
cervical plexus

胸锁乳突肌
sternocleidomastoid

图 2-3-9 左侧椎动脉相关解剖

▪椎动脉：椎动脉发自锁骨下动脉第1段的上后壁，穿经除第7颈椎外的所有颈椎横突孔，在寰椎侧块后上缘沿寰枕关节向内侧弯曲走行，经枕骨大孔进入颅腔。在脑桥下缘与对侧椎动脉联合形成基底动脉。椎动脉起始段在颈长肌和前斜角肌之间向后上走行，在颈总动脉和椎静脉后方，并有甲状腺下动脉跨过。左侧椎动脉被胸导管跨过，右侧则被右淋巴导管跨过。椎动脉起始段后

方有颈下神经节和第7、8颈神经前支。椎动脉第2段穿经上6个颈椎横突孔上升，在颈神经前支前方走行，几乎垂直上升至枢椎横突孔，继而转向外侧进入寰椎横突孔。椎动脉第3段由头外直肌内侧引出，并弯曲向后行至寰椎侧块内后方、第1颈神经前支外侧。其行于寰椎后弓上缘的椎动脉沟内，在寰枕后膜下缘下方进入椎管（图2-3-9）。

▪椎静脉：椎静脉来自椎管内静脉丛的属支，于

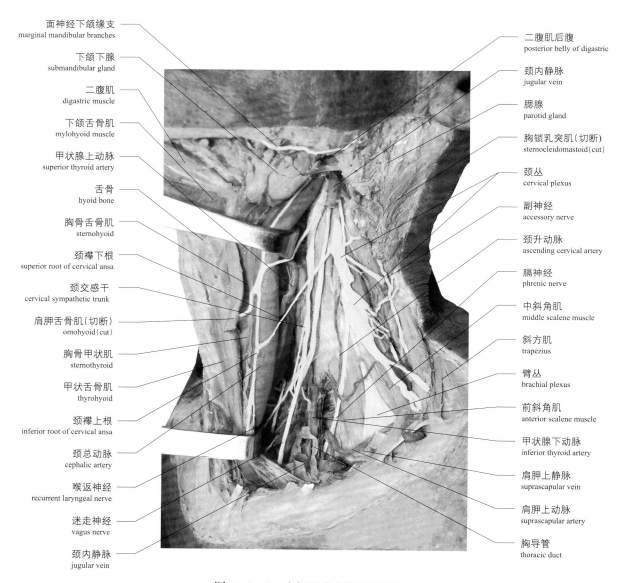

面神经下颌缘支
marginal mandibular branches

下颌下腺
submandibular gland

二腹肌
digastric muscle

下颌舌骨肌
mylohyoid muscle

甲状腺上动脉
superior thyroid artery

舌骨
hyoid bone

胸骨舌骨肌
sternohyoid

颈襻下根
superior root of cervical ansa

颈交感干
cervical sympathetic trunk

肩胛舌骨肌（切断）
omohyoid（cut）

胸骨甲状肌
sternothyroid

甲状舌骨肌
thyrohyoid

颈襻上根
inferior root of cervical ansa

颈总动脉
cephalic artery

喉返神经
recurrent laryngeal nerve

迷走神经
vagus nerve

颈内静脉
jugular vein

二腹肌后腹
posterior belly of digastric

颈内静脉
jugular vein

腮腺
parotid gland

胸锁乳突肌（切断）
sternocleidomastoid（cut）

颈丛
cervical plexus

副神经
accessory nerve

颈升动脉
ascending cervical artery

膈神经
phrenic nerve

中斜角肌
middle scalene muscle

斜方肌
trapezius

臂丛
brachial plexus

前斜角肌
anterior scalene muscle

甲状腺下动脉
inferior thyroid artery

肩胛上静脉
suprascapular vein

肩胛上动脉
suprascapular artery

胸导管
thoracic duct

图 2-3-10　左侧颈总动脉深部结构

寰椎后弓上方离开椎管,加入来自枕下三角局部深层的小静脉,形成一静脉血管进入寰椎横突孔,而后围绕椎动脉形成静脉丛。横突孔内静脉丛通过连续的横突孔下降,最终穿出第6颈椎横突孔延续为椎静脉。起初在椎动脉前方,然后下行与椎动脉前外侧,于头臂静脉后上方注入该静脉,其开口处具有成对的瓣膜。椎静脉在颈内静脉后方下行,经过锁骨下动脉第一段的前方。有时有一小的副椎静脉,常穿过第7颈椎横突孔并在锁骨下动脉和胸膜顶之间转向前方注入头臂静脉(图2-3-10)。

▪ 颈升动脉:颈升动脉为一小分支,起于甲状腺下动脉行于颈动脉鞘后方转向内侧处,在颈椎横突前结节前面上升,行于前斜角肌与头长肌之间。该动脉供应邻近肌肉,并发出1~2根脊髓支穿经椎间孔进入椎管,供应脊髓及其被膜和椎体(图2-3-10)。

▪ 前斜角肌:位于颈侧部胸锁乳突肌深面的后内侧。上方以肌腱束与第3~6颈椎横突前结节相连,这些肌腱近乎垂直地下行会聚、融合变为肌腹,最后以一窄而扁的肌腱止于第1肋内侧缘的斜角肌结节和肋上面锁骨下动脉沟前方的嵴上。前斜角肌由第4~6颈神经前支的分支支配。下端固定时,前斜角肌收缩可使脊柱颈段前屈和侧屈,颈部向对侧旋转。上端固定时,收缩该肌可协助上提第1肋。前斜角肌是颈根部一个重要的标志,膈神经从其表面经过,锁骨下动脉位于其下方,臂丛位于其外侧缘。锁骨、胸锁乳突肌、肩胛舌骨肌、颈动脉鞘外侧部、颈横动脉、肩胛上动脉、颈升动脉、锁骨下动静脉和椎前筋膜均位于前斜角肌的前方。前斜角肌后方是胸膜顶、臂丛根部和锁骨下动脉,后两者分隔该肌和中斜角肌(图2-3-10)。

▪ 角状间隙:在第6颈椎横突前结节下方,前斜角肌内侧缘与颈长肌之间的间隙称为角状间隙。椎动脉和椎静脉于间隙内上行达第6颈椎横突孔。甲状腺下动脉在近角状间隙的尖部从外侧向内侧走行越过该间隙。交感干和颈胸神经节紧靠该段椎动脉的后内侧。在左侧,胸导管于第7颈椎水平跨过这个三角间隙并常达前斜角肌的内侧缘。颈椎横突前结节上的前斜角肌附着点与头长肌附着点之间有甲状腺下动脉的颈升支穿过(图2-3-10)。

▪ 中斜角肌:为斜角肌中最大最长者,向上止于枢椎横突和下位5个颈椎横突后结节前方,肌纤维向上延伸至寰椎横突。向下止于第1肋上方的肋结节和锁骨下动脉沟之间。中斜角肌由第3~8颈神经前支的分支支配。下端固定时,中斜角肌收缩可使脊柱颈段向同侧屈。上端固定时,收缩该肌可协助上提第1肋。中斜角肌的前外侧与胸锁乳突肌相邻,且有锁骨和肩胛舌骨肌横过;前方借锁骨下动脉和颈神经前支与前斜角肌相隔。后外方有肩胛提肌和后斜角肌。至前锯肌的上两支神经根和肩胛背神经于中斜角肌的外侧面穿出(图2-3-10)。

▪ 颈襻:颈襻上根即舌下神经降支,在舌下神经绕过枕动脉时从舌下神经分出,在颈动脉鞘浅面或鞘内下降。上根包括来自第1颈神经的纤维,其发出分支至肩胛舌骨肌上腹。颈襻下根由第2、3颈神经腹侧支的分支联合构成,于颈内静脉的外侧下降,约在颈中部跨过颈内静脉继续向前下行,在颈总动脉前面与颈襻上根连接形成颈襻。上、下两根形成颈襻,也称为舌下神经襻。由襻发出分支支配胸骨舌骨肌、胸骨甲状肌和肩胛舌骨肌下腹。另有分支由血管前面下降进入胸腔并加入心神经和膈神经(图2-3-10)。

[小结]

· 横突前结节是颈椎侧路的"北斗星",可帮助保护神经根椎动脉。

· 临床上遇到侵犯 C3-C7 颈椎的一侧,包括椎体、横突及上下关节突等的肿瘤时,需要通过侧方显露,兼顾前后及侧方的椎动脉和神经根的显露,方能达到满意的手术疗效[6]。

· 根据手术入路的途径,由浅入深,需要依次注意保护以下结构。

· 颈阔肌表面的皮神经:术前复习其解剖投影,根据其走行方向做颈阔肌的分离,避免损伤皮神经。

· 向前内侧牵拉胸锁乳突肌和颈动脉鞘后,可显露前斜角肌和颈长肌,将其切断分离。前斜角肌起自横突前、后结节,在分离时注意保护在其前方向下走行的膈神经和副膈神经,将其拨向外侧或者内侧。

· 在切断中、后斜角肌时,要在神经根部的发出点辨别肩胛背神经和胸长神经,将其分离保护。

· 在切除颈长肌时,要注意保护其外侧缘的颈交感干。从颈长肌前方正中切开颈前筋膜,将贴在椎前筋膜的交感干一同向外牵开。在C7位置,该处为星状神经节(图2-3-11)。

· 椎动脉起始段在椎动脉三角内,贴着颈长肌外缘上行。处理C7椎体时,将椎动脉向后外侧牵开,处理C5、C6横突时,从横突孔的前壁凿开并分离椎动脉,提起并对其进行保护。

· 胸膜顶在 C8 神经根上缘相邻,在操作时,以 C8 神经根为标志,可以避免损伤胸膜顶。

· 左侧胸导管在静脉角处汇入静脉,因此,首先定位静脉角,后可寻找到胸导管,可以避免损伤。一旦损伤,需行结扎。

· 当钩突严重增生时,钩突外缘常超出横突孔内壁,浸入横突孔,实际测量两者间距离均值在2~3mm,这时锥体外缘也可作为术中确定安全减压界限的一个标志[7]。充分磨除钩椎关节增生的骨赘,使神经根充分减压。

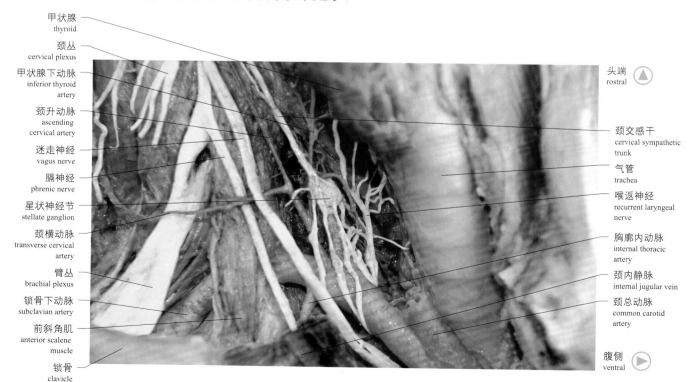

甲状腺 thyroid
颈丛 cervical plexus
甲状腺下动脉 inferior thyroid artery
颈升动脉 ascending cervical artery
迷走神经 vagus nerve
膈神经 phrenic nerve
星状神经节 stellate ganglion
颈横动脉 transverse cervical artery
臂丛 brachial plexus
锁骨下动脉 subclavian artery
前斜角肌 anterior scalene muscle
锁骨 clavicle

头端 rostral

颈交感干 cervical sympathetic trunk
气管 trachea
喉返神经 recurrent laryngeal nerve
胸廓内动脉 internal thoracic artery
颈内静脉 internal jugular vein
颈总动脉 common carotid artery

腹侧 ventral

图 2-3-11 星状神经节结构与毗邻

◇ 参 ◇ 考 ◇ 文 ◇ 献 ◇

［1］ Verbiest H. Anterolateral Operations for Fractures and Dislocations in the Middle and Lower Parts of the cervical spine report of a series of forty- seven cases ［J］. The Journal of Bone & Joint Surgery, 1969, 51（8）: 1489-1630.

［2］ Verbiest H. A Lateral Approach to the Cervical Spine: Technique and Indications ［J］. Journal of neurosurgery, 1968, 28（3）: 191-203.

［3］ Fei ZM, Wang Y, Shu GW. Clinical study of anterior cervical approach with anterior- lateral micro-decompression for the treatment of cervical spondylotic radiculopathy ［J］. Chinese Journal of Neurosurgery, 2006, 22（1）: 5-8.

［4］ Shan J, Jiang H, Fang LI. Anatomic relationship between prevertebral fascia and carotid sheath and its significance in the anterior cervical operation ［J］. Chinese Journal of Spine & Spinal Cord, 2005, 15（8）: 493-495.

［5］ Hong-Lin GU, Zhang F. The applied Anatomy research of Anterolateral approach to the cervical spine ［J］. Chinese Journal of Clinical Anatomy, 2011, 29（1）: 17-20.

［6］ W JR TE, K RP. Lateral approach to the upper cervical spine for anterior fusion ［J］. Southern medical journal, 1966, 59（8）: 879-883.

［7］ Liao XY, Yang QG, Hua XY. Anatomy and imageology of the vertebral artery foramen and its adjacency of the lower cervical vertebrae ［J］. Chinese Journal of Clinical Anatomy, 2009.27（6）: 647-650.

第四节
经胸骨前方显露颈胸段椎体及椎体次全切除脊髓减压椎体融合技术

[概述]

　　Cauchoix 等[1]首先在骨科领域采用全胸骨劈开入路治疗胸椎结核，但是术后并发症多，死亡率高。20 世纪 80 年代，Sundaresan 等[2]和 Yasui 等分别对该入路进行了改良。前者将胸骨柄及左侧的 1/3 锁骨切除，以增加术野的暴露区域，该入路创伤仍然较大，比较适合于椎体肿瘤的切除。Yasui 采用颈胸部联合入路显露颈胸段椎体治疗后纵韧带骨化症，该入路只需将胸骨柄切除即可，在显著减少创伤的同时，仍可以满意的显露 C5～T4 节段的椎体。本节将介绍通过 U 形切除胸骨柄，显露 T3～T4 节段的椎体和椎间隙的方法。该入路的适应证有：C5～T4 节段的脊髓前方减压、脊柱不稳、脊柱后凸畸形、椎体或椎间盘感染合并脓肿或脊髓压迫、肿瘤合并或不合并脊髓压

迫、椎体骨折伴或不伴截瘫者。

　　20 世纪 60 年代，Bailey-Badaley[3] 提出使用颈椎椎体中部切除和植骨融合术治疗以颈椎粉碎骨折为主的颈椎疾病，使颈椎在植骨后得到固定，防止颈椎变形。1976 年，日本学者 Sakau 等使用该技术切除多个椎体中部治疗多平面颈椎病和颈椎后纵韧带骨化，并称之为椎体次全切除术。对于多椎体和多椎间隙平面的颈椎病，此法较 Cloward 法和 Smith-Robinson 法减压彻底，较广泛性椎板切除术的疗效好。椎体次全切除后使用钛网和颈前路钢板重建椎体稳定性，可减少单纯植骨可能造成的椎间高度再丢失、假关节形成等并发症。

[体位]

采用仰卧位,将铺巾卷置于双侧肩胛部。

于肩胛间垫软枕,使颈部后伸、双臂外展,以利于手术切口的充分显露。

颈部两侧使用软垫稳定头部,使颈部略微后伸并转向切口对侧(图2-4-1)。

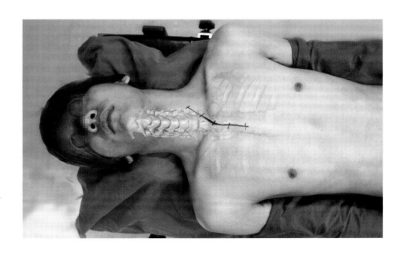

图 2-4-1
经胸骨前方颈胸段椎体显露体位及切口

[切口]

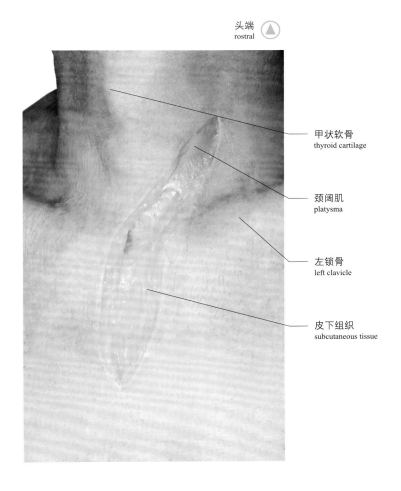

头端
rostral

甲状软骨
thyroid cartilage

颈阔肌
platysma

左锁骨
left clavicle

皮下组织
subcutaneous tissue

切口沿着胸锁乳突肌前缘向下到胸骨,再沿正中线向下跨越胸骨柄(图2-4-2)。

在胸骨切迹上3cm胸锁乳突肌前缘切开皮肤。

在胸骨切迹处沿中线向下做纵行切口到达第3肋软骨切迹平面。

图 2-4-2
切开皮肤显露颈阔肌及皮下组织切口

［显露］

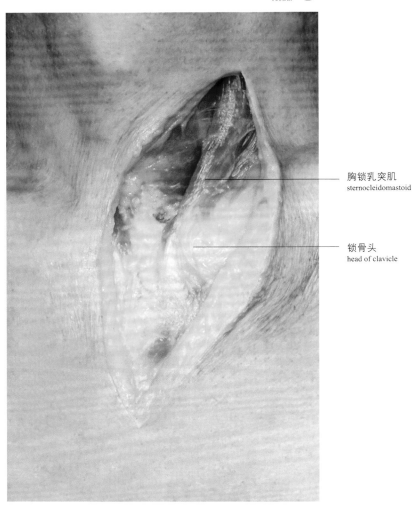

图 2-4-3
分离皮下组织切开颈阔肌
显露胸锁乳突肌锁骨头

· 分离皮下组织切开颈阔肌，显露胸锁乳突肌锁骨头及胸锁乳突肌（图 2-4-3）。

· 如遇颈浅静脉可做分离并结扎。

头端
rostral

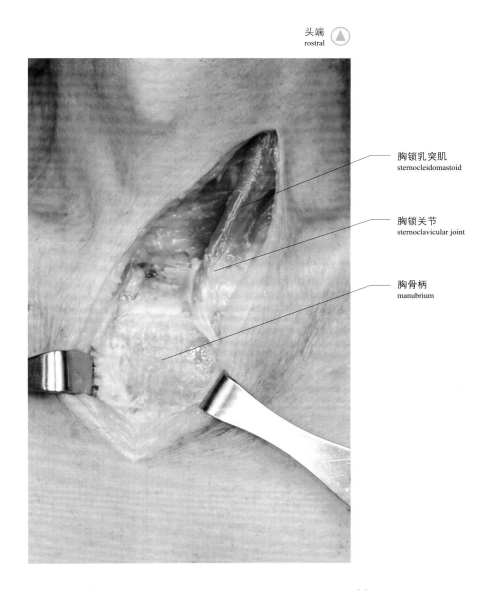

胸锁乳突肌
sternocleidomastoid

胸锁关节
sternoclavicular joint

胸骨柄
manubrium

图 2-4-4
骨膜下剥离显露胸骨柄

· 清除胸骨上窝内的脂肪和疏松结缔组织[4]。

· 将附着在胸骨上的胸大肌从骨膜下向两侧剥离，直至清楚显露肋胸
关节或者胸骨柄的两侧边缘（图2-4-4）。

头端
rostral

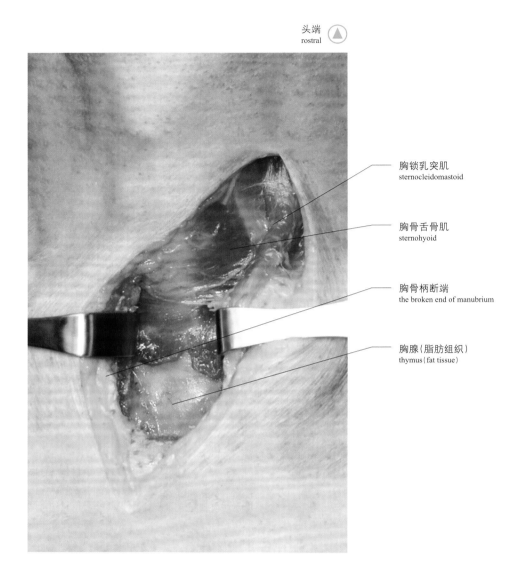

胸锁乳突肌
sternocleidomastoid

胸骨舌骨肌
sternohyoid

胸骨柄断端
the broken end of manubrium

胸腺（脂肪组织）
thymus（fat tissue）

图 2-4-5
咬除胸骨柄显露纵隔

· 首先使用血管钳钝性撑开颈静脉切迹上的颈深筋膜。

· 手指由撑开处伸入胸骨柄深面，将附着在其深面的胸骨舌骨肌、胸骨甲状肌及胸腺（脂肪组织）钝性分离，对肌肉断端电凝止血。

· 切除胸骨柄时，切除范围切勿超过胸骨柄中央宽度及高度的80%（图2-4-5）。

· 保留两侧胸锁关节即可充分显露椎体，且不会损伤两侧的胸廓内动静脉。

· 胸骨柄断端渗血可以用骨蜡封堵松质骨创面。

· 如遇胸廓内静脉出血，可用双极电凝止血。

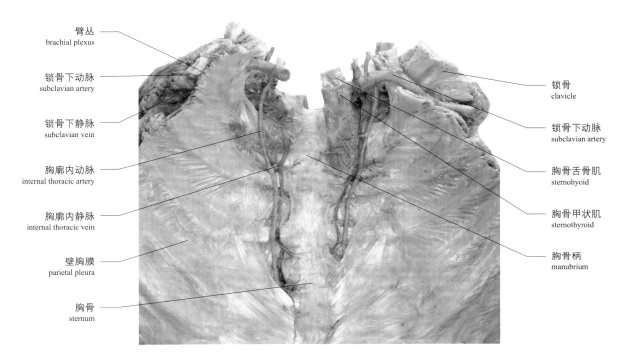

臂丛
brachial plexus

锁骨下动脉
subclavian artery

锁骨下静脉
subclavian vein

胸廓内动脉
internal thoracic artery

胸廓内静脉
internal thoracic vein

壁胸膜
parietal pleura

胸骨
sternum

锁骨
clavicle

锁骨下动脉
subclavian artery

胸骨舌骨肌
sternohyoid

胸骨甲状肌
sternothyroid

胸骨柄
manubrium

图 2-4-6 胸廓内解剖

▪胸廓内动脉：在每个肋间隙水平发出穿动脉形成胸骨血管网，其发出分支至肋间隙，形成穿动脉网。前血管网由前上方和前下方的胸骨支与胸骨的外侧弓和前弓吻合形成，该网发出分支直接进入胸骨。胸骨的后方有类似的血管网，由后上方和后下方的胸骨支外侧弓及胸骨后弓吻合形成，后血管网较前血管网丰富，尤其在第4～5肋间（图2-4-6）。

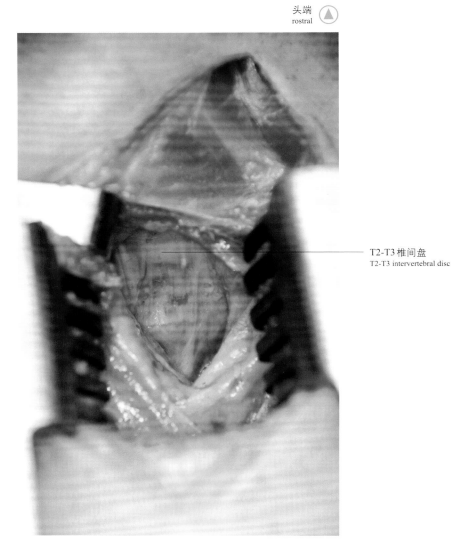

头端
rostral

T2-T3 椎间盘
T2-T3 intervertebral disc

图 2-4-7
牵开纵隔内血管显露椎前筋膜

· 用自动牵开器或拉钩轻轻撑开劈开的上半胸骨柄，显露上纵隔。

· 用止血钳钝性分离胸腺组织及脂肪组织，用手指触摸辨认头臂干及左颈总动脉，从两者之间钝性分离至椎前筋膜。

· 无名静脉一般可与左颈总动脉一起牵向左侧，如无名静脉无法达到无张力剥离，阻碍手术视野，可用两把大血管断流钳暂时阻断左侧无名静脉，在两钳之间切断该静脉[5]。

· 于主动脉弓之上，用拉钩挡开左颈总动脉及无名静脉，将气管、食管向右牵开，显露椎前筋膜[6]（图2-4-7）。

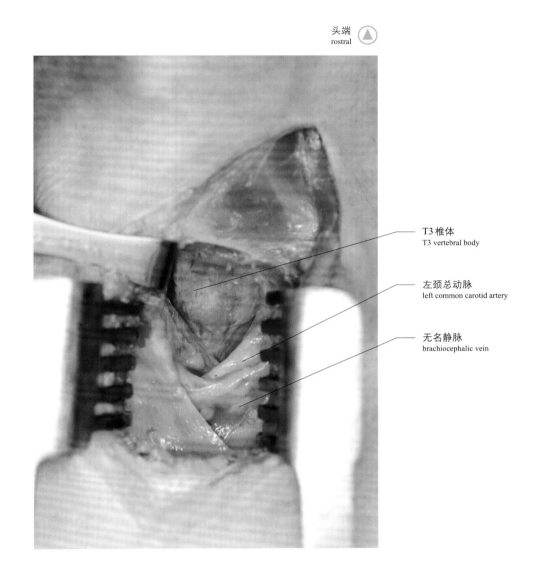

头端
rostral

T3 椎体
T3 vertebral body

左颈总动脉
left common carotid artery

无名静脉
brachiocephalic vein

图 2-4-8
切开椎前筋膜显露椎体及椎间盘

· 正中切开椎前筋膜，并向两侧剥离，显露 T2-T3 椎间盘及 T3 椎体[7]（图2-4-8）。

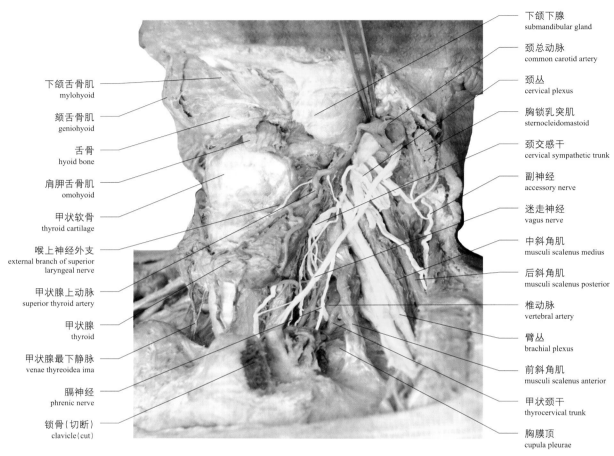

下颌下腺
submandibular gland

颈总动脉
common carotid artery

颈丛
cervical plexus

胸锁乳突肌
sternocleidomastoid

颈交感干
cervical sympathetic trunk

副神经
accessory nerve

迷走神经
vagus nerve

中斜角肌
musculi scalenus medius

后斜角肌
musculi scalenus posterior

椎动脉
vertebral artery

臂丛
brachial plexus

前斜角肌
musculi scalenus anterior

甲状颈干
thyrocervical trunk

胸膜顶
cupula pleurae

下颌舌骨肌
mylohyoid

颏舌骨肌
geniohyoid

舌骨
hyoid bone

肩胛舌骨肌
omohyoid

甲状软骨
thyroid cartilage

喉上神经外支
external branch of superior laryngeal nerve

甲状腺上动脉
superior thyroid artery

甲状腺
thyroid

甲状腺最下静脉
venae thyreoidea ima

膈神经
phrenic nerve

锁骨（切断）
clavicle（cut）

图 2-4-9 左侧颈根部解剖

气管颈部毗邻由浅入深为：皮肤、浅筋膜、颈筋膜浅层、胸骨上间隙及颈静脉弓、舌骨下肌群及气管前筋膜。气管后方为食管，两侧有甲状腺侧叶，二者之间的气管食管旁沟内有喉返神经，其后外侧为颈动脉鞘和颈交感干。

气管颈部：包括6～8个气管软骨。上方平第6颈椎体下缘接环状软骨下缘，下方前面平胸骨颈静脉切迹，后面平第7颈椎体下缘移行为气管胸部。成人气管颈部横径平均约1.94cm，矢状径平均约1.87cm。当头转向一侧时，气管转向同侧，而食管转向对侧。

甲状腺最下动脉：该动脉可起自头臂干、主动脉弓、右颈总动脉或胸廓内动脉等。沿气管前方上升，达甲状腺峡部，参与甲状腺动脉之间的腺内、外的血管吻合（图2-4-9）。

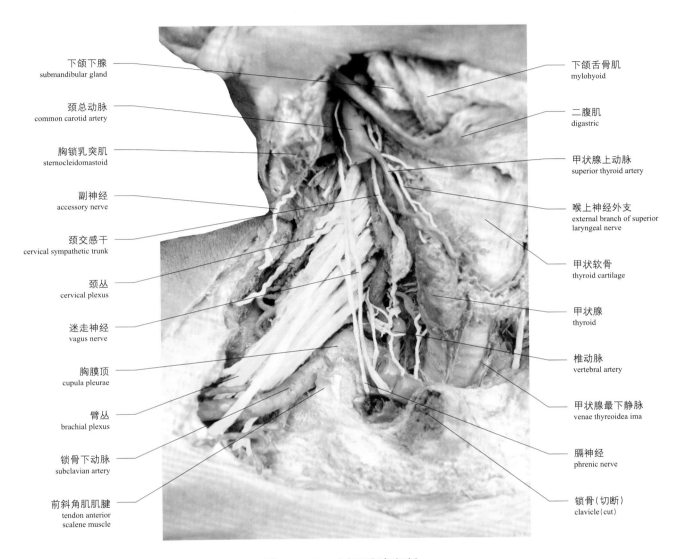

左侧标注（从上到下）：
下颌下腺 submandibular gland
颈总动脉 common carotid artery
胸锁乳突肌 sternocleidomastoid
副神经 accessory nerve
颈交感干 cervical sympathetic trunk
颈丛 cervical plexus
迷走神经 vagus nerve
胸膜顶 cupula pleurae
臂丛 brachial plexus
锁骨下动脉 subclavian artery
前斜角肌肌腱 tendon anterior scalene muscle

右侧标注（从上到下）：
下颌舌骨肌 mylohyoid
二腹肌 digastric
甲状腺上动脉 superior thyroid artery
喉上神经外支 external branch of superior laryngeal nerve
甲状软骨 thyroid cartilage
甲状腺 thyroid
椎动脉 vertebral artery
甲状腺最下静脉 venae thyreoidea ima
膈神经 phrenic nerve
锁骨（切断）clavicle（cut）

图 2-4-10 右侧颈根部解剖

• 胸骨柄上缘中份凹陷，称为颈静脉切迹，平对第2胸椎下缘。

• 胸膜顶：胸膜顶（颈胸膜）和肺尖凸入颈根部。它的表面标志位锁骨内1/3中点上方2.5cm。胸膜顶与胸腔内表面紧密融合。在内侧面，与甲状颈干、椎动脉、交感干和椎体侧壁相邻，胸膜覆盖着膈，所以其位置随着呼吸时相的变化而不同。胸膜顶上升的高度，参照第1对肋骨和肋软骨，在不同个体依据胸廓入口的倾斜度变化。胸膜经第1肋后方到达颈部水平，并形成两侧的胸膜腔穹顶，有胸膜上膜加强。在其外侧面，与臂丛神经和中、后斜角肌相邻。胸膜顶前方与锁骨下动静脉、胸廓内动脉、膈神经以及前斜角肌相邻，前斜角肌覆盖胸膜顶的前外侧部，并将其与锁骨下静脉分隔开。锁骨下动脉越过胸膜顶顶点下方并立即走行于锁骨下静脉上方。胸廓内动脉自锁骨下动脉第1段下降，经头臂静脉后方，在右侧有膈神经跨过。肋颈干自锁骨下动脉弓向后方并越过肺尖的顶点：其上肋间支在肺尖后方下降，位于第1肋间神经（外侧）和第1胸交感神经节（内侧）之间（图2-4-10）。

▪胸骨柄：位于第3与第4胸椎水平，上部宽而厚，下部与胸骨体连接处变窄。前面平滑，横向凸，纵向凹。后面凹而平滑。其上缘厚，中央有颈静脉切迹，又称胸骨上切迹，它位于两侧锁骨切迹之间。锁骨切迹是朝后上外侧的卵圆形窝，与锁骨胸骨端形成关节。锁骨间韧带的纤维与颈静脉切迹相连。柄的下缘呈卵圆形，粗糙，有一

薄层软骨与胸骨体连接。外侧缘上方有明显的第1肋软骨压迹，下方为小的半关节面，与部分第2肋软骨形成关节。狭窄的弯曲缘在两个小关节凹之间向内侧下行。

▪胸骨柄的肌肉附着：前面有胸大肌和胸锁乳突肌胸骨端附着；后面对应第1肋软骨，有胸骨甲状肌附着；其上部有胸骨舌骨肌最内侧的纤维附着。胸骨体前面有胸肋关节的关节囊和胸大肌的胸骨纤维附着，胸骨体后面有胸横肌附着。

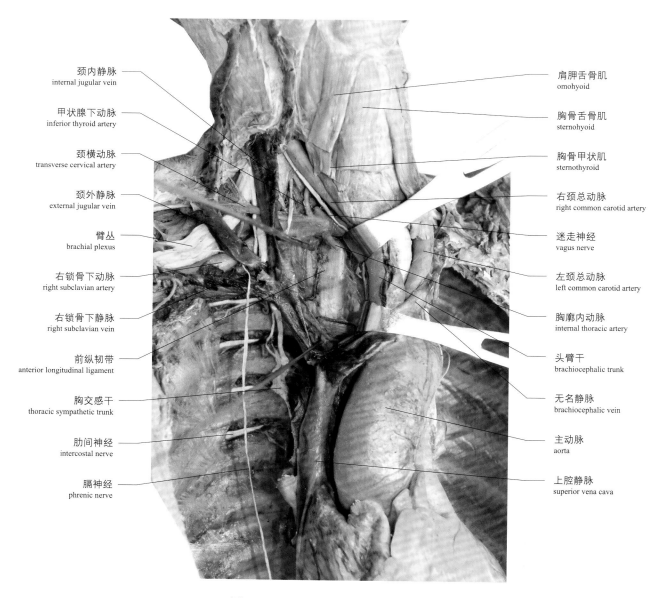

图 2-4-11 上纵隔解剖（右侧入路）

▪在颈根部，有许多介于颈部和胸腔或上肢之间的重要结构和组织间隙经过，它们包括锁骨下血管、颈总动脉、臂丛、交感干、膈神经、迷走神经、喉返神经（双侧）、胸导管末段（左侧）、右淋巴导管（右侧）、食管和气管（位于中线）。在颈部和胸腔结合处，颈内静脉和锁骨下静脉汇合成头臂静脉。

▪右膈神经：与左膈神经相比，右膈神经较短、较垂直，在颈根部由前斜角肌将其与右锁骨下动脉的第二段分开，然后于右头臂静脉、上腔静脉、右心房右面的纤维性心包和下腔静脉等结构的外侧下行。右膈神经分支在膈上方或在膈水平（图2-4-11）。

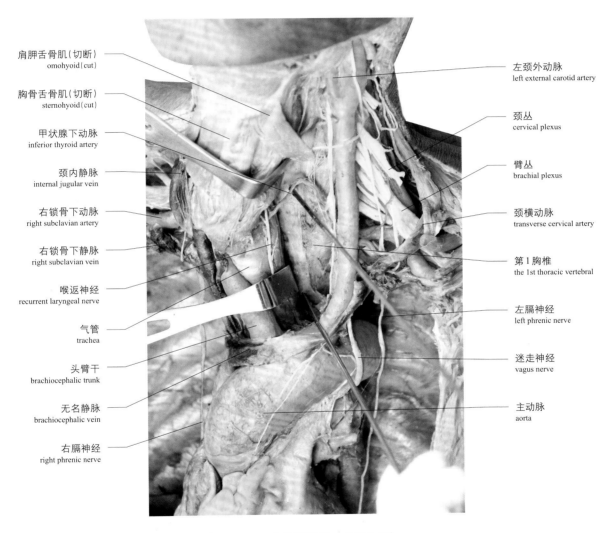

肩胛舌骨肌（切断）
omohyoid（cut）

胸骨舌骨肌（切断）
sternohyoid（cut）

甲状腺下动脉
inferior thyroid artery

颈内静脉
internal jugular vein

右锁骨下动脉
right subclavian artery

右锁骨下静脉
right subclavian vein

喉返神经
recurrent laryngeal nerve

气管
trachea

头臂干
brachiocephalic trunk

无名静脉
brachiocephalic vein

右膈神经
right phrenic nerve

左颈外动脉
left external carotid artery

颈丛
cervical plexus

臂丛
brachial plexus

颈横动脉
transverse cervical artery

第1胸椎
the 1st thoracic vertebral

左膈神经
left phrenic nerve

迷走神经
vagus nerve

主动脉
aorta

图 2-4-12 上纵隔解剖（左侧入路）

▪喉返神经：是迷走神经的分支。左喉返神经勾绕主动脉弓，右喉返神经勾绕右锁骨下动脉，两者均沿气管与食管之间的沟内上行，至咽下缩肌下缘、环甲关节后方进入喉内。

▪主动脉弓平右第2胸肋关节后方接升主动脉，呈弓形向左后行，至脊柱左侧第4胸椎下缘续为胸主动脉。弓的上缘平胸骨柄中部或稍上方，下缘平胸骨角，小儿主动脉弓位置略高。

▪左膈神经：在颈根部离开前斜角肌内侧缘，跨过左锁骨下动脉第1段前方，位于胸导管后方。然而，有时左右膈神经在颈部的行程是对称的。而在胸廓上口处，左膈神经位于前斜角肌与锁骨下动脉第2段之间，继而跨过左胸廓内动脉前方，在左肺尖内侧下降至锁骨下动脉第1段前面，斜行至左颈总动脉与左锁骨下动脉的沟内，继续向前内侧走行，到达主动脉弓上方和左头臂静脉后方时，恰位于迷走神经浅面。然后跨过主动脉弓和左肋间上静脉表面，到达左肺门前方，位于左心室表面的纤维性心包与纵隔胸膜之间（图2-4-12）。

▪ 锁骨下静脉：锁骨下静脉是腋静脉的延续，从第1肋外侧缘延伸至前斜角肌内侧缘，加入颈内静脉形成头臂静脉。锁骨和锁骨下静脉在前，锁骨下动脉在后上，二者被前斜角肌和膈神经分开。第1肋和胸膜在下面。静脉末端2cm处通常有一对瓣。属支是颈外静脉，肩胛背静脉和颈前静脉，偶尔从头静脉发出一小支向前升至锁骨。在与颈内静脉结合处，左锁骨下静脉接受胸导管回流，右锁骨下静脉接受右淋巴管回流。

▪ 胸腺：大部分位于上和前下纵隔中，其下界可达第4肋软骨水平。胸腺在胚胎期发生于双侧第3对咽囊，故其上方的延伸部分常可达颈部，有时可以达到甲状腺下极，甚至更高的位置。其形状在很大程度上取决于周围的毗邻结构。胸腺右叶的下端通常位于右肺和升主动脉的右侧之间，上腔静脉的前方。在颈部，其前方是胸骨舌骨肌和胸骨甲状肌以及筋膜。在胸部，其前方为胸骨、胸廓内血管、上3根肋软骨，其侧方是胸膜。胸腺后方与上纵隔内的血管相邻，特别是左头臂静脉，该静脉可部分包埋于胸腺内，并且与胸段气管和心脏前面的上部相邻。

▪ 有时可见异位的胸腺。在颈部可见小的副结节，这是胸腺早期下降过程中遗留下的部分组织。有时胸腺会呈细条状，位于其下降路径的较上方之处，可上达甲状软骨甚至更高处。在少数个体，胸腺和甲状旁腺之间有结缔组织相连，这是胸腺在发生早期下降路线的标志。

▪ 显露颈椎椎体前方后，置入椎体钉，行术中透视定位手术节段（图2-4-13）。

▪ 下颈椎椎体显露时，注意勿损伤胸膜顶、星状神经节、喉返神经、椎动脉和胸导管等结构。

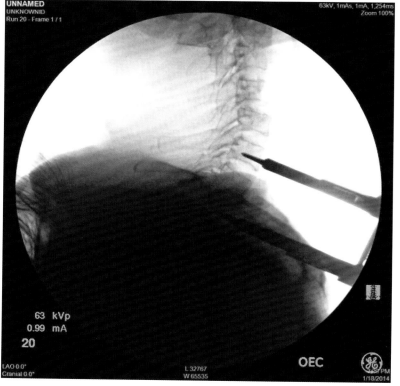

图 2-4-13
置入椎体钉，术中透视定位手术节段

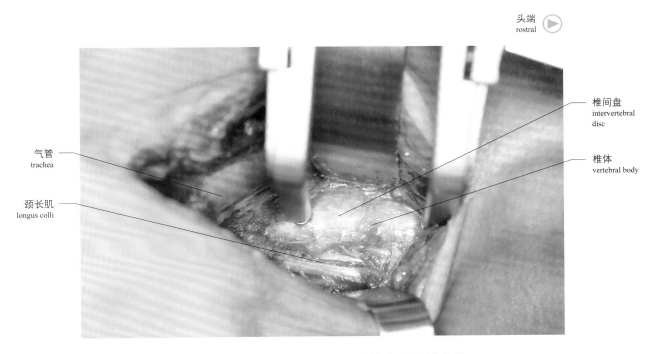

头端
rostral

椎间盘
intervertebral disc

椎体
vertebral body

气管
trachea

颈长肌
longus colli

图 2-4-14 放置椎体撑开器，拉钩辅助显露颈椎椎体

• 放置椎体撑开器，对手术节段椎体和椎间盘进行局部牵引撑开（图2-4-14）。

• 将颈长肌从椎体前向两侧分开，注意向两侧显露的距离，一般显露部分钩椎关节即可，在第7颈椎处椎动脉走行在椎体前外侧，过度向外分离颈长肌有损伤椎动脉可能。

• 如椎间隙被骨赘遮挡，则用尖嘴咬骨钳咬除椎体前缘的骨赘。

椎间隙
intervertebral space

头端
rostral

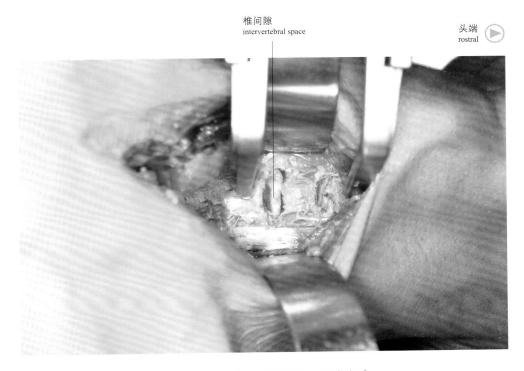

图 2-4-15 切除前方纤维环摘除椎间盘

·用尖刀将拟切除椎体上下方相邻椎间盘水平的前纵韧带、纤维环前缘及椎间盘前部切开，摘除椎间盘（图2-4-15）。

·用刮匙深入椎间隙清除剩余的椎间盘组织。此时先不需要将椎间盘完全切除，可待椎体切除后显露将更充分，减压更安全。

·减压深度和宽度，可以用椎间盘后缘和钩椎关节来作为标志。

[椎体次全切除减压]

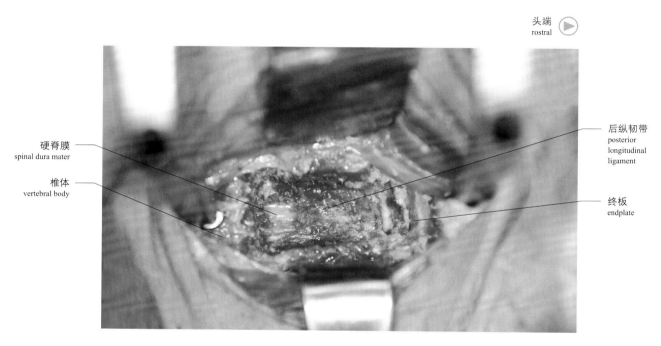

图 2-4-16 椎体次全切除

·行椎体切除时，先用尖嘴咬骨钳或高速磨钻在椎体中央做一骨槽。切除宽度不应<1.5cm，但要以双侧钩椎关节为限（图2-4-16）。

·继续小心切除椎体直到椎体后缘骨皮质。骨松质会有较多出血，使用骨蜡止血。

·在将要突破椎体后缘皮质时，可用小刮匙开一个小口，然后继续用刮匙或者枪钳逐步扩大缺口，减压直到骨槽头尾两端。

·在椎体次全切除到椎体后壁时，选择突入椎管的部位要根据病情所定，如上下椎间盘及其骨赘压迫脊髓严重，可从后壁中央用刮匙刮除后壁部分骨质进入后纵韧带前方。通过此突破口进入，使用特制探钩上下探查寻找上下节段压力最小的部位，使用枪钳咬除压迫脊髓的周边组织。使压迫物漂浮，最后同后纵韧带一并切除，脊髓达到完全减压。

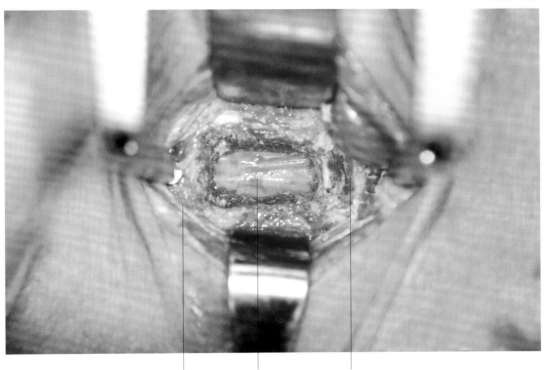

椎体   硬脊膜   椎体上终板
vertebral body spinal dura mater superior endplate of vertebral body

图 2-4-17　椎体次全切除显露硬脊膜

· 颈前路减压是否彻底的标准包括：①脊髓致压物的彻底切除；②椎体开槽的宽度，钩椎关节的边界就是脊髓的边界，一般脊髓型颈椎病减压至钩椎关节即可；③生理曲度的矫正。

· 突破后纵韧带有两个方法：①从后纵韧带边缘进入分离切开；②探查后纵韧带相对薄弱的区域，逐层深入分离后纵韧带及硬脊膜，找到突破口，切除。如发现后纵韧带和硬脊膜有明显粘连者，避免误伤硬脊膜导致脑脊液漏。

· 用小直角弯头神经探条分离开后纵韧带与硬脊膜后，切开后纵韧带，小头斜口冲击式咬骨钳逐步咬除椎体后壁皮质骨（图2-4-17）。

· 将相邻椎体后壁上下缘切除，用神经探子探察减压情况。对于有神经根症状主诉的患者，应向椎间隙侧方进行扩大减压，首先用特制探钩探查神经走行方向，如较为宽松，椎间孔则无须减压，如发现椎间孔狭窄可切除钩椎关节构成椎管起始部的部分及其相应骨赘，使神经根靠近脊髓3mm内部分得到减压。

· 减压完成后，用成角刮匙准备终板，使其轻微出血。注意保护终板，否则可能出现钛网下沉于椎体松质骨内。

· 术中使用磨钻处理椎体后壁和韧带骨化物时需尽量将其磨薄，保持骨化物与骨槽周壁的连接性，维持骨化物稳定，减少振动对脊髓的刺激。

· 骨化物的切除应从椎间隙水平近椎体后外侧骨化薄弱处开始逐步小块切除[8]。

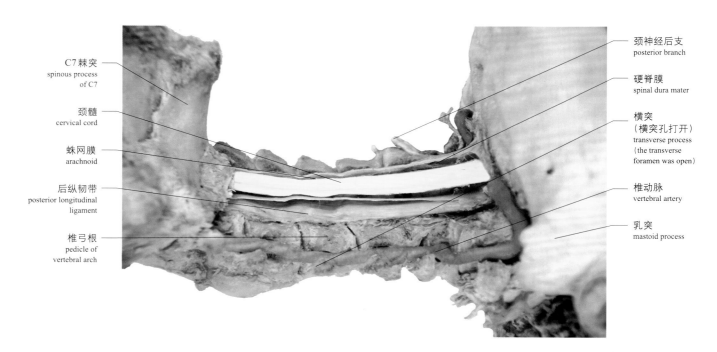

C7 棘突
spinous process
of C7

颈髓
cervical cord

蛛网膜
arachnoid

后纵韧带
posterior longitudinal
ligament

椎弓根
pedicle of
vertebral arch

颈神经后支
posterior branch

硬脊膜
spinal dura mater

横突
（横突孔打开）
transverse process
（the transverse
foramen was open）

椎动脉
vertebral artery

乳突
mastoid process

图 2-4-18　颈椎侧方去除椎板及右侧侧块结构（脊髓右侧切除）

· 颈椎后纵韧带起自第2颈椎，沿诸椎体后面抵于骶管。后纵韧带分为两层，浅层为一坚强韧带，自颅底垂直下行，在侧方延伸达椎间孔；深层呈齿状，椎体钩椎关节关节囊的一些纤维即始于此层（图2-1-23、图2-4-18）。

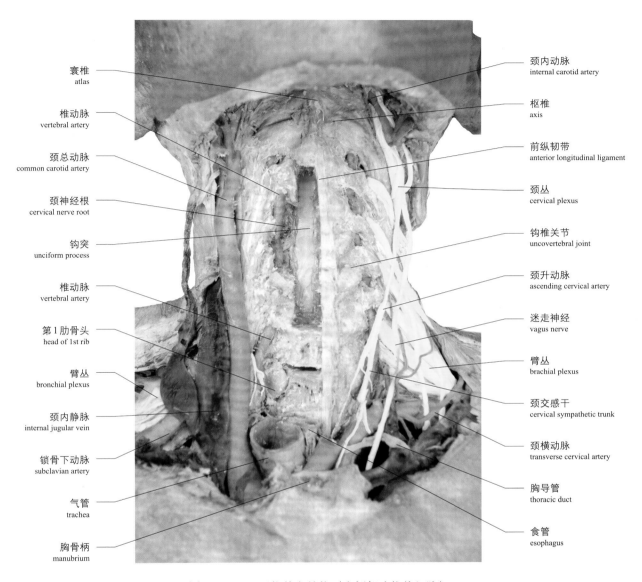

寰椎
atlas

椎动脉
vertebral artery

颈总动脉
common carotid artery

颈神经根
cervical nerve root

钩突
unciform process

椎动脉
vertebral artery

第1肋骨头
head of 1st rib

臂丛
bronchial plexus

颈内静脉
internal jugular vein

锁骨下动脉
subclavian artery

气管
trachea

胸骨柄
manubrium

颈内动脉
internal carotid artery

枢椎
axis

前纵韧带
anterior longitudinal ligament

颈丛
cervical plexus

钩椎关节
uncovertebral joint

颈升动脉
ascending cervical artery

迷走神经
vagus nerve

臂丛
brachial plexus

颈交感干
cervical sympathetic trunk

颈横动脉
transverse cervical artery

胸导管
thoracic duct

食管
esophagus

图 2-4-19 颈椎前方结构（右侧部分椎体切除）

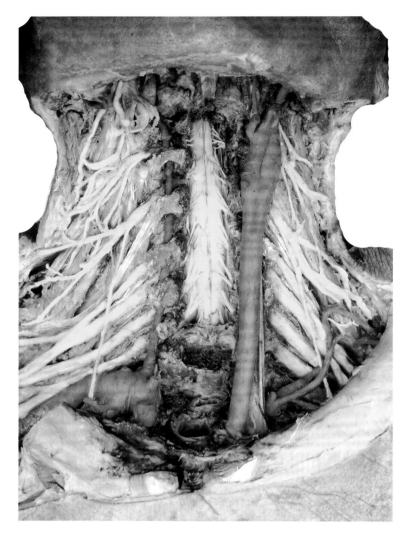

图 2-4-20 颈前神经血管结构（椎体部分切除）

钩突是颈椎椎体上面两侧稍后方的峭状突起，与上位椎体下缘构成钩椎关节，钩突所处地位重要，外侧为横突孔，其内通过椎动脉、静脉及包绕的交感神经丛，后外侧参与构成椎间孔前壁，有颈神经根及根动脉通过（图 2-4-19、图 2-4-20）。多数学者认为钩椎关节不是恒定的典型滑膜关节，5岁以后随着颈段脊柱的运动而逐渐形成，是由直接联结向间接联结分化的结果，钩椎关节的存在有助于颈椎椎体向两侧运动的稳定，而钩椎关节退变增生可使横突孔变窄，压迫椎动脉和颈神经根。

[融合固定]

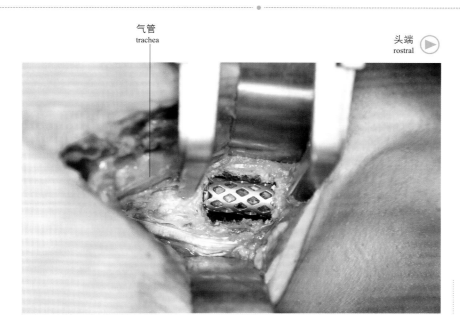

气管 trachea

头端 rostral

图 2-4-21
放置钛笼

· 撑开椎体撑开器，根据骨槽长度调整钛网长度，将钛网压满自体骨碎屑，两端装帽组成钛笼。

· 此时注意勿过度撑开，以防钛笼进入椎体和术后轴性疼痛。编者主张钛笼在自然状态下放入而不是强行敲入。

· 在C6、C7椎体，其上面的终板斜向前下，不与上个椎体的终板平行，可把钛网的下平面修剪成后短前长的斜面来与之对应。

· 可以修整上下椎体的终板及钛笼的形状，致使植入的钛笼与上下椎体贴合严密（图2-4-21）。

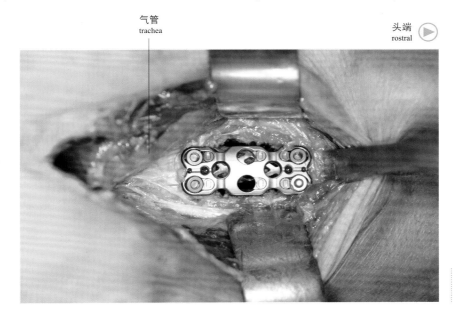

气管 trachea

头端 rostral

图 2-4-22
安放颈前路钛板

· 安放颈前路钛板，同时注意钢板预弯的角度以利于颈椎曲度的矫正（图2-4-22）。

· 安放过程中应参照两侧颈长肌位置，避免钛板的长轴与颈椎的长轴成角或不在正中。

· 透视后调整螺钉避免螺钉置入相邻椎间盘或者钛笼椎骨界面，避免螺钉穿破椎体外侧皮质。

· 上胸段有肩部阻碍影响透视，故术中安装内固定时一定要用两枚短针头在固定椎上、下两个椎间盘的中点标识，以便钢板长短的选择及螺钉位

置的确定，保障置入钢板良好的位置[9]。

· 植骨块或钛网应略大于植骨间隙2mm，尽可能一次嵌入成功，取骨时要取带一部分皮质的髂骨。保证植骨三面为骨皮质，带髂嵴面置于前面，避免在骨性愈合过程中前柱高度丢失[10]。

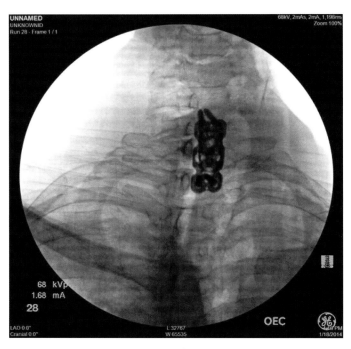

图 2-4-23
颈前路内植物正位术中透视

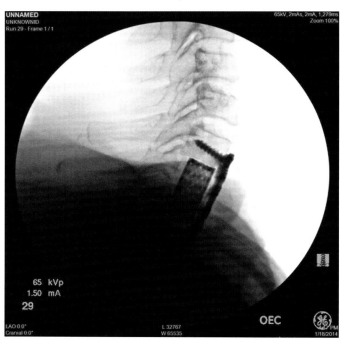

图 2-4-24
颈前路内植物侧位术中透视

· 正、侧位术中透视示颈前路钛板钛钉及钛笼位置良好（图2-4-23、图2-4-24）。

［小结］

- 常规颈部斜切口的下端可以达到T2椎体水平，而经胸腔侧入路最高可以处理T3椎体的病变。

- 当上胸段椎体病变时，这些常规切口往往难以解决问题，通过经胸骨前入路予以治疗，手术显露及操作均非常满意。

- 92%的T4下缘高于胸骨角水平，经胸骨柄开窗可以在直视下充分显露；在冠状面上切除胸骨柄最窄处（78±7.9）%，在矢状面上切除柄长的（72±14.7）%可达到直视下显露T4椎体的目的。

- 显露方式适用于T2-T4椎体病变的手术治疗，比如T2-T3、T3-T4椎间盘突出，T2-T3椎体结核。

- 编者认为术中操作T5比较困难，如能显露，需术前注意判断主动脉弓和椎体的关系。

- 该手术入路可能伤及胸膜顶，导致气胸，因此对于胸膜顶的解剖需要熟悉。

- 胸锁关节缝距前正中线平均15.6mm，胸膜顶内侧界距前正中线平均15.9mm，胸膜顶外侧界距前正中线平均52.0mm，胸膜顶峰距前正中线平均29.9mm，胸膜顶最大前后径平均45.5mm，胸膜顶距锁骨上缘高度平均20.1mm。

- 上胸段胸导管沿脊柱左侧贴近气管食管沟上行至颈根部，与T3水平走行于椎体的左侧，向上注入左锁骨下静脉，其位于术野下方，椎体壁剥离存在损伤胸导管的风险，因此术中需注意保护，需用"花生米"剥离子对椎体左侧进行耐心细致的剥离。

- 左喉返神经在T4水平绕过主动脉弓返转向上，沿气管、食管沟上行，较为恒定，不易损伤。

- 右侧喉返神经勾绕右侧锁骨下动脉，沿着气管和食管的外侧上行，在C7水平横行且较短，而且喉与颈动脉鞘之间的牵开空间受限，术中易损伤喉返神经，因此不采用右侧入路。

- 左无名静脉斜形跨越胸骨柄后方，于T4水平汇入上腔静脉，分离出左无名静脉并将其向下牵开保护通常可显露T4椎体。

- 20世纪70年代，徐印坎教授和贾连顺教授根据Cloward和Smith-Robinson的基本理论和技术，大力推广和普及了该技术。

- 环锯的应用对于单节段颈椎病的治疗具有里程碑式的意义。

- 环锯法虽操作简单，但往往需要部分去除终板而影响固定后的抗压缩强度。

- 椎体侧全切除术由Sakau于1976年提出，对于多节段颈椎病具有较好的治疗效果，由于其保留椎体骨性终板，故术后椎体融合处抗压缩强度较高。

- 袁文教授于1997年将钛网与钢板联合应用于颈前路减压融合术，使中国的颈前路手术进入了直视下减压的时代。

- 颈前路椎体次全切除术较常见的适应证为：颈椎损伤、椎间盘疾病、颈椎病等因伤病本身或手术减压后需要稳定者。

- 较少见的适应证为：类风湿性关节炎所致的颈椎渐进性畸形和半脱位、颈椎椎体良性肿瘤切除术后的不稳定、骨髓炎愈合后的反曲畸形。

- 后纵韧带包括浅、中、深三层。

- 浅层包括：①从中间纵向发出的纤维横跨不同的几个节段；②从侧方斜跨过1~2个节段并连接到相应椎体椎弓根基底部。

- 最终浅层的所有的纤维附着在椎体的后部的小骨性突起上（图2-4-25，t）。

- 中层所包括的纵向纤维只跨过一个椎间盘，行程较浅层纤维短。

- 深层是由椎间盘表面的短纤维组成。这些纤维起自上椎体后表面的下边界上方，呈翼状连接至两侧的钩突背侧。

- 深层被认为是后纵韧带的组成部分而不是纤维环的一部分，因为它们附着在椎体的后表面而非椎体的上下表面或边缘。

- 椎体后壁的切除增加了操作空间、减少了术中神经损伤的风险，但术中出血增加、术后钛网沉降及颈椎曲度丢失的风险也随之增加[11]。

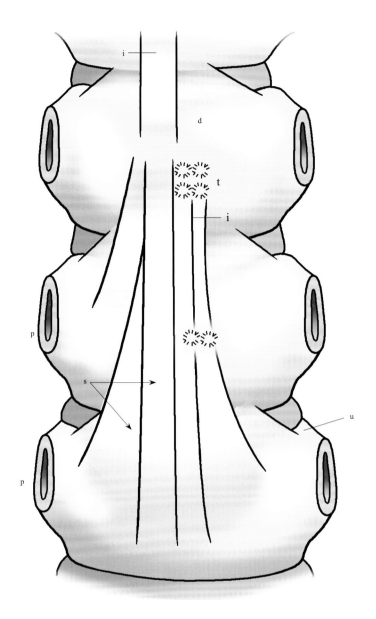

图 2-4-25　后纵韧带浅（s）、中（i）、深（d）三层和钩突（u）、椎弓根（p）、韧带附着点（t）

◇ 参 ◇ 考 ◇ 文 ◇ 献 ◇

［1］ Cauchoix J, Binet J P. Anterior Surgical Approaches to the Spine［J］. Annals of the Royal College of Surgeons of England, 1957, 21（4）：234.

［2］ Sundaresan N, Shah J, Foley K M, et al. An anterior surgical approach to the upper thoracic vertebrae［J］. Journal of Neurosurgery, 1984, 61（4）：686-690.

［3］ Bailey R W, Badgley C E. Stabilization of the cervical spine by anterior fusion［J］. Journal of Bone & Joint

Surgery American Volume, 1960, 42-A（3）: 565.

［4］ Xia H, Yin QS, Pan GM. Operation of upper thoracic spine diseases through anterior transsternal approach ［J］. Orthopedic Journal of China, 2007, 7345: 689-698.

［5］ Xiao J, Jia L, Yuan W. Surgical procedure for upper thoracic spine tumors ［J］. Chinese Journal of Surgery, 2001.

［6］ Xie E, Hao D, Qi WU. Anterior approach and hemisectomy of stern for upper thoracic disease ［J］. Chinese Journal of Spine & Spinal Cord, 2013, 23（2）: 135-139.

［7］ Wang Q, Tan M, Feng D. Anatomic and clinical application of sternal manubrium fenestration to expose upper thoracic vertebrae ［J］. Chinese Journal of Spine & Spinal Cord, 2007. 17（3）: 165-168.

［8］ Chen DY, Chen Y, Lu XH, et al. Anterior multilevel corpectomy for the treatment of severe ossification of posterior longitudinal ligament in the cervical spine ［J］. 2009, 89（31）: 2163-2167.

［9］ Hodgson AR, Stock FE, Fang SY, et al. Anterior spinal fusion the operative approach and pathological findings in 412 patients with pott's disease of the spine ［J］. British Journal of Surgery, 1960, 48（208）: 172-178.

［10］ Wang L, Zhou J, Cao Q, et al. Subtotal vertebrectomy combined with anterior decompression through cervical disc space and fusion for multilevel cervical spondylosis ［J］. Chinese Journal of Spine & Spinal Cord, 2013, 23（12）: 1092-1096.

［11］ Yuan W, Zhang Y, Wang XW, et al. Anterior cervical corpectomy and fusion with preserved posterior vertebral wall for multi-level cervical spondylosis: a prospective random study of 84 cases ［J］. Zhong hua wai ke za zhi, 2006, 44（16）: 1087.

第五节
下颈椎椎弓根螺钉及侧块螺钉置钉技术

[概述]

颈椎的椎弓根钉内固定系统最早于1994年由Abumi等[1]报道。颈椎椎弓根螺钉固定生物力学稳定，是矫正颈椎后凸畸形、进行颈椎的固定融合以及治疗颈椎骨折脱位等颈椎疾病的理想固定方法。颈椎椎弓根细小且处于椎动脉、脊髓和上下神经根所构成的狭小空间内，所以椎弓根钉置入有一定难度和风险，椎动脉损伤和神经损伤是它最大的风险。

1970年，Roy-Camille等首先报道应用颈椎侧块钢板螺钉内固定术治疗颈椎骨折脱位，疗效满意。这种内置物固定于侧块，即使棘突、椎板发生骨折，也能实现短节段坚强固定，目前已成为治疗颈椎损伤的一种有效手段。由于颈椎侧块毗邻神经血管（其前内方为脊髓，前方为椎动脉和颈神经根），螺钉的置入有一定的危险性，包括损伤小关节面。手术的要求是在保证安全的前提下，尽可能双皮质固定螺钉，即螺钉尖超出侧块远侧皮质，以提高其力学性能。

下颈椎椎弓根螺钉置钉技术

· 入钉点的选择：下颈椎椎弓根螺钉的各种置入方法的入钉点选择各有不同，将在本节中予以具体阐述。

· 定位明确后，在欲置入椎弓根钉的节段，需向两侧显露侧块的边界，以利于术中准确确定入钉点（图2-5-1）。

· 准确确定入钉点的前提是准确确定侧块上下内外边界。在有关节突增生退变时，入钉点确定难度增加，导致入钉点选择错误，造成置钉时周围重要结构损伤。

· 侧块的上界应以上关节突的下关节面来确定，而不是依靠上位椎体的下关节突的下界来确定，必要时可切开侧块关节的关节囊以鉴别。

· 确定进钉方向，由矢状面及水平面的方向决定。

· 用尖锥垂直于侧块刺破入钉点的骨皮质，再用钻头或开路器依不同进钉方向徐徐钻入。

· 手钻在钻孔过程中应感觉到有均匀的阻力，手钻均匀前进。

· 如手钻阻力过大、停止前进，或阻力突然消失、有突破感或落空感，均表明手钻未进入椎弓根。

· 从解剖学上看，外侧壁也是最薄弱最易穿破的，除非使用锐性的扩孔器，否则钝性手动扩孔是很难穿破椎弓根的内侧壁及上、下壁的。

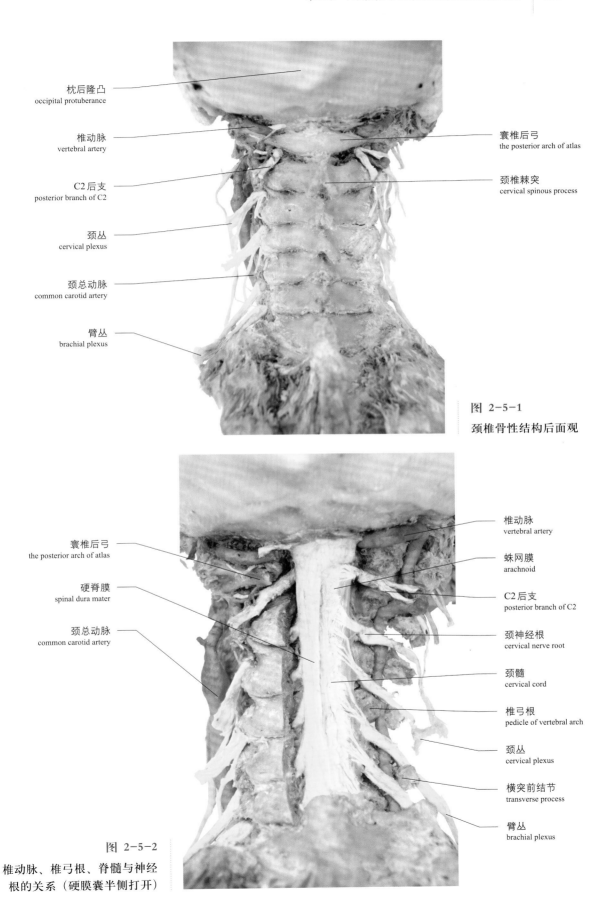

枕后隆凸
occipital protuberance

椎动脉
vertebral artery

C2后支
posterior branch of C2

颈丛
cervical plexus

颈总动脉
common carotid artery

臂丛
brachial plexus

寰椎后弓
the posterior arch of atlas

颈椎棘突
cervical spinous process

图 2-5-1

颈椎骨性结构后面观

寰椎后弓
the posterior arch of atlas

硬脊膜
spinal dura mater

颈总动脉
common carotid artery

椎动脉
vertebral artery

蛛网膜
arachnoid

C2后支
posterior branch of C2

颈神经根
cervical nerve root

颈髓
cervical cord

椎弓根
pedicle of vertebral arch

颈丛
cervical plexus

横突前结节
transverse process

臂丛
brachial plexus

图 2-5-2

椎动脉、椎弓根、脊髓与神经
根的关系（硬膜囊半侧打开）

• 由于椎动脉受到骨性椎间孔的限制，逃逸能力较差而易于损伤，且脊髓与椎弓根之间有硬膜外脂肪和硬脊膜囊作为缓冲而相对安全（图2-5-2），故靠内侧操作较为安全。

• 上位神经根紧贴椎弓根上缘行走而下位神经根却与椎弓根下缘有一定间隙（图2-5-2），进针点一般选择目标椎体的上关节突关节面下缘处，侧块的外侧缘稍偏内，外展角控制在40°~45°，故靠下侧操作较为安全[2]。

• 应用探子探查，钉道四壁及顶端有软组织的感觉，表明钉道穿破了椎弓根。

• 如果钉道在不到18mm时已钻透，提示内倾角不够[3]。

• 钻头进深至20~24mm时，可用椎弓根探子小心探查钉道的顶端及四壁，确认均为骨质时，说明钻的钉道位于颈椎椎弓根内，继续钻至24~28mm为止[4]。

• 使用C臂机观察钉道是否从上方或下方穿出了椎弓根，与终板是否平行，是否进入椎间隙。

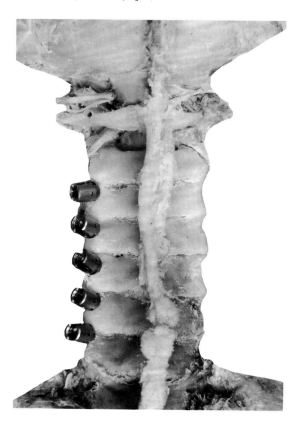

图 2-5-3　椎弓根螺钉置入

• 如方向选择错误，可适当调整进钉点或方向，但不能多次反复钻孔，否则易使螺钉松动。

• 钉道钻孔拔出手钻后有时可出现较大的暗红色涌血，其原因一般为椎弓根钉道内或椎体内大的静脉窦或血管出血，或穿破椎弓根损伤外侧横突孔内的椎静脉。

• 迅速用手指压住钉道出血，立即用骨蜡填入封堵止血，使用丝锥或调整钉道后如果再次出血，可反复用上述方法止血，最后拧入螺钉后可成功止血。

• 如怀疑椎动脉损伤，应于术后行椎动脉造影，如明确损伤，应介入封堵[5]。

• 螺钉置入应选择3.5mm或4.0mm的骨松质螺钉，长度为20~26mm。置钉前应当攻丝。否则，拧入螺钉时难以循预先钻出的钉道顺利拧入[6]（图2-5-3）。

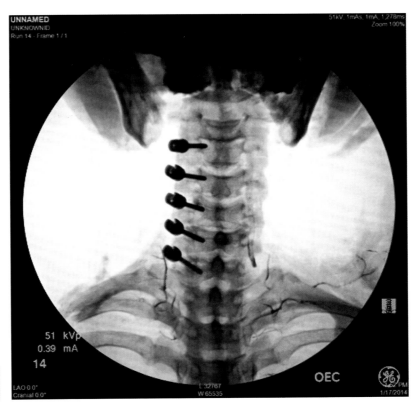

图 2-5-4
椎弓根螺钉正位术中透视

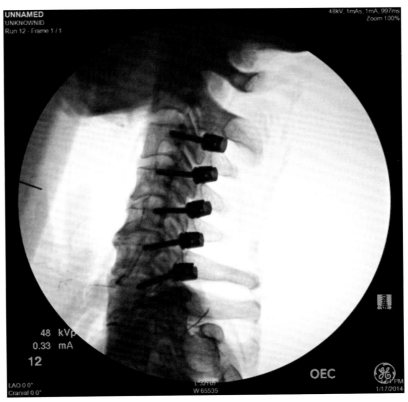

图 2-5-5
椎弓根螺钉侧位术中透视

· 正、侧位术中透视，判断椎弓根螺钉位置（图2-5-4、图2-5-5）。

[小结]

· 颈椎椎弓根螺钉固定的稳定作用优于包括侧块螺钉固定在内的其他固定技术。

· C4椎弓根直径最小，C6和C7椎弓根直径最大。

· 椎弓根直径在6.0~7.5mm内，椎弓根与椎体水平面成角在37°~45°内，矢状面成角在1°~8.6°内[7]。

· 椎弓根偏内上侧骨皮质较厚，外下方骨皮质较薄。

· 决定椎弓根钉的稳定性及抗拔出力主要是由其内径来决定的，而不是外径大小决定。

· 如果椎弓根外径不足4mm，则建议改用其他固定方式。

· 术前对椎动脉的评估也是不可或缺的，如果CT或MR图像证实或怀疑存在解剖学变异，应加做MRA检查。

· 徒手置钉在选择进针点及方向上主要包括骨性标志法和直视置钉法。

· 骨性标志法又包括临椎定位法、自身定位法和结合定位法。

· 邻椎定位法以孙宇介绍的方法为代表：于上关节突面最低点下方3mm处为进钉点，C3-C5与椎体矢状面呈45°角；C6-C7与椎体矢状面呈35°角；C3-C7与椎体上终板分别呈-9°、0°、8°、15°及13°角[8]。

· 椎弓根自身长度平均为19.1~20.5mm，椎弓根通道全长平均为33.2~35.0mm，椎弓根内倾角平均值C3-C5为43.2°~45.1°，C6为40.8°，C7为37.5°[9]。

· 自身定位法的代表包括：

（1）一点两垂直法：傅一山等将颈椎椎弓根螺钉置钉方法简化为一点两垂直，即一点为进钉点，位于侧块最外侧缘嵴上的凹陷点（侧块上关节突颈项部）；两垂直为进钉方向，矢状面上垂直于相应节段的侧块平面，水平面上垂直于相应节段的椎板平面。

（2）吴战勇法：将关节突背面画三角垂线分关节突为4等份，进钉点在C3-C5为外1/3垂线上距上位椎的下关节突下缘3mm处。C6-C7在中垂线上距上位椎的下关节突下缘2mm处。进钉方向与椎体矢状线夹角C3-C5为40°、C6-C7为35°，与椎体上终板夹角（水平线为0°，以上为正、以下为负）C3-C4、C5、C6-C7分别为-5°、0°、5°[10]。

· 结合定位法的代表有：

（1）Abum法：C3-C7进针点为固定椎的上位椎的下关节突下端的略下方侧块外缘向内5mm处，与椎体矢状线成25°~45°角，C5-C7与上终板平行，C4针尖端略向头方倾斜，C3较C4再略向头方倾斜[11]。

（2）Ebraheim法：于上椎体左右下关节突下缘连横线，再于相邻椎骨侧块外缘连纵线，进钉点为横线下1.6~6mm、纵线内4.5~6.4mm处，水平面上与侧块表面呈90°~100°角，矢状面上与侧块表面呈53°~94°夹角。

（3）王东来法：以颈椎关节突背面中点为原点建立平面直角坐标系，进钉点为C3-C6在外上象限的中点，C7在侧块中线上关节面下缘略下方，进钉方向为C3-C5与矢状线呈40°~50°角，C7与矢状线呈30°~40°角，平行相应节段椎体上终板[12]。

· 邻椎定位法和结合定位法较易受到关节突关节退变骨赘形成、关节不稳等的影响造成定位不准，而自身定位法则较为准确，但在确定骨性标志时需去除临椎增生的关节突关节和关节囊的阻挡[13]。

· 直视置钉法包括：

（1）开窗椎弓根螺钉探查法：对椎板部分切除开窗以显露椎弓根的上下内侧面，探查椎弓根，直视下置钉。

（2）管道疏通法：谭明生介绍的管道疏通法即用磨钻去除侧块背面上1/2处皮质，用刮匙顺着椎弓根轴线方向，以旋转方式刮除松质骨，显露椎弓根管口和椎弓根管，扩孔后直视下置钉。

· 计算机辅助置钉的方法是神经外科立体导向技术在脊柱外科的新应用。

· 通过C臂机扫描经计算机处理而建立三维动态影像，为椎弓根钉置入导航。

· 结合3D打印技术的运用，可对存在畸形、解剖变异的患者制定个性化手术方案，辅助手术顺利进行。

下颈椎侧块螺钉置钉技术

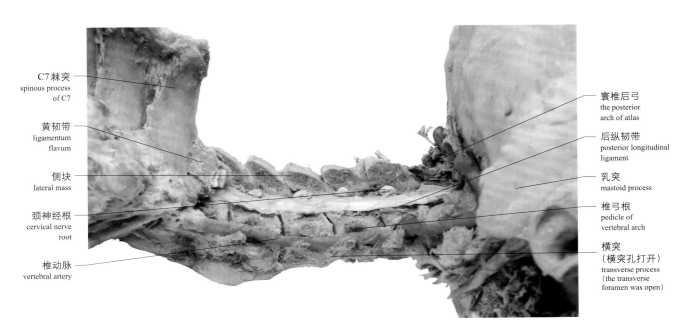

C7棘突
spinous process of C7

黄韧带
ligamentum flavum

侧块
lateral mass

颈神经根
cervical nerve root

椎动脉
vertebral artery

寰椎后弓
the posterior arch of atlas

后纵韧带
posterior longitudinal ligament

乳突
mastoid process

椎弓根
pedicle of vertebral arch

横突
（横突孔打开）
transverse process
(the transverse foramen was open)

图 2-5-6
侧块的断面形态和侧块关节的方向

· 侧块螺钉入点位于关节突中点的内侧和头侧各1~2mm或内侧和头侧1/3处[14]。

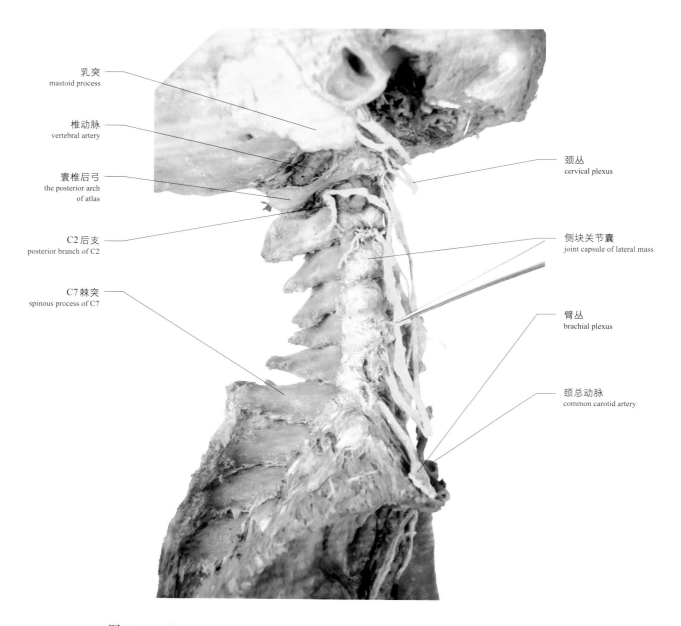

乳突
mastoid process

椎动脉
vertebral artery

寰椎后弓
the posterior arch
of atlas

C2 后支
posterior branch of C2

C7 棘突
spinous process of C7

颈丛
cervical plexus

侧块关节囊
joint capsule of lateral mass

臂丛
brachial plexus

颈总动脉
common carotid artery

图 2-5-7
包裹侧块关节的关节囊 · 可用神经剥离子插入侧块关节内以确定倾斜的平面（图2-5-6、图2-5-7）。

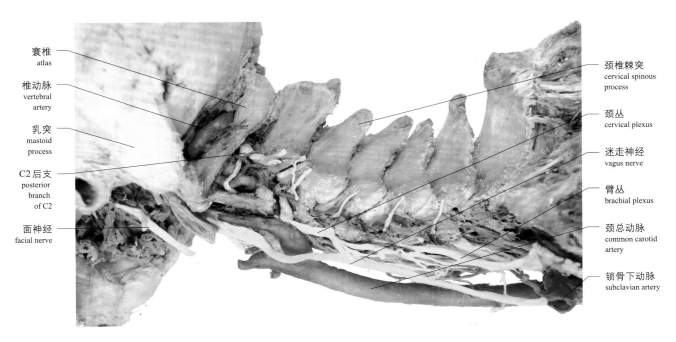

寰椎
atlas

椎动脉
vertebral
artery

乳突
mastoid
process

C2后支
posterior
branch
of C2

面神经
facial nerve

颈椎棘突
cervical spinous
process

颈丛
cervical plexus

迷走神经
vagus nerve

臂丛
brachial plexus

颈总动脉
common carotid
artery

锁骨下动脉
subclavian artery

图 2-5-8 颈椎侧方骨性结构与神经血管关系

· 入钉角度头向外侧倾斜30°，并平行于关节突关节面。

· 用2.5mm钻头沿克氏针方向钻孔，直至钻透关节突前方骨皮质。

· 测深器测量钻孔的深度，用3.5mm丝锥对近端2/3长度攻丝，然后拧入螺钉。

· 术前应从CT或MRI上明确椎动脉与关节突的关系，并明确侧块的厚度，螺钉长度与侧块厚度相同即可。

· 螺钉不可太短，以突破对侧骨皮质为宜，否则强度不够。

· 安放螺钉前，攻丝方向深度要准确，保证螺钉置入一次成功，反复进钉可导致孔道变大。

· 一旦发生椎动脉损伤，不要立即退出螺钉，而应继续拧入螺钉或填入骨水泥以压迫止血，术后行椎动脉介入治疗。

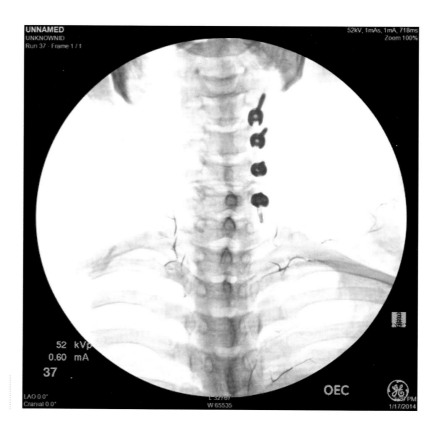

图 2-5-9
侧块螺钉正位术中透视

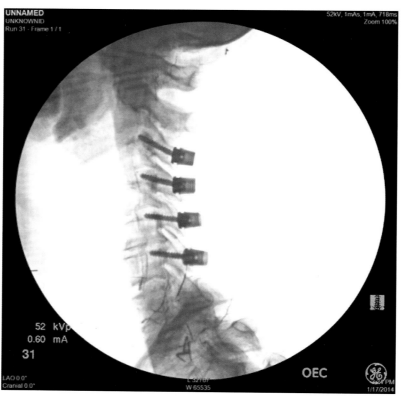

图 2-5-10
侧块螺钉侧位术中透视 ·正、侧位术中透视，判断侧块螺钉位置（图2-5-9、图2-5-10）。

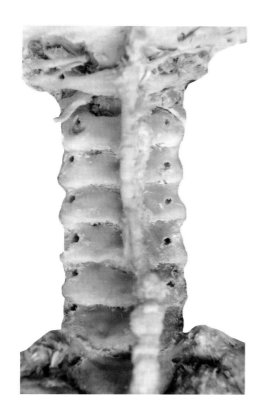

• 左侧为椎弓根螺钉进钉点，右侧为侧块螺钉进钉点（图2-5-11）。

图 2-5-11
椎弓根螺钉进钉点与侧块螺钉进钉点

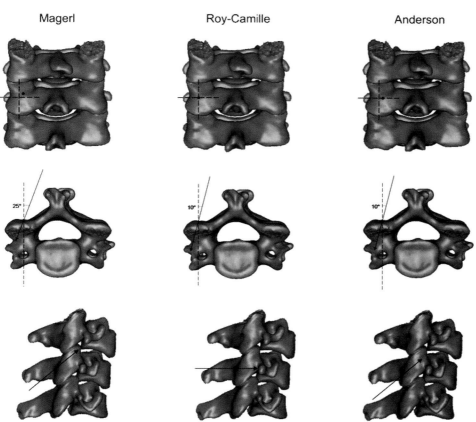

图 2-5-12 三种常用侧块螺钉进钉点与进钉方向（示意图）

[小结]

· 侧块的上缘为上关节突关节面的最低点，下缘为下关节突的最远点，内缘为椎板与关节突的结合部，外缘为骨性边缘。

· Roy-Camille 等最早报道采用颈椎侧块固定技术。

· Roy-Camille 技术的进钉点为侧块中点，矢状面垂直进钉，水平面钉尖外偏10°。进钉长度为14～15mm[15]。

· Margel 技术：进钉点为侧块中点稍内上方2～3mm，矢状面头倾30°，水平面钉尖外偏25°，进钉长度为15～16mm[16]。

· Louis 技术：进钉点为下关节面外侧缘内侧5mm，下关节面下缘下3mm，矢状面和水平面均垂直进钉，不能穿透腹侧皮质。

· Anderson 技术：进钉点为侧块中点内1mm，矢状面钉尖向头侧偏30°～40°，水平面钉尖外偏10°，进钉长度为16～18mm。

· 尹庆水等的改良 Margel 法进钉点选在可视侧块中点内下1～2mm 处，进钉深度13.2～16.4mm，进钉角度分别为矢状面45°，水平面29°。

· 临床应用中 Roy-Camille 技术和 Margel 技术应用较为广泛（图2-5-12）。

· 螺钉突破椎弓根外侧壁进入横突孔的发生率较高，螺钉进入横突孔内可能损伤椎动脉；螺钉过多侵入横突孔亦会压迫椎动脉，减少椎动脉血供[17]。

· 侧块螺钉内固定是钉棒系统通过预弯棒、旋棒等技术来最大限度地恢复颈椎的生理前凸、纠正后凸畸形；同时，侧块螺钉提供的坚强固定使颈椎的稳定性得到重建，而植骨融合又避免了术后颈椎不稳的发生，从而减少了轴性痛的发生[18]。

◇ 参 ◇ 考 ◇ 文 ◇ 献 ◇

［1］ Kotani Y, Cunningham BW, Abumi K, et al. Biomechanical analysis of cervical stabilization systems. An assessment of transpedicular screw fixation in the cervical spine. ［J］. Spine, 1994，19（22）：2529-2539.

［2］ Xu ZW, Ji XB, Wang BW, et al. Clinical evaluation of guiding apparatus assisted individual posterior cervical pedicle screw fixation ［J］. Chinese Journal of Traumatology, 2012. 28（8）：703-707.

［3］ Guo JD, Hou SX, Shi YM. Effects of posterior total laminectomy decompression and reduction with pedicle screws for lower cervical fracture and dislocation. ［J］. Orthopedic Journal of China, 2010, 18（10）：821-824.

［4］ Barrey C, Mertens P, Rumelhart C, et al. Biomechanical evaluation of cervical lateral mass fixation: a comparison of the Roy- Camille and Magerl screw techniques ［J］. Journal of Neurosurgery: Spine, 2004，100（3）：268-276.

［5］ Hou LS, Di-Ke R, Qing HE, et al. Study on Multiplanar and Three- dimensional CT Reconstructive Images of Subaxial Cervical Vertebrae for Transpedicular Screw Fixation ［J］. Anatomy & Clinics, 2008. 13（1）：3-7.

［6］ Montesano PX, Jauch E, Jonsson H. Anatomic and biomechanical study of posterior cervical spine plate arthrodesis: an evaluation of two different techniques of screw placement ［J］. Journal of Spinal Disorders & Techniques, 1992，5（3）：301-305.

［7］ Zhao LJ, Xu RM, Ma WH, et al. The design and application of anterior cervical pedicle screw- plate system in lower cervical spine ［J］. China Journal of Orthopaedics and Traumatology, 2014, 27（5）：390.

［8］ 孙宇，王志国，党耕町. 颈椎椎弓根的观测及其临床意义［J］. 北京医科大学学报，1993，25：279-280.

［9］ Liu J, Liu X. Anatomic and radiographic measurement for related parameters in term of lower cervical pedicle screw fixation［J］. Chinese Journal of Spine & Spinal Cord, 2009. 19（7）：535-539.

［10］ 吴战勇，孙先泽，孔建军，等. 颈椎椎弓根螺钉内固定系统在颈椎的应用［J］. 中国矫形外科杂志，2000，7（10）：960-961.

［11］ Ye Li, Liu J, Wu YT. Applied anatomical study on pedicle screw placement in C6 and C7［J］. Chinese Journal of Spine & Spinal Cord, 2013，23（7）：633-637.

［12］ 王东来，唐天驷，黄土中，等. 下颈椎椎弓根固定的解剖学研究与临床应用［J］. 中华骨科杂志，1998，18（11）：659-662.

［13］ Abumi K, Shono Y, Ito M, et al. Complications of pedicle screw fixation in reconstructive surgery of the cervical spine.［J］. Spine, 2000，25（8）：962-969.

［14］ Jeanneret B, Geghard JS, Margerl F. Transpedicular screw fixation of articular mass fracture separation: results of an anatomical study and operative technique. J Spinal Disord, 1994，7：222-229.

［15］ Liu G, Rongming XU, Weihu MA. Quantitative anatomy of the subaxial cervical facet and its relationship with the transarticular screws fixation［J］. Chinese Journal of Spine & Spinal Cord, 2007, 17（2）：140-144.

［16］ Xia YP, Zhang XL, Li HN, et al. Clinical validity of hinge position to expansive semi open-door laminoplasty［J］. Chinese journal of surgery, 2010，48（48）：1229-1233.

［17］ Zhang J, Xia Q, Yongcheng HU, et al. En bloc open-door laminectomy and pedicle screw fixation for extremely severe cervical ossification of posterior longitudinal ligament［J］. Chinese Journal of Orthopaedics, 2013. 33（1）：14-19.

［18］ Du W, Shen Y, Zhang YZ, et al. Selective posterior enlarged decompression and lateral mass screw fixation for multisegmental cervical spondylotic myelopathy with kyphosis［J］. Chinese Journal of Orthopaedics，2013. 33（2）：111-116.

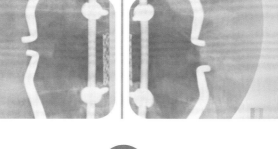

第三章

胸椎外科手术
解剖图解

第一节
侧方胸膜外胸椎显露及椎体切除
脊髓减压椎体融合技术

[概述]

1917年，Robinson首次提出了经胸入路，用于肺叶切除。1956年，Hodgson和Stock首次将经胸入路运用到胸椎的前路病灶清除和骨移植，从而开始了该技术在脊柱外科的应用和推广。但是，由于该入路需要打开胸膜，故产生的术后并发症较多。因此，在此入路的基础上发展出了经胸膜外侧前方入路[1]。

该入路由于不打开胸腔，手术创伤相对较小，降低了手术风险。该入路适应证有胸腰段前外侧减压术、胸腰段病灶清除或活检术、胸椎前方融合内固定术和胸椎畸形矫形术等[2, 3]。

[体位]

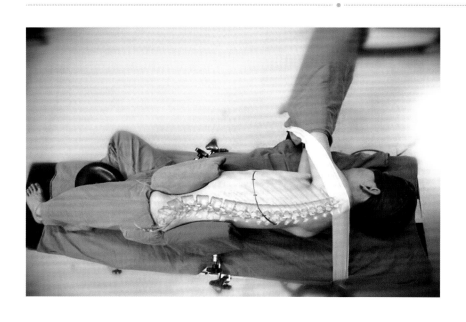

· 患者侧卧位，根据症状、体征及影像学检查结果决定侧卧方向，用肾托或胶带固定。

· 将术侧上肢放至患者头上或飞机式夹板上。

· 对侧腋下垫软垫，防止压迫腋动、静脉。可触摸桡动脉来确认无压迫（图3-1-1）[4]。

图 3-1-1
侧方胸膜外胸椎显露体位及切口

[显露]

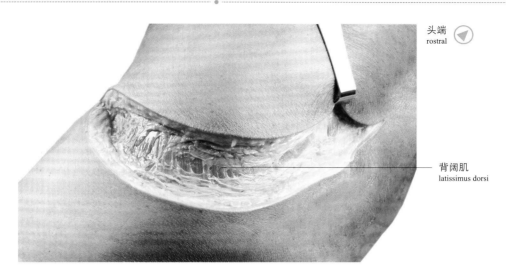

头端
rostral

背阔肌
latissimus dorsi

图 3-1-2
切开皮肤及皮下浅层组织显露深筋膜

· 切口起自肩胛下角两横指处，通常选取第7或第8肋。弧形向前切至乳房下皱襞，后部向后上方胸椎方向延长。如图所示，切开皮肤及皮下组织，见背阔肌（图3-1-2）。

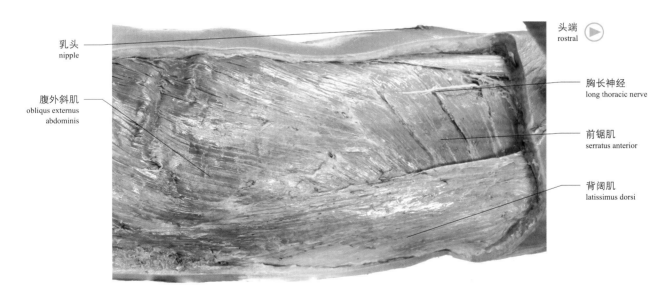

乳头
nipple

腹外斜肌
obliqus externus
abdominis

头端
rostral

胸长神经
long thoracic nerve

前锯肌
serratus anterior

背阔肌
latissimus dorsi

图 3-1-3 胸廓侧壁肌肉浅层解剖

· 前锯肌：位于胸外侧区。起自第1~8或第9肋骨，止于肩胛骨内侧缘及下角，主要由胸背动脉供血，胸长神经支配（图3-1-3）。

· 胸长神经：通常由第5~7颈神经根构成，最后一支有时缺如。上两个根斜穿中斜角肌，在其内或其外侧合并。神经丛背侧下降至臂丛和腋动脉的第一部分，越过前锯肌上缘到达外侧面。可加入C7的根，在前斜角肌和中斜角肌之间出现，在中斜角肌外侧面下降。神经继续向下行至前锯肌外侧缘，支配前锯肌的各肌齿。

· 胸外侧动脉：起自腋动脉的第二部分。沿着胸小肌外侧缘，经过胸大肌深面，远至第5肋间隙。营养前锯肌和胸肌，腋淋巴结和肩胛下肌，与胸内侧、肩胛下和肋间动脉及胸肩峰动脉的胸支吻合。女性的胸外侧动脉有乳房外侧支，沿着胸大肌外侧缘弯曲至乳房，发出皮支绕胸大肌外侧缘营养此处皮肤（图3-1-1）。

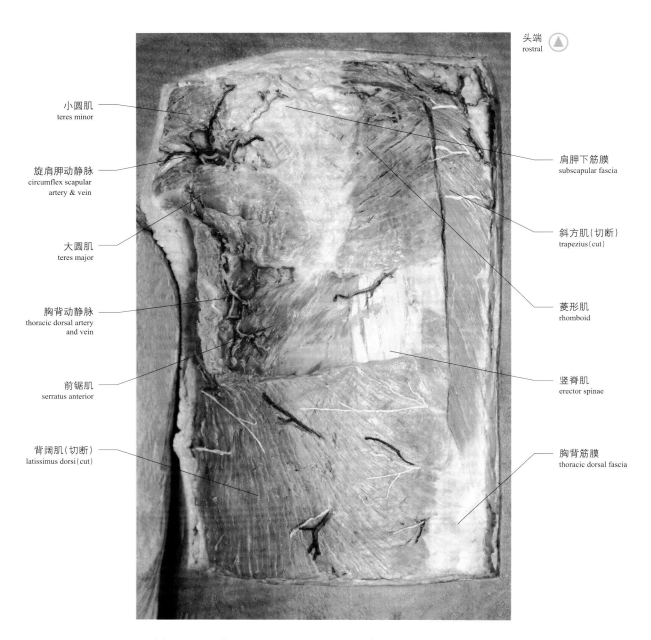

头端
rostral

小圆肌
teres minor

旋肩胛动静脉
circumflex scapular
artery & vein

大圆肌
teres major

胸背动静脉
thoracic dorsal artery
and vein

前锯肌
serratus anterior

背阔肌（切断）
latissimus dorsi（cut）

肩胛下筋膜
subscapular fascia

斜方肌（切断）
trapezius（cut）

菱形肌
rhomboid

竖脊肌
erector spinae

胸背筋膜
thoracic dorsal fascia

图 3-1-4 肩胛区肌肉血管及神经解剖（切断背阔肌及斜方肌）

▪背阔肌：是位于胸背区下部与腰区浅层的宽大扁肌，起自下6个胸椎的棘突和胸腰筋膜的后层，通过胸腰筋膜附着于腰、骶椎棘突、棘上韧带和髂嵴后份。其神经支配来自第5～7颈神经前支形成的胸背神经。

▪大圆肌：是一厚而扁平的肌肉，起自肩胛下角背侧面的卵圆区及大圆肌与小圆肌和冈下肌之间的纤维隔。它的纤维从外侧上升终止于一扁腱，0.5cm长，附于肱骨结节间沟内侧唇。大圆肌由肩胛下动脉至背阔肌的胸背支和旋肱后动脉供应。

由肩胛下神经下部的C5、C6、C7支配。

▪ 小圆肌：是一窄而长的肌肉，起自肩胛骨外侧缘背面一扁带的上2/3及肩胛下肌和大圆肌分开的两个腱膜层，行向上外侧，上部纤维附着于肱骨大结节最下面的腱，下部纤维直接附着于肱骨的该面远端三头肌外侧头起点之上。腱横过肩关节囊与其下后面融合。其血供由旋肩胛动脉和旋肱后动脉供应，前者在肩胛下窝转折向上时穿过肌肉起点。其神经支配由腋神经C5、C6支配（图3-1-4）。

▪ 肋提肌：是强有力的纤维束，起自第7颈椎和第1~11胸椎横突尖端，每侧12个，斜向下外侧走行，并平行于肋间后外肌后缘。每一肋提肌附着于所起始的椎骨下方的肋的上缘和外面，位于肋结节与肋角之间（肋短提肌）。每4块下位肌肉分成2束，1束走行起止同上描述，另1束向下行至第2肋，位于其起点之下（肋长提肌），由相应胸神经的后外侧支支配。

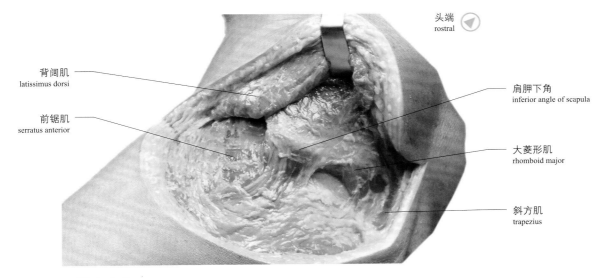

背阔肌
latissimus dorsi

前锯肌
serratus anterior

头端
rostral

肩胛下角
inferior angle of scapula

大菱形肌
rhomboid major

斜方肌
trapezius

图 3-1-5
切断斜方肌、背阔肌显露肩胛下角

▪ 在肋骨近脊柱端部分切断斜方肌、背阔肌，如图在肩胛骨止点处保留肌袖以便术后修补（图3-1-5）。

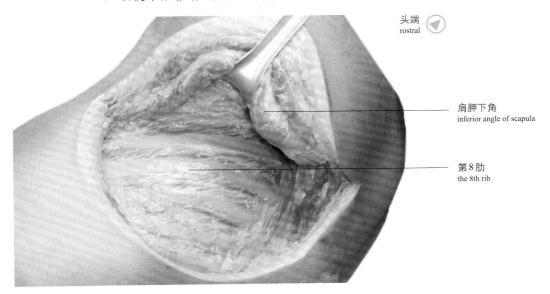

头端
rostral

肩胛下角
inferior angle of scapula

第8肋
the 8th rib

图 3-1-6
切开前锯肌显露肋骨

▪ 继续沿切口方向切开前锯肌，暴露肋骨，见肋间外肌（图3-1-6）。此时可以将肩胛骨抬起，进一步切开肌肉，如有需要，也可切开至后方的菱形肌[4]。

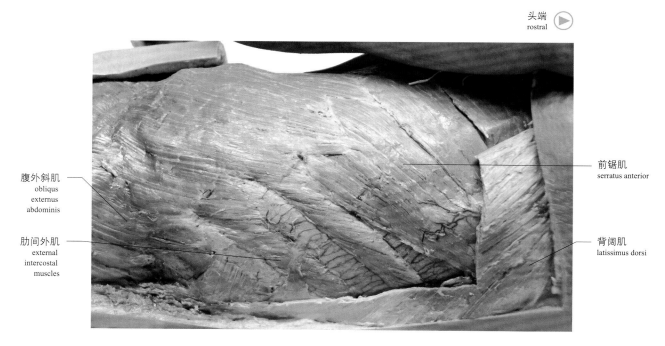

头端
rostral

腹外斜肌
obliqus
externus
abdominis

肋间外肌
external
intercostal
muscles

前锯肌
serratus anterior

背阔肌
latissimus dorsi

图 3-1-7 胸廓侧壁肌肉解剖

· 肋间外肌：11对肋间外肌起于肋结节，在此处与肋横突上韧带的后部纤维相混合，几乎行至肋软骨，在此，它们作为腱膜层称为肋间外膜，继续前行至胸骨。肌纤维起于上一肋骨的下缘，行至下一肋骨的上缘。在上2或3肋间隙，肋间外肌并未完全到达肋端，在最下两个间隙，肋间外肌到达肋软骨的游离端，肋间外肌厚于肋间内肌，肌纤维在胸廓背侧向下、向外斜行，在前方向下、前、内斜行。该肌受肋间神经支配，具有提肋和辅助吸气的作用（图3-1-7）。

· 肋间后动脉通常有9对，起自胸降主动脉后面，分布于下9个肋间隙。右肋间后动脉较长，表明主动脉偏左。它们在食管、胸导管、奇静脉、右肺与胸膜的后方越过椎体。左肋间后动脉在椎体上转向后与左肺和胸膜相贴；上位2个肋间后动脉被左肋间上静脉跨越，下位肋间后动脉被副半奇静脉越过。该动脉进一步的走行在两侧一致。交感干走行于所有动脉前方，内脏神经下行于低位动脉前方。

· 每支肋间后动脉斜行跨越肋间隙，到达上一肋的肋角，继续在肋沟中前行。先在肋间内膜与胸膜之间走行，到肋骨角时，穿行于肋间内肌与肋间最内肌之间，与来自胸部内动脉或肌膈动脉的肋间前分支吻合。每一肋间后动脉上方为静脉，下方为神经，但在最上肋间除外，在此神经初始处走行于动脉之上。第3肋间后动脉与最上肋间动脉吻合，主要供应第2肋间。最下方两支动脉向前方延续至腹壁，并在这里与肋下动脉、腹壁上动脉和腰动脉吻合。每一支肋间后动脉都发出背支、侧支、肌支和皮支。

头端
rostral

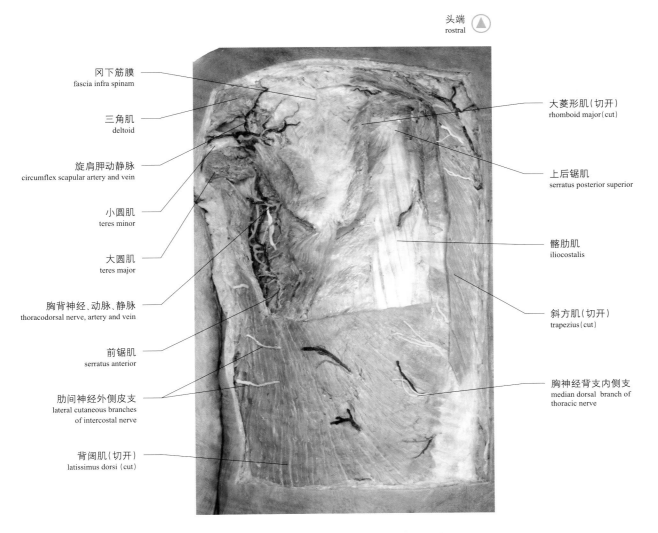

冈下筋膜
fascia infra spinam

三角肌
deltoid

旋肩胛动静脉
circumflex scapular artery and vein

小圆肌
teres minor

大圆肌
teres major

胸背神经、动脉、静脉
thoracodorsal nerve, artery and vein

前锯肌
serratus anterior

肋间神经外侧皮支
lateral cutaneous branches
of intercostal nerve

背阔肌（切开）
latissimus dorsi（cut）

大菱形肌（切开）
rhomboid major（cut）

上后锯肌
serratus posterior superior

髂肋肌
iliocostalis

斜方肌（切开）
trapezius（cut）

胸神经背支内侧支
median dorsal branch of
thoracic nerve

图 3-1-8 肩胛区深层神经血管及肌肉解剖

竖脊肌为脊柱后方的长肌，下起骶骨背面，上达枕骨后方，填于棘突与肋角之间的沟内。它的总腱起自骶骨背面、腰椎棘突、髂嵴后部和胸腰筋膜，向上分为三部：外侧为髂肋肌，止于肋角；中间为最长肌，止于横突及其附近肋骨；内侧为棘肌，止于棘突（图3-1-8）。

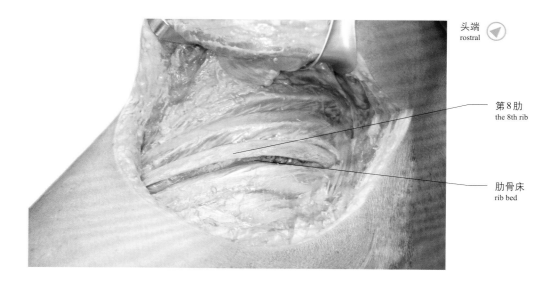

头端
rostral

第8肋
the 8th rib

肋骨床
rib bed

图 3-1-9
剥离骨膜下肋骨

· 用肋骨剥离子将肋间肌从肋骨上剥离。避免损伤走行在肋骨下缘的血管和神经。
· 在肋骨的上缘，从后向前剥离，在肋骨的下缘，从前向后剥离（图3-1-9）。

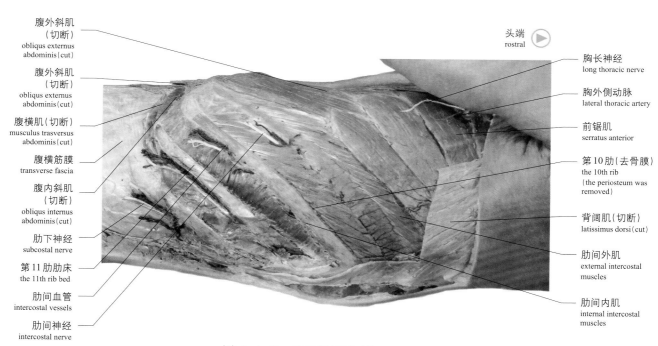

腹外斜肌
（切断）
obliquus externus
abdominis（cut）

头端
rostral

胸长神经
long thoracic nerve

腹外斜肌
（切断）
obliquus externus
abdominis（cut）

胸外侧动脉
lateral thoracic artery

腹横肌（切断）
musculus trasversus
abdominis（cut）

前锯肌
serratus anterior

腹横筋膜
transverse fascia

第10肋（去骨膜）
the 10th rib
（the periosteum was
removed）

腹内斜肌
（切断）
obliquus internus
abdominis（cut）

背阔肌（切断）
latissimus dorsi（cut）

肋下神经
subcostal nerve

肋间外肌
external intercostal
muscles

第11肋肋床
the 11th rib bed

肋间血管
intercostal vessels

肋间内肌
internal intercostal
muscles

肋间神经
intercostal nerve

图 3-1-10 肋间肌解剖（第10肋去骨膜）

· 肋间内肌：11对肋间内肌在前方起于胸骨，位于真肋的肋软骨间（图3-1-10），在"假"肋软骨的前端。肋间内肌最厚的部分位于肋软骨间或胸骨旁部分。肋间内肌继续向后直至后肋角，在此处被腱膜层（或称肋间内膜）所替代，后者在后方与肋横突上韧带前部纤维相延续，在前方与肋间内、外肌之间的筋膜相延续。每一肋间内肌从肋沟底和邻近的肋软骨向下嵌入下一肋骨的上缘，纤维斜行几乎与肋间外肌成直角，其神经支配由相邻的肋间神经支配，具有降肋和辅助呼气作用。

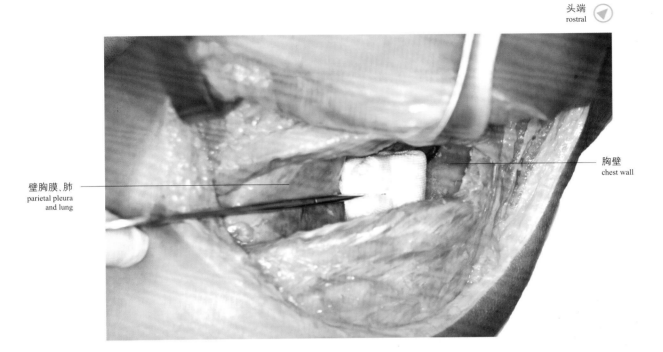

图 3-1-11 剪断肋骨分离壁层胸膜

· 近端在肋骨靠近肋横关节约2cm处剪断肋骨，远端在肋软骨结合部切断肋骨。此时由麻醉医师将双侧通气换为单侧肺通气，使术侧肺萎陷。

· 小心切开肋骨床，此时由于胸腔负压的存在，壁层胸膜易从胸壁上分离。此时操作需小心，以免胸膜被动牵拉出现胸膜撕裂损伤。

· 胸膜外剥离宜先在肋骨上缘做一切口，剥离肋骨骨膜后将其提起，选用大小合适的生理盐水纱布轻柔推开下方的胸膜。

· 在薄垫的保护下，用开胸器把胸壁切口撑开（图3-1-11）。

· 如肋骨切除后胸廓仍不能撑开，则需要切断邻近肋骨。

头端
rostral

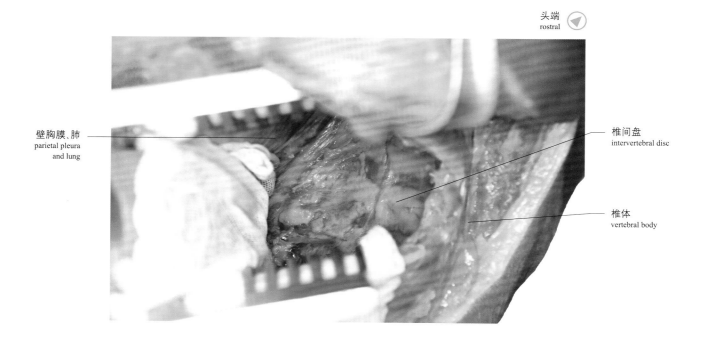

壁胸膜、肺
parietal pleura
and lung

椎间盘
intervertebral disc

椎体
vertebral body

图 3-1-12
沿胸壁逐渐显露肋头及
胸椎椎体侧方

·把肺及胸膜向中线推开后即可显露胸腔后壁，沿胸壁逐渐显露肋头及胸椎椎体侧方（图3-1-12）。

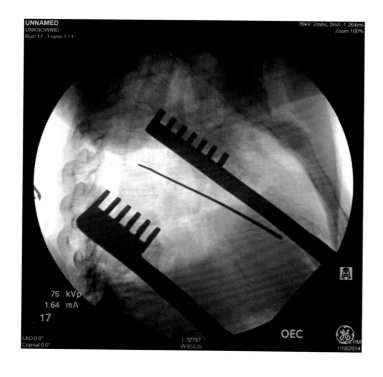

·术前可用C臂机定位，以确认手术节段（图3-1-13）。

·结扎上胸椎血管需注意与血管走行方向垂直，上胸椎节段静脉较下胸椎粗大，汇入奇静脉或副半静脉前走行距离较短，最好不要用电凝。结扎切断处必须在椎体中央，否则一旦失败，血管将会缩回，无法再次结扎[5]。

·切除椎间盘的后1/3～2/3，用刮匙和髓核钳取出突到椎管内的椎间盘，后方的纤维环和后纵韧带必须切除使得椎管充分减压。

图 3-1-13
术中透视定位手术节段

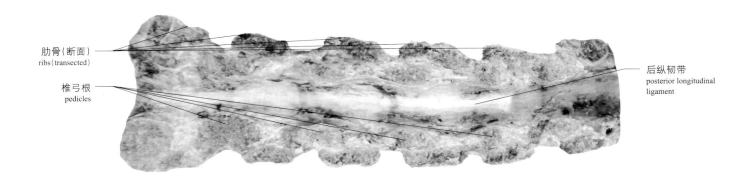

肋骨（断面）
ribs（transected）

椎弓根
pedicles

后纵韧带
posterior longitudinal
ligament

· 术中减压时参考术前测量数据确定骨刀在上下横断面的具体位置，这样减压就不会盲目。减压时要求完全恢复患者标准的侧卧体位，以保证减压时骨刀方向平行于脊髓，不对脊髓造成干扰（图 3-1-14）[6]。

图 3-1-14
胸椎后纵韧带

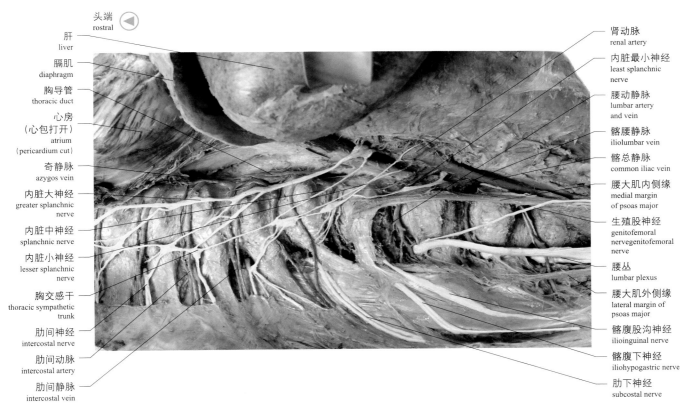

头端
rostral

肝
liver

膈肌
diaphragm

胸导管
thoracic duct

心房
（心包打开）
atrium
（pericardium cut）

奇静脉
azygos vein

内脏大神经
greater splanchnic
nerve

内脏中神经
splanchnic nerve

内脏小神经
lesser splanchnic
nerve

胸交感干
thoracic sympathetic
trunk

肋间神经
intercostal nerve

肋间动脉
intercostal artery

肋间静脉
intercostal vein

肾动脉
renal artery

内脏最小神经
least splanchnic
nerve

腰动静脉
lumbar artery
and vein

髂腰静脉
iliolumbar vein

髂总静脉
common iliac vein

腰大肌内侧缘
medial margin
of psoas major

生殖股神经
genitofemoral
nervegenitofemoral
nerve

腰丛
lumbar plexus

腰大肌外侧缘
lateral margin of
psoas major

髂腹股沟神经
ilioinguinal nerve

髂腹下神经
iliohypogastric nerve

肋下神经
subcostal nerve

图 3-1-15 胸椎椎体右前侧毗邻

· 肺界：前面观，肺尖位于锁骨内侧 1/3 段上方 2.5cm；后面观，肺尖位于第 7 颈椎水平。肺穹窿尖和肋椎面的表面标志与相应的壁胸膜一致。肺的前外侧面投影是锁骨中线与第 6 肋相交点和腋中线与第 8 肋相交点相连的一条曲线。呼吸时，

肺的下界大约从第 10 胸椎向第 12 胸椎做运动。在深呼吸时，肺的下界在前面不能充满胸骨后的膈隐窝；在外侧面，肺的下缘距离膈胸膜（肋膈隐窝）5cm。

· 奇静脉通常起自下腔静脉的后面，在肾静脉或

肾静脉水平以下，但不恒定。常见一腰部奇静脉，沿上部腰椎的前面上行。它可自膈肌右脚的后方越过或穿过膈脚，也可在乳糜池的右侧通过主动脉裂孔。在第12胸椎体的前方，有一大静脉汇入奇静脉，该大静脉由右腰升静脉和右肋下静脉汇合而成，右肋下静脉向前并在右膈脚后方的第12胸椎处向右行走。这一大静脉在腰部奇静脉缺如时，即构成奇静脉本身。无论起始情况如何，奇静脉都于后纵隔内上行至第4胸椎水平，然后弓形向前跨过右肺门的上方，在上腔静脉穿过心包之前注入上腔静脉。奇静脉位于下8个胸椎体、前纵韧带和右肋间后动脉的前方。其右外侧是右内脏大神经、右肺和胸膜；左外侧，在其

大部分行程中有胸导管和胸主动脉，在其呈弓形弯向前方处其左外侧有食管、气管和右迷走神经。在下胸部，奇静脉前方有右胸膜隐窝和食管覆盖，离开食管后方之后，经右肺门后方上行。由于奇静脉紧靠主动脉的右后外侧，因此主动脉的搏动可能有助于奇静脉和半奇静脉的血液回流（图3-1-15）。

• 成人胸导管包括淋巴干汇合处（在少数人为乳糜池，呈囊状），全长38～45cm，自第2腰椎水平延伸至颈根部（图3-1-16）。在第12胸椎下缘附近，自汇合处的上极开始，胸导管穿过膈肌主动脉裂孔，然后在后纵隔内上行于中线右侧于胸主动脉（在其左侧）和奇静脉（在其右侧）之间。

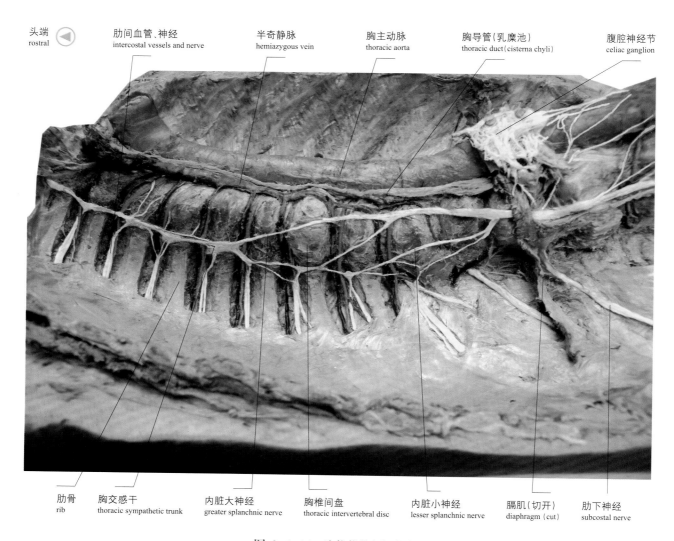

图 3-1-16　胸椎椎体周围解剖

它的后方有脊柱，右侧有发自主动脉的肋间后动脉以及半奇静脉和副半奇静脉的末段。它的前方有膈和食管；有时右胸膜腔形成的隐窝可将胸导管和食管隔开。至第5胸椎体水平，胸导管逐渐向左侧斜行，进入上纵隔，然后沿食管的左缘上行至胸廓上口。在这一段行程中，胸导管进入颈部先后经过主动脉弓和左锁骨下动脉起始段的后方，并与左纵隔胸膜紧密相贴。胸导管进入颈部时，在第7颈椎横突水平弓形向外，弓形导管高出锁骨上方3~4cm，并弯曲越过椎动静脉、左交感干、甲状颈干及其分支，左膈神经和前斜角肌内侧缘的前方（但是，椎前筋膜将胸导管与这些神经和肌肉分隔开）。在胸导管的行程中，还通过下列结构的后方：左颈总动脉、迷走神经和颈内静脉。最后，胸导管在左锁骨下动脉弓形颈部的第一段前方下行，开口并终止于左锁骨下静脉和颈内静脉汇合处（静脉角）。尸体标本中，血流常反流入胸导管，从而使导管看上去像一条静脉。

- 右迷走神经在颈内静脉后方下行，越过锁骨下动脉第一部分后进入胸腔。下行穿过上纵隔，开始在右侧头臂静脉的后方，然后走行向气管右侧，继而向右头臂静脉和上腔静脉后内侧行走。在上方，迷走神经行于右胸膜和肺的内侧；在下方，奇静脉将右胸膜、肺与右迷走神经相隔，奇静脉向前呈弓状位于右肺门上方。右迷走神经行经右主支气管后方，位于右肺门的后方，再次分为肺后支（支气管后支），肺后支与来自第2交感神经节到第5或第6胸交感神经节的分支结合，组成右肺后丛。右肺后丛尾部发出2或3支分支在食管后面下行，加入左迷走神经形成食管后丛。包括左右两侧迷走神经纤维的迷走神经干离开食管后丛，在食管后表面继续下行，穿过食管裂孔进入腹腔。

- 右内脏大神经在主动脉裂孔处，距主动脉右缘11mm左右。

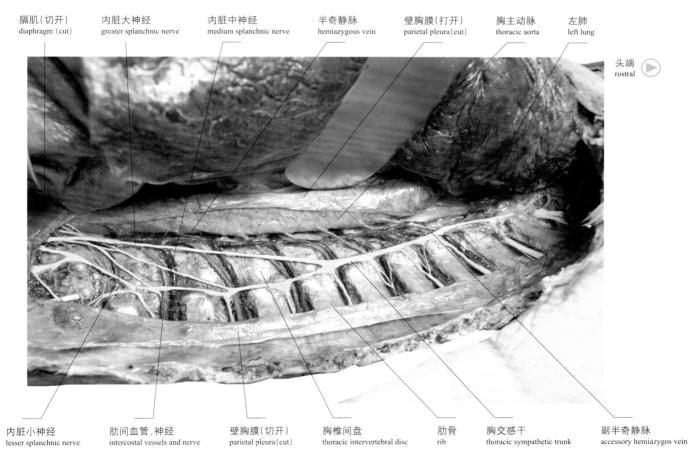

膈肌（切开）diaphragm（cut） | 内脏大神经 greater splanchnic nerve | 内脏中神经 medium splanchnic nerve | 半奇静脉 hemiazygous vein | 壁胸膜（打开）parietal pleura（cut） | 胸主动脉 thoracic aorta | 左肺 left lung

头端 rostral

内脏小神经 lesser splanchnic nerve | 肋间血管、神经 intercostal vessels and nerve | 壁胸膜（切开）parietal pleura（cut） | 胸椎间盘 thoracic intervertebral disc | 肋骨 rib | 胸交感干 thoracic sympathetic trunk | 副半奇静脉 accessory hemiazygos vein

图 3-1-17 胸椎椎体左前外侧毗邻

从左侧入路可见胸主动脉、半奇静脉、左交感干和内脏大神经下行（图3-1-17）。

胸主动脉：在第4胸椎下缘由主动脉弓延续而来，沿脊柱左侧下行，至第7胸椎平面以下逐渐沿中线走形于脊柱前方，于第12胸椎处下穿主动脉裂孔而移行为腹主动脉。

左迷走神经在左颈总动脉和左锁骨下动脉之间于左头臂静脉后方进入胸部，下行穿过上纵隔，越过主动脉弓左侧，在左肺门后方行走。在主动脉弓上方，左迷走神经与左膈神经在前外侧交叉，在主动脉弓与左肋间上静脉交叉。在肺门后左迷走神经分出肺后支，肺后支与来自第2到第4胸交感神经节分支结合，形成左侧肺后丛。2或3个分支在食管前方下行，与来自右侧肺后丛的纤维结合，组成食管前丛。包含双侧迷走神经纤维的神经干在食管前下行，经食管裂孔进入腹腔。

半奇静脉：半奇静脉与奇静脉一样起自左侧，它沿脊柱前方上行至第8胸椎水平，经主动脉、食管和胸导管的后方横跨脊柱终止于奇静脉。其属支包括下3条肋间后静脉、左腰升静脉和左肋下静脉形成的一条主干，以及食管和纵隔的静脉分支。此外，半奇静脉的下段还与左肾静脉相连。

副半奇静脉：沿脊柱左侧下行，接受第4（或5）~8肋间隙的静脉，有时也接受左支气管静脉，跨过第7胸椎汇入奇静脉。它有时也加入半奇静脉，然后其主干开口于奇静脉。

内脏大神经：95%左右的内脏大神经由T5~T9交感神经节向内行走的节前纤维组成，经胸主动脉的两侧下行，75%左右的内脏大神经穿膈中间脚和内侧脚之间进入腹腔，从背面止于腹腔神经节外上部。左内脏大神经位于主动脉左缘3mm左右处。

胸交感干左右各一，位于肋头前方，脊柱胸段两侧，奇静脉、半奇静脉和副半奇静脉的后外方。每侧胸交感干有10~12个胸神经节，其中第1胸神经节常和颈下神经节合并成颈胸神经节。

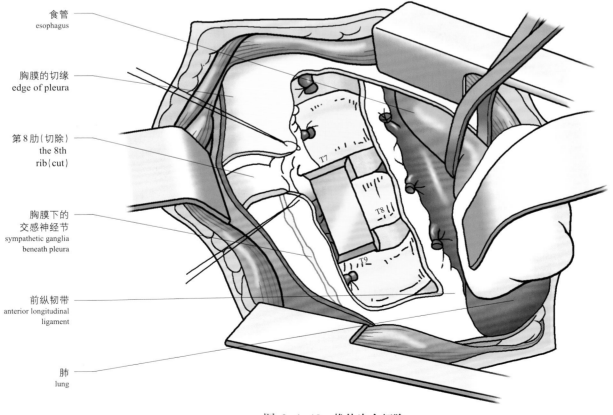

食管
esophagus

胸膜的切缘
edge of pleura

第8肋（切除）
the 8th
rib（cut）

胸膜下的
交感神经节
sympathetic ganglia
beneath pleura

前纵韧带
anterior longitudinal
ligament

肺
lung

图 3-1-18　椎体次全切除

- 用咬骨钳在切除的间隙之间做骨槽，深度和所切除的椎间盘深度相当，连同椎体后壁一同咬除。准备上下终板，将其刮至轻微出血（图3-1-18）。

- 将事先填好骨屑的钛网置入骨槽。钛网高度应比骨槽稍高1~2mm，以适当力度打入为宜。

- 在切除椎体的上下临椎安装椎体垫片，以椎体垫片为模板安装椎体钉，平行椎体后缘入钉。

- 根据术前测量选取长度适合的螺钉，钉头必须沉入垫片内，螺钉应超过对侧椎体皮质2mm。后行加压并固定钛棒。

- 最好选用能在椎体内植入2枚椎体钉，有助于防止椎体旋转、钛网移位及内固定松动[7]。

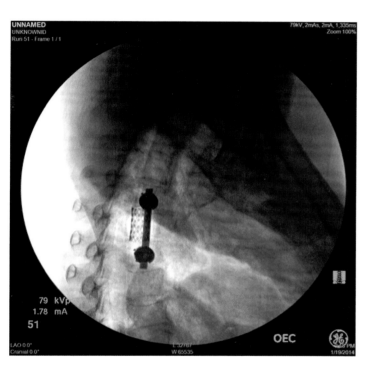

图 3-1-19
术中侧位透视见钛网及钉棒位置良好

- 术中正、侧位透视见钛网及钉棒位置良好（图3-1-19、图3-1-20）。

图 3-1-20
术中正位透视见钛网及钉棒位置良好

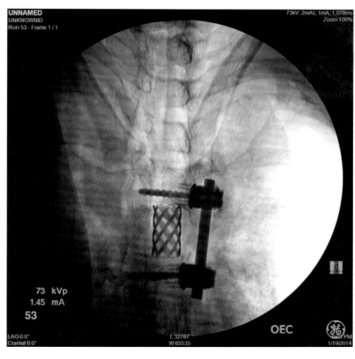

[小结]

· 开胸手术有经胸腔和经胸膜外两种入路方式，后者对患者的创伤小而且便于术后管理。

· 术中在切开斜方肌的时候应当尽量靠近棘突侧，以免伤及副神经的外侧支。

· 切开前锯肌的时候应该尽可能靠尾侧，避免损伤胸长神经。

· 肋间神经和肋间动静脉并列沿着肋骨下缘走形，沿着骨膜下剥离可避免损伤。

· 肋间血管出血时，在电凝之前要仔细辨认神经，以免误伤。

· 在撑开肋骨前，应对胸膜进行头尾与前后侧广泛剥离，以免损伤胸膜。一旦损伤，应立即修补，否则破裂口会继续扩大。

· 当患者存在炎症时，胸膜与椎体壁容易发生粘连，此时需要用"花生米"剥离子耐心剥离。

· 当损伤的胸膜无法行术中修补时，可于术后行胸腔闭式引流。

· 术中如果发现有气泡从肺组织溢出，即说明存在肺损伤，应当进行缝合。

· 如果患者存在炎症，可能会出现血管和椎体粘连，在剥离胸椎前的大血管时，剥离动作要轻柔。

· 胸导管起于L1或L2椎体前方的乳糜池，至T5椎体水平，走行于椎体右侧，之后跨越椎体，于椎体左侧上行，注入左侧锁骨下静脉。术中损伤较难发现，发现后应当结扎。

· 若术后引流发现乳白色液体或在液面发现脂肪滴，即可考虑乳糜漏，应当继续保持引流，并低脂饮食，静脉营养。

· 乳糜漏保守治疗无效时，需考虑行手术结扎。

· 钛网植骨在矫正畸形方面安全有效，其材料坚实可靠，且负荷承载主要在骨质较为坚实的邻近椎体的周围皮质骨上，较少发生沉降和移位，具有较好的稳定性[8]。

· 单侧多节段结扎节段血管可能导致脊髓缺血损伤，因为下半部脊髓的主要供血动脉是Adamkiewicz动脉，即腰膨大动脉，其主要来源于肋间动脉或腰动脉的后支，多伴随T8至L1神经前根到达脊髓腹侧面。因此尽量避免连续多节段的结扎，或者在术中电生理监测下进行。

· 此手术方法可较为彻底地清除病灶、减压及植骨，但由于手术入路的限制，前方解剖结构复杂，特别是上胸椎（T4以上），椎体被肩胛骨、胸骨、肋骨及肺脏所遮挡，导致了手术空间狭小，操作困难，入路风险较大，暴露时间长，出血量多[9]。

◇ 参 ◇ 考 ◇ 文 ◇ 献 ◇

[1] Hodgson, AR, Francis E. Anterior Spine Fusion for the Treatment of Tuberculosis of the Spine: The Operative Findings and Results of Treatment in the First One Hundred Cases [J]. JBJS, 1960, 42（2）: 295-310.

[2] Xiao SH, Wang Y, Liu ZS. Resection of Upper Thoracic Vertebrae through Modified Anterior Cervico- thoracic Approach [J]. Orthopedic Journal of China, 2003, 13（11）: 882-884.

[3] Chang- Wei LU, Xiao ZM, Orthopedics DO, et al. Research Progress in Upper Thoracic Spine Surgery by Anterior Approach [J]. Medical Recapitulate, 2013, 19（15）: 2791-2793.

[4] Lin B, Chen ZW, Zhang B, et al. A retrospective clinical study of the therapeutic effect of subscapularis transtho-

racic and posterolateral approach for up？ per thoracic tu-berculosis ［J］. Chinese Journal of Orthopaedics, 2014, 34（9）: 923-929.

［5］ Liu H Z, Ming LI, Sun SH. Surgical treatment of old tho-raco-lumbar vertebral fracture with kyphosis and spinal cord injury ［J］. Orthopedic Journal of China, 2006, 37（2）: 112-114.

［6］ Long H, Yuan H, Zhao H, et al. Removal of intraosseous cartilaginous node originated from thoracic vertebrae via anterolateral extrapleural approach ［J］. Chinese Jour-nal of Spine & Spinal Cord, 2014, 24（7）: 616-620.

［7］ Zhou L, Ming LI, Liu PL. One-stage anterior radical de-bridement,titanium mesh bone fusion and internal fixa-tion for the treatment of thoracolumbar spinal tuberculo-sis ［J］. Orthopedic Journal of China, 2007, 5（1）: 7-37.

［8］ Wang F, Bin NI. One stage anterior debridement and tita-nium mesh instrumentation for thoracic and thoracolum-bar tuberculosis ［J］. Chinese Journal of Spine & Spi-nal Cord, 2010, 20（5）: 390-394.

［9］ Zhang H, Guo Q, Guo C, et al. Posterior only approach-es versus anterior only approaches and combined posteri-or and anterior approaches for thoracic tuberculosis in adults: minimum 5-year follow-up ［J］. Chinese Jour-nal of Orthopaedics, 2016, 36（11）: 641-650.

第二节
侧后方胸椎椎体显露技术

[概述]

由于上胸椎邻近结构复杂，开胸入路显露困难，手术风险大，并发症发生率高。后方入路虽然相对安全且简单，但是难以满足对脊髓和前方椎体的显露，而且视野和操作空间较小。因此，在处理胸椎椎体侧方的病灶时，尤其是针对脓肿引流、椎体活检、椎体部分切除、有限的脊柱前部融合、脊髓前外侧减压术和肿瘤等情况时，后外侧入路是比较合适的选择[1, 2]。

[体位]

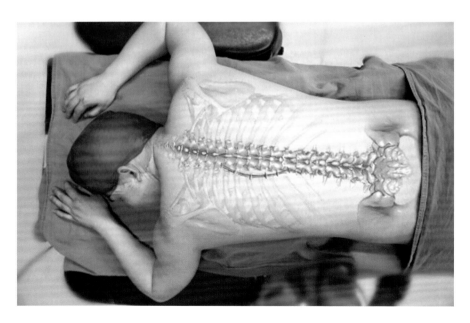

图 3-2-1
侧后方胸椎椎体显露体
位及切口

· 患者取俯卧位，双上肢自然弯曲置于头两侧。
· 胸廓两侧和髂骨纵行放置软垫，防止呼吸受限和静脉回流受阻（图3-2-1）。

[切口]

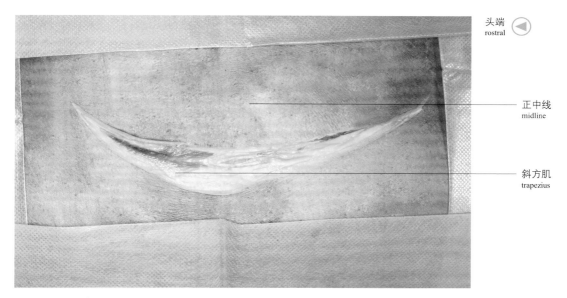

头端
rostral

正中线
midline

斜方肌
trapezius

图 3-2-2
切开皮肤及皮下
组织显露斜方肌

· 以病变节段为中心，与棘突平行距棘突中线约5cm，上下各延长1～2个节段做弧形切口（图3-2-2）。可以根据实际手术需要做适当调整。

[显露]

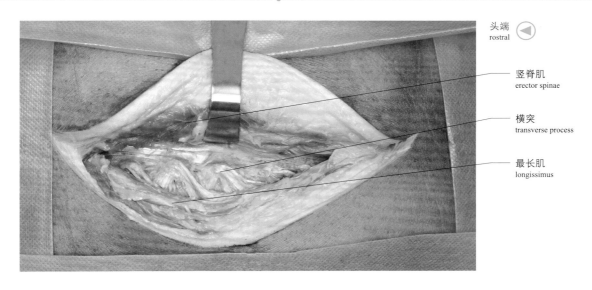

头端
rostral

竖脊肌
erector spinae

横突
transverse process

最长肌
longissimus

图 3-2-3
切开肌肉层

· 切开皮肤、皮下组织及深筋膜，向两侧牵开，显露斜方肌。向棘突方向牵开斜方肌，如无法牵开则沿切口方向切开，显露大、小菱形肌和上后锯肌。

· 可以牵开菱形肌或沿切口方向切断菱形肌。

· 电刀切开胸最长肌和胸棘肌之间的筋膜，显露至横突。向内侧牵拉胸棘肌，向外侧牵拉胸最长肌和胸髂肋肌，可见横突上附着的胸最长肌肌腱（图3-2-3）。

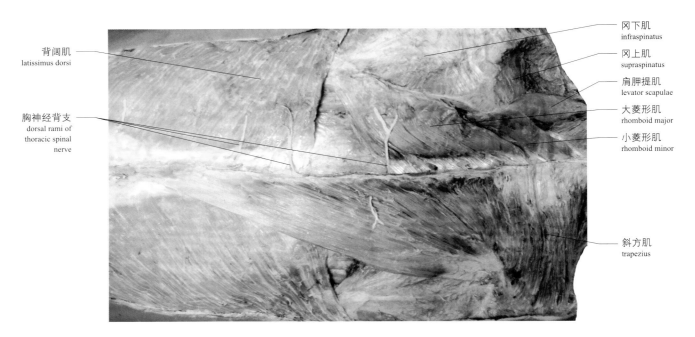

背阔肌
latissimus dorsi

胸神经背支
dorsal rami of
thoracic spinal
nerve

冈下肌
infraspinatus

冈上肌
supraspinatus

肩胛提肌
levator scapulae

大菱形肌
rhomboid major

小菱形肌
rhomboid minor

斜方肌
trapezius

图 3-2-4 胸椎的后表面肌肉

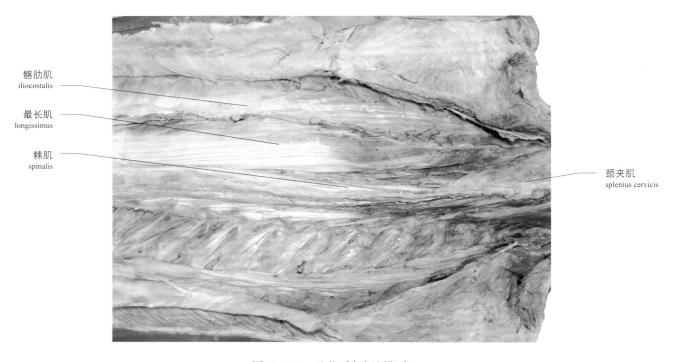

髂肋肌
iliocostalis

最长肌
longissimus

棘肌
spinalis

颈夹肌
splenius cervicis

图 3-2-5 胸椎后部深层肌肉

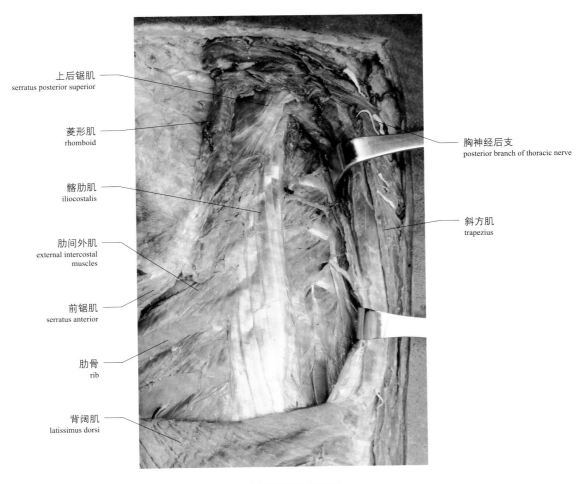

上后锯肌
serratus posterior superior

菱形肌
rhomboid

髂肋肌
iliocostalis

肋间外肌
external intercostal muscles

前锯肌
serratus anterior

肋骨
rib

背阔肌
latissimus dorsi

胸神经后支
posterior branch of thoracic nerve

斜方肌
trapezius

图 3-2-6 肩胛间区肌层解剖

· 斜方肌：是最表层的肌肉，并根据其肌纤维走向分成上、中、下三部分。起点：枕外隆凸，上项线，颈韧带，第 7 节颈椎至第 12 节胸椎的棘突。止点：上束纤维，锁骨外侧 1/3 及肩峰突；中下束纤维，肩胛棘上唇及尖端。斜方肌上部、中部主要由颈横动脉浅支供给，中部、下部主要由颈横动脉深支供结。该肌的静脉血主要经颈横静脉和肩胛上静脉回流。斜方肌由副神经和第 3、4 颈神经前支支配（图 3-2-4）。

· 大菱形肌：是一个多边形的肌，起自第 2 至 5 胸椎棘突和棘上韧带的腱性纤维，从外侧降至棘突根和下角的肩胛骨内侧缘，大多数纤维通过这两点间的腱性带，经一薄膜加入内侧缘。这时有些肌肉纤维直接附于肩胛骨（图 3-2-5）。

· 小菱形肌：是一小的、棱柱形的肌肉，起自下项线、第 7 颈椎和第 1 胸椎棘突，止于肩胛冈内侧端平滑的三角形表面根部。在此，背侧和腹侧层围绕肩胛提肌下角。小菱形肌背侧层附于三角形表面的边缘，在肩胛提肌背外侧和下面。腹侧层强大而宽阔，向肩胛提肌内下延伸 2~3cm；在这小菱形肌和前锯肌筋膜紧密融合。小菱形肌与大菱形肌通常分开，但肌肉重叠并且有时联合（图 3-2-5）。

· 大小菱形肌由肩胛背动脉或颈横动脉深支及肋间后动脉上第 5、6 背侧穿支供应。受到肩胛背神经分支 C4、C5 支配。

· 上后锯肌：呈四边形，位于胸廓后上部的外侧，胸腰筋膜胸部的浅方以及菱形肌深面。肌齿的数目为 3~6 个，该肌肉有时缺如。由第 2~5 肋间神经支配。一条细腱膜起于项韧带的下部、第 7 颈椎和上 2、3 胸椎的棘突及其棘突上韧带，它们向外侧下行，以 4 个肌齿止于第 2~5 肋的上缘和外侧面，恰在肋角外侧（图 3-2-6）。

头端
rostral

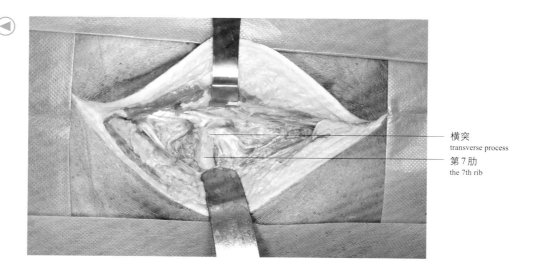

横突
transverse process

第7肋
the 7th rib

图 3-2-7
横突和肋骨的显露

· 显露横突和肋骨：用骨膜剥离器骨膜下剥离肋骨上所有肌肉附着点（图3-2-7）。
· 为避免损伤上下的血管神经丛，可以用骨质引路，操作空间的上下界为上下节段的血管神经丛，外侧界为肋骨及胸膜，内界为硬膜囊及脊髓[3]。

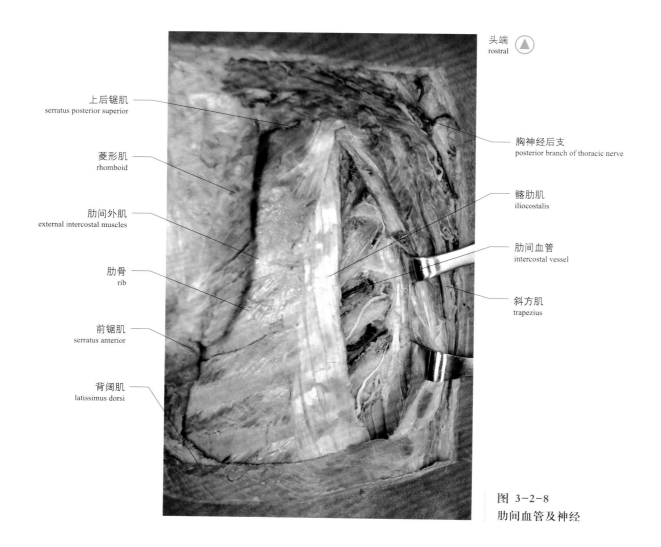

头端
rostral

上后锯肌
serratus posterior superior

菱形肌
rhomboid

肋间外肌
external intercostal muscles

肋骨
rib

前锯肌
serratus anterior

背阔肌
latissimus dorsi

胸神经后支
posterior branch of thoracic nerve

髂肋肌
iliocostalis

肋间血管
intercostal vessel

斜方肌
trapezius

图 3-2-8
肋间血管及神经

▪ 胸段脊神经在背侧部体轴上的分支向后走行穿过动脉突起的侧面而后分为内侧支和外侧支，他们传入背部深处肌肉，支配邻近的肌肉，及从后正中线到肩胛线间的皮肤带。

▪ 肋间后动脉起自胸主动脉，行走在第3~11肋间隙的胸内筋膜与肋间内膜之间，在肋角处发出下支，沿下位肋的上缘前行。本干又称上支，在肋间内肌和肋间最内肌之间沿肋沟前行（图3-2-8）。

▪ 在两边，动脉主干（肋间后动脉和腰动脉）环绕椎体走行，向椎体发出初级分支，然后发出主要的背侧支。背支发出的脊髓支供应平面关节、椎板后面及其上方的肌肉和皮肤，然后进入椎间孔。在关节后方和软组织分支之间有分布于几个节段的自由吻合支。在颈椎和骶椎水平，上述的纵行动脉有直接的脊髓分支。脊髓分支是向脊椎骨成分、硬膜和硬膜外组织供血的主要动脉。

▪ 肋间后静脉与肋间后动脉伴行。

▪ 在横突上有肌腱附着的肌肉有：头半棘肌、颈半棘肌、胸半棘肌、多裂肌、回旋肌、横突间肌。

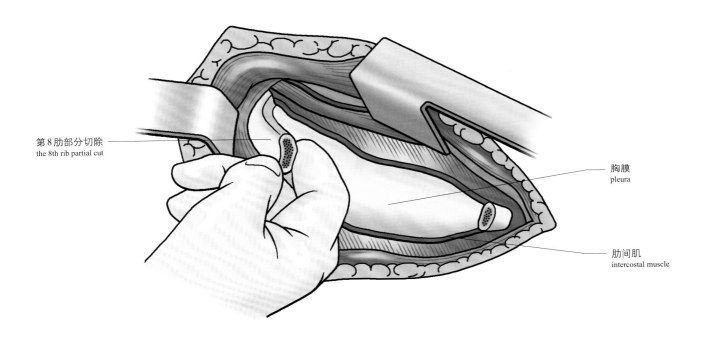

第8肋部分切除
the 8th rib partial cut

胸膜
pleura

肋间肌
intercostal muscle

图 3-2-9
手指钝性分离胸膜

▪ 手指在残留的肋骨和椎体上钝性分离胸膜，如果胸膜破损则立即缝合（图3-2-9）。

[病灶清除]

头端
rostral

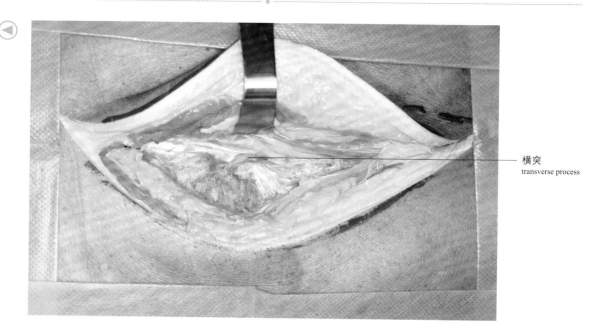

横突
transverse process

**图 3-2-10
咬除肋骨头**

· 在距正中线6～8cm处剪断肋骨，然后将近侧断端提起，小心切断所有残留的肌肉附着点和肋横突韧带（图3-2-10）。

· 用骨膜剥离子游离并去除肋骨头，转动肋骨内侧段完成肋骨切除，显露椎间盘的后侧角。

头端
rostral

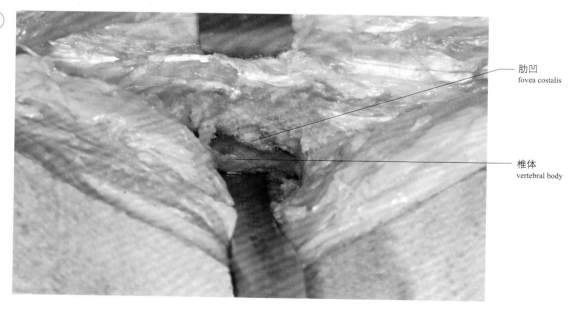

肋凹
fovea costalis

椎体
vertebral body

**图 3-2-11
显露椎体和病灶**

· 去除横突上所有的肌肉附着，用咬骨钳从横突与椎板和椎弓交界处咬除横突，向横突前方稍加分离可探查到椎弓根的上、下缘。

· 骨膜下分离至椎体侧面，可以显露椎体和病灶（图3-2-11）。注意避免损伤纵行的交感干。

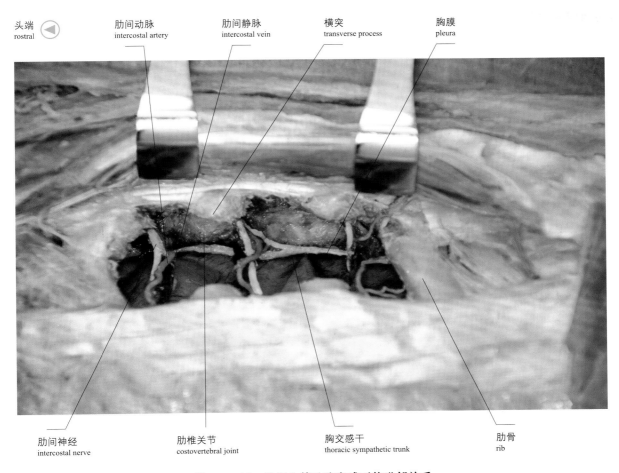

| 头端 rostral | 肋间动脉 intercostal artery | 肋间静脉 intercostal vein | 横突 transverse process | 胸膜 pleura |

| 肋间神经 intercostal nerve | 肋椎关节 costovertebral joint | 胸交感干 thoracic sympathetic trunk | 肋骨 rib |

图 3-2-12　肋间血管及胸交感干的毗邻关系

▪胸交感干，左右各一，位于肋头前方，脊柱胸段两侧（图3-2-12），奇静脉、半奇静脉和副半奇静脉的后外方。胸交感干与肋间神经之间有灰、白交通支相连。

▪胸部交感干所含有的神经节几乎与胸段脊神经节数目相等（70%以上的人有11个神经节，偶有12个，罕见有10或13个）。第1胸交感神经节通常与颈下节融合，形成颈胸神经节（约80%的人有颈胸神经节）。罕见情况下，颈胸神经节和第2胸神经节可包括在内。接下来的交感神经节为第2胸节，以便使其他的神经节在序数排列上与其他节段的结构相对应。除了最下端的2个或3个胸节以外，其余的胸神经节是在肋胸膜的后方，紧靠肋头。最下端的2个或3个胸节是在相应的椎骨体的外侧。在尾端，胸交感干行于内侧弓状韧带的背侧（或穿过膈脚），成为腰交感干。腰交感神经节小，由交感干的节间神经节段彼此连接。两条或更多条灰、白交通支将每个神经节与其相应的脊神经连接在一起，白交通支在灰交通支远侧连接脊神经，有时一灰交通支和一白交通支融合形成一混合交通支。

▪来自上5个胸交感神经节的内侧支很小，发出纤维至胸主动脉及其分支。在主动脉上，它们与内脏大神经的分支一起形成细密的胸主动脉丛。第2到第5或第6胸交感神经节的分支进入肺后丛，来自第2到第5胸交感神经节的其他分支进入心深（背侧）丛。这些肺、心神经的小分支分布至食管和气管。来自下7个胸交感神经节的内侧支较大，供应主动脉，并联合形成内脏大神经、内脏小神经、内脏最下神经。

·肋间神经，在肋间隙伴随血管走行于胸内筋膜与肋间内膜之间，继而经肋间内肌与肋间最内肌之间沿肋沟前行，于肋角附近发出下支，下支沿下位肋骨上缘前行。肋间神经本干又称上支，至胸骨外侧约1cm处浅出。

[小结]

·后外侧入路治疗胸腰椎脊柱结核，可适用于任何部位的胸椎，且不致感染胸腔，对心肺功能无任何影响，可同时进行椎旁病灶或寒性脓肿的彻底清除及窦道的切除。

·该术式可避开椎管内静脉丛，减少出血，远离硬膜囊及神经根，大大减少并发症的发生。

·病灶通过此手术入路播散到后方引起的椎管内感染、脊髓感染，甚至是逆行性脑膜炎等严重并发症，在临床报道中十分罕见[4]。

·术前需要行规范化疗4~6周，以达到抑制体内结核活动的效果，待ESR<30mm/h，体温降至正常时可实行手术治疗。

·如合并脊髓神经损害或者巨大脓肿接近破溃时应该尽早手术。

·术中首先显露椎旁脓肿，先吸出脓液，再切开脓肿壁，可以使用吸引、搔刮、擦拭、冲洗等方法作脓肿病灶清除。

·探查窦道，确定后仔细刮除肉芽组织，再充分暴露结核病灶，刮除破坏的椎间盘组织、干酪样物质、肉芽、死骨。

·局部用生理盐水反复冲洗，椎间隙和骨缺损处置入带有凝胶状的异烟肼和链霉素（皮试阴性后）混合物及数小块吸收性明胶海绵，植入自体骨并打紧。

·死腔壁应用链霉素涂抹，彻底止血。

·彻底清除结核病灶是脊柱结核手术治疗的目的和前提，是治愈脊柱结核、减少复发的基础，也是植骨融合、内固定使用的安全保证。

·病灶清除彻底的标准：清除病灶区内的所有病变组织如脓液、干酪、死骨、肉芽组织、坏死椎间盘、坏死液化组织等，保留健康和亚健康组织。

·对病变椎体的搔刮应当适度，搔刮病变骨质至有新鲜出血即可，此时炎症病变所栓塞的血管已被清除，抗结核药物已能进入病灶区。

·有学者认为术中需要彻底清除硬化骨直至正常椎体骨质大量新鲜渗血[5]。也有学者认为是否切除硬化骨应视其与病灶的关系，若硬化骨下隐藏较大的病灶，应予以切除；若硬化骨下病灶微小，则无须特别处理[6]。

·规范的抗结核药物治疗才是贯穿脊柱结核治疗全程的主要内容，彻底的病灶清除只是为了促进结核病灶静止和组织愈合，无法达到杀灭结核菌的目的[7]。

◇参◇考◇文◇献◇

[1] Xiao-Yonga YU, Lei GG, Hua-Shenga SU. Posterolateral One Stage Debridement,Bone Grafting and Internal Fixation for Thoracolumbar Spinal Tuberculosis with Giant Cold Abscess [J]. Practical Clinical Medicine, 2011, 87（1034）：795-799.

[2] Chen Yong, Xu Hai-dong, Zhao Jian-ning, et al. Old thoracolumbar fractures treated by opening osteotomy supplemented with autologous anterior strut grafting and in-

ternal fixation through posterior-lateral approach ［J］. Chinese Journal of Orthopaedic Trauma 2012, 14 （1）: 23-26.

［3］ Zhang J, Liang W, Sheng W, et al. Posterolateral approach for thoracic disc herniation ［J］. Chinese Journal of Spine & Spinal Cord, 2014, 24 （2）: 116-120.

［4］ Zhang H, Sheng B, Tang M, et al. One-stage surgical treatment for upper thoracic spinal tuberculosis by internal fixation, debridement, and combined interbody and posterior fusion via posterior-only approach ［J］. European Spine Journal, 2013, 22 （3）: 616.

［5］ Li B J, Sun YP, Ding WY. Complications occurring in the treatment of thoracic disc herniation using posterolateral and posterior entrances. ［J］. Orthopedic Journal of China, 2009, （3）172-176.

［6］ Wang Z, Ge Z, Jin W, et al. Treatment of spinal tuberculosis with ultrashort-course chemotherapy in conjunction with partial excision of pathologic vertebrae ［J］. Spine Journal, 2007, 7 （6）: 671-681.

［7］ Lin B, Chen ZW, Zhang B, et al. A retrospective clinical study of the therapeutic effect of subscapularis transthoracic and posterolateral approach for upper thoracic tuberculosis ［J］. Chinese Journal of Orthopaedics, 2014, 34 （9）: 923-929.

第三节
胸椎 en-bloc 手术技术

[概述]

胸椎的全脊椎切除术主要适用于脊椎肿瘤。经后路全脊椎切除重建术已被证明是治疗脊柱肿瘤的一种有效方法。传统手术采用全脊椎分块切除，其缺点在于肿瘤切除不彻底及手术区域污染严重而导致较高的局部复发率，而复发的脊椎肿瘤几乎无法再次手术。日本学者 Tomita 等[1]最先提出了全脊椎整块切除术（total en-bloc spondylectomy，TES），该技术的设计是将脊椎分为前后两部分予以完整切除。应用该技术基本可以达到脊椎肿瘤的完整切除，从而最大可能地提高脊椎肿瘤的局部治愈率和生存率。"en-bloc"切除技术的适应证主要是脊柱良性、侵袭性或恶性骨肿瘤，预计生存期较长的孤立性脊柱转移性肿瘤。就脊柱良性、侵袭性或低度恶性肿瘤而言，"en-bloc"切除方式能够减少肿瘤局部复发，延长患者生存期[2]。

L4 椎体
L4 vertebral body

T3 椎体
T3 vertebral body

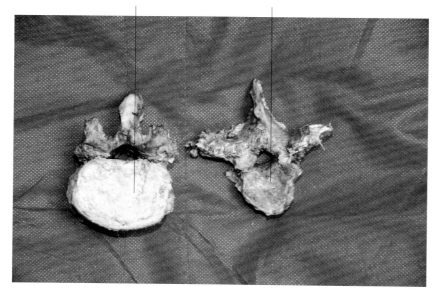

·在脊椎切除过程中，遵循无瘤原则，避免破坏肿瘤组织的完整性，术后椎体和附件仍可完整的拼接在一起（图 3-3-1），可有效降低肿瘤细胞的种植。

图 3-3-1
完整切除的脊椎

[体位]

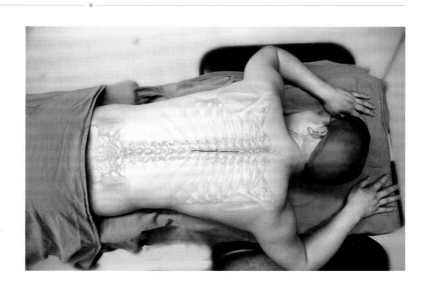

· 全身麻醉，患者取俯卧位。垫高胸部和髂嵴，使胸部和腹部离开床面，防止静脉回流受阻及呼吸受阻（图3-3-2）。

图 3-3-2
胸椎后路手术体位及切口

[切口及显露]

头端
rostral

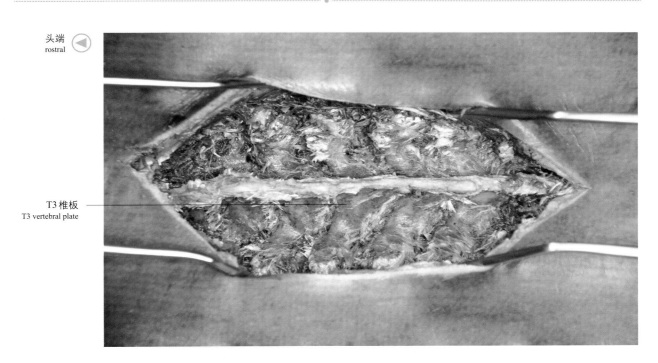

T3椎板
T3 vertebral plate

图 3-3-3　切开皮肤骨膜下分离椎旁肌显露胸椎后方骨面

· 切皮并显露棘突，取后正中切口，切口大小为能充分暴露目标椎体及目标椎体上、下各2个椎体为宜（图3-3-3）。

· 锐性分离皮肤、皮下组织显露深层筋膜时，避免切口偏离，损伤到胸神经背支的皮支。

· 剥离椎旁肌时紧贴骨膜，沿着肌纤维从远端向近端剥离，用剥离子将肌肉向外推，将横突尖暴露显露目标椎体两侧肋横关节外3cm。

[en-bloc]

头端
rostral

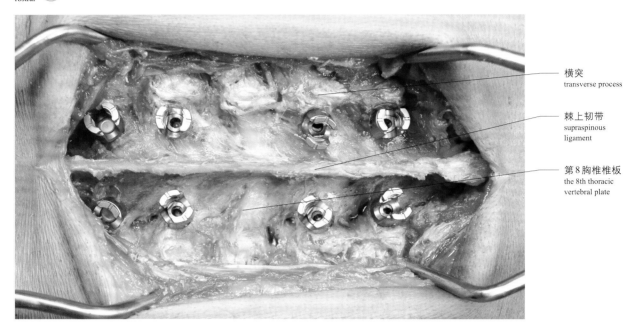

横突
transverse process

棘上韧带
supraspinous
ligament

第8胸椎椎板
the 8th thoracic
vertebral plate

图 3-3-4
置入椎弓根螺钉

· 于目标椎体的上、下各两个节段置入椎弓根钉（图3-3-4）。

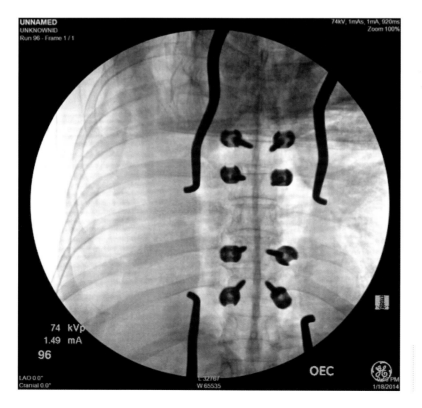

图 3-3-5
术中侧位透视确定椎
弓根钉位置

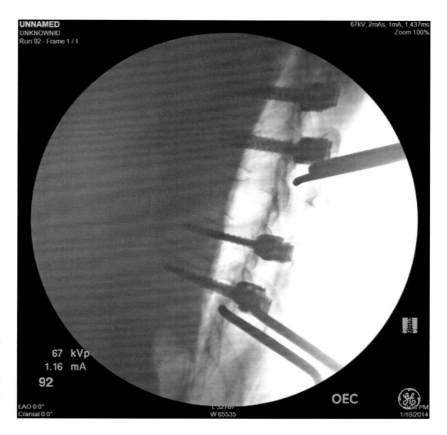

· 术中正、侧位透视确定椎弓根钉位置良好（图3-3-5、图3-3-6）。

图 3-3-6
术正、侧位透视确定椎弓根钉位置

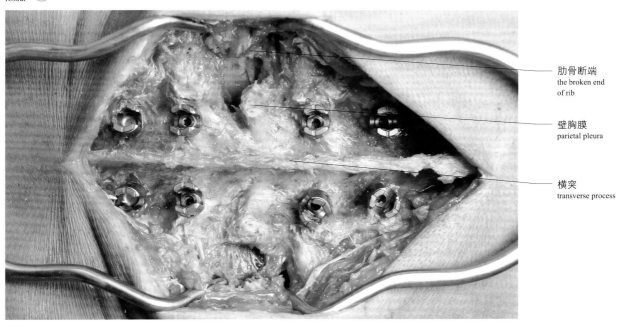

图 3-3-7 去除目标椎体两侧肋骨头及近端部分肋骨

· 骨膜下剥离目标椎体两侧肋骨近端，剥离时注意勿损伤胸膜。

· 在距离肋椎关节外侧3cm处横断肋骨，切除肋骨头，将肋骨头从肋椎关节完整切除（图3-3-7）。

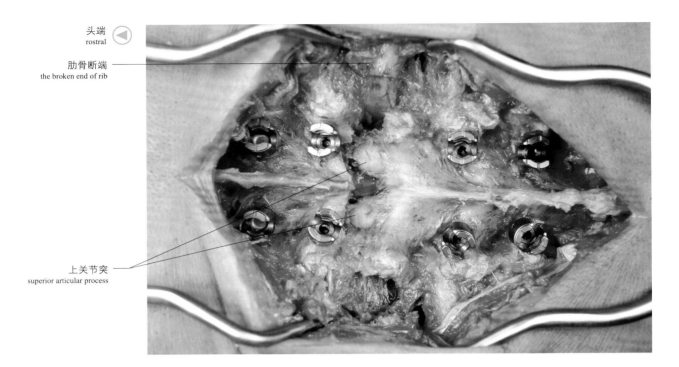

头端
rostral

肋骨断端
the broken end of rib

上关节突
superior articular process

图 3-3-8
椎板咬骨钳去除目标椎体上位椎体的下关节突及黄韧带

· 首先切除目标椎体相邻上下棘突之间的棘上韧带和棘间韧带。

· 用骨刀或椎板咬骨钳去除上位椎体的下关节突，用椎板咬骨钳咬除黄韧带及上位椎体部分椎板，去除下位关节突关节囊[3]（图3-3-8）。

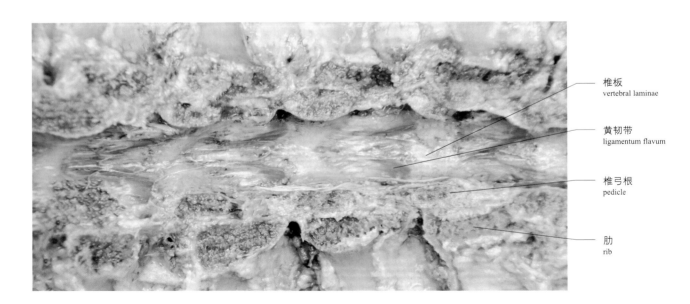

椎板
vertebral laminae

黄韧带
ligamentum flavum

椎弓根
pedicle

肋
rib

图 3-3-9 黄韧带

头端
rostral

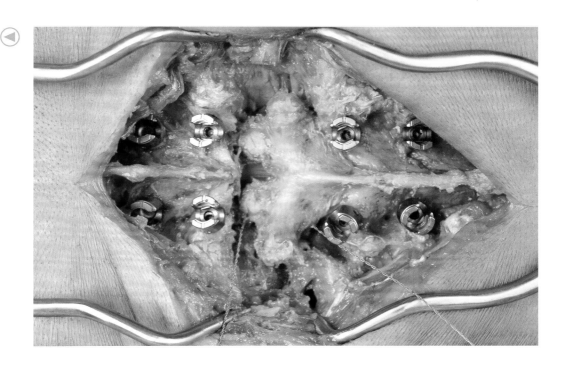

图 3-3-10
线锯导向器的保护下锯断椎弓根

· 在线锯导向器的保护下，将线锯由内侧绕过椎弓根，将椎弓根截断
（图3-3-10），或者使用椎弓根凿切断椎弓根。

头端
rostral

椎弓根铲
pedicle shovel

上关节突
superior articular
process

硬脊膜
spinal dura mater

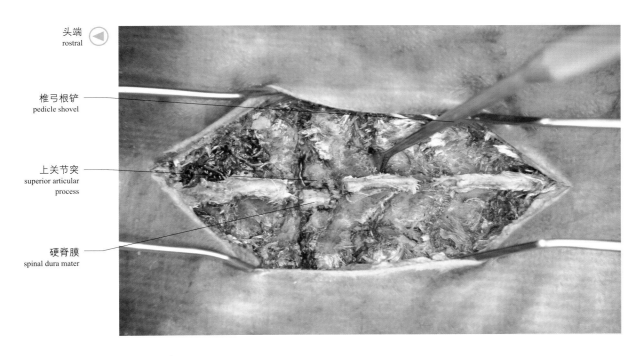

图 3-3-11
使用椎弓根铲切断椎弓根

· 将椎弓根凿由椎板间伸入，水平由尾端向头端切断椎弓根（图3-3-11）。

头端
rostral ◀

硬脊膜
spinal dura mater

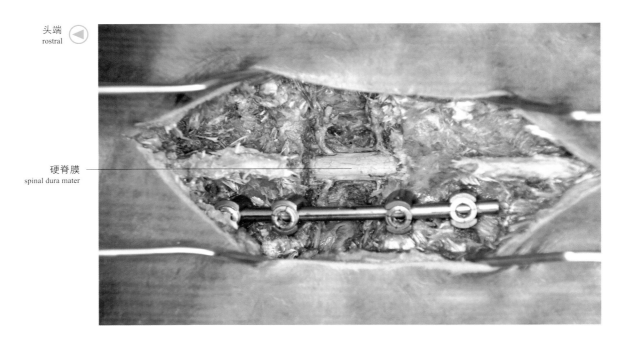

图 3-3-12
完整去除椎体后部骨性
结构

· 完整切除目标椎体后部骨性结构（图3-3-12），注意保护脊髓和神经根。

· 胸椎椎孔小而圆，椎弓根不偏斜，胸髓较小，比颈髓更圆。胸椎板短、厚并且宽，上下交搭重叠。棘突向下倾斜，薄而且几乎平坦的上关节突由根板接合处伸出，关节突关节面朝向后上外方，下关节突从椎弓板伸向下方，面朝向前，并稍偏向上内侧。

· 在病椎全切前应尽可能先使用连接棒固定一侧的椎弓根钉，以保持病变椎体切除时的局部稳定，防止切除前、中柱时脊柱失稳导致脊髓损伤。

头端
rostral ◀

神经根
nerve root

硬脊膜
spinal dura mater

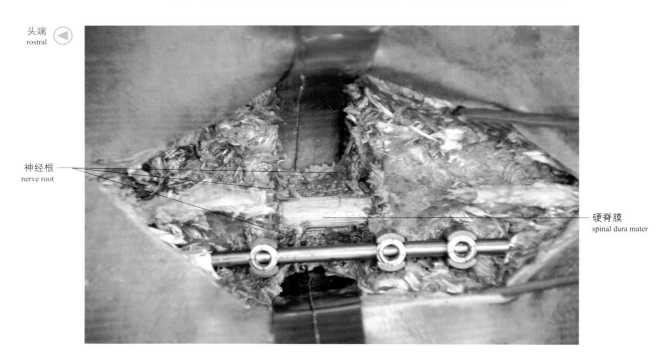

图 3-3-13　剥离并挡开椎体前方组织

· 用椎体挡板剥离目标椎体两侧的软组织并推向前方，在胸膜和椎体间隙由两侧向前方剥离椎体，当剥离至椎体前方时，小心用剥离器和手指分离主动脉（图3-3-13）。

· 手指在椎体前方相接触时，用剥离器从最小号开始依次插入以扩大剥离范围，直至用一个对最大号的剥离器挡住椎体周围的组织和器官，以防误伤，并有利于进行脊椎前柱截骨[4]。

· 同时用纱布垫置在椎体两侧和前方，将椎前组织隔开并起到压迫止血的作用。

· 由主动脉发出的节段动脉走行于椎体两侧，显露并结扎可显著减少术中出血。

· 也可使用弧形的带有弹性的拉钩伸入椎体前方保护前方的主动脉及上腔静脉[5]。

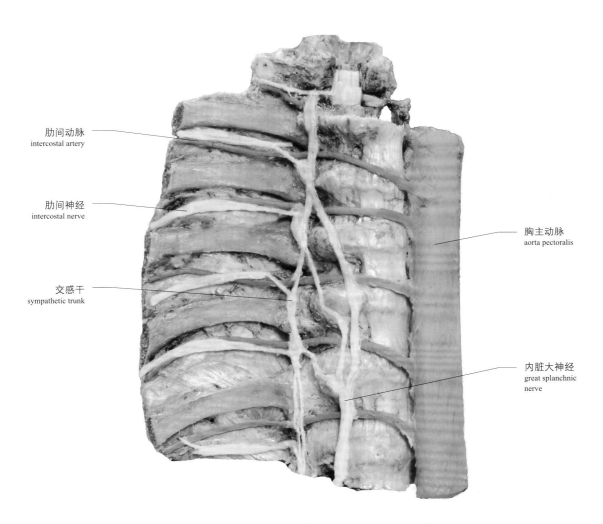

肋间动脉
intercostal artery

肋间神经
intercostal nerve

交感干
sympathetic trunk

胸主动脉
aorta pectoralis

内脏大神经
great splanchnic nerve

图 3-3-14　胸椎前部的神经血管结构（T10 和 T11 椎体已切除）

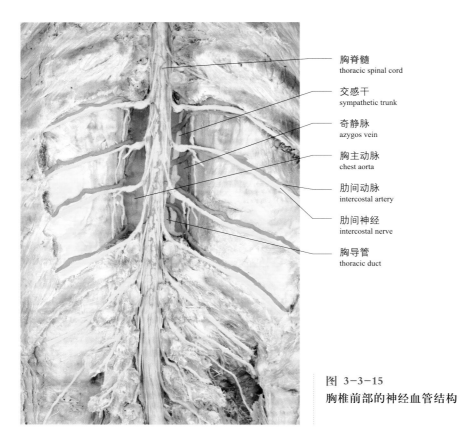

胸脊髓
thoracic spinal cord

交感干
sympathetic trunk

奇静脉
azygos vein

胸主动脉
chest aorta

肋间动脉
intercostal artery

肋间神经
intercostal nerve

胸导管
thoracic duct

图 3-3-15
胸椎前部的神经血管结构

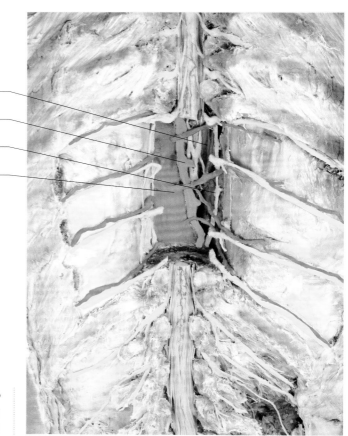

奇静脉
azygos vein

胸导管
thoracic duct

交感干
sympathetic trunk

胸主动脉
chest aorta

图 3-3-16
胸椎前部的神经血管结构
（T6-T7椎体已切除）

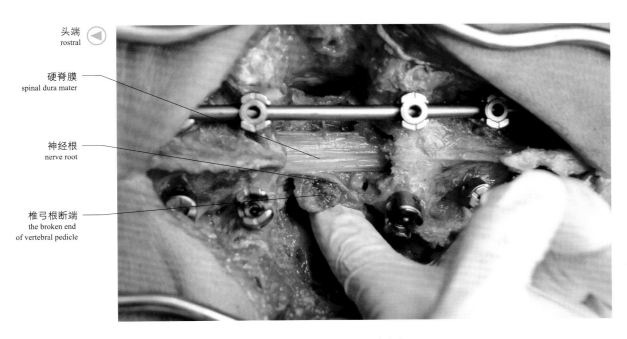

头端 rostral

硬脊膜 spinal dura mater

神经根 nerve root

椎弓根断端 the broken end of vertebral pedicle

图 3-3-17 离断椎体并旋出

· 使用线锯切断目标椎体相邻椎间盘，直视下横断后纵韧带，完整游离目标椎体（图3-3-14）。

· 可以结扎一侧的肋间神经以留出足够空间将椎体旋出。在取出病椎时，应严格遵守将分离与硬膜囊腹侧无粘连的病椎向腹侧推离6～10mm的原则，以获得旋转的余地[6]。

· 手指伸至椎体一侧，将椎体向对侧推顶，将目标椎体取出（图3-3-15、图3-3-16）。

· 以硬膜外肿瘤上、下缘约10mm处作为截骨的安全边界，再采用特制线锯沿所确定的安全边界进行椎体截骨[7]。

· 由于椎间盘较椎体突出，线锯难以固定在椎间盘上，切割时可能伤及椎体，故可以用手术刀切开两侧的椎间盘，这样便可以将线锯卡在椎间盘内，之后再用线锯进行切割（图3-3-17）。

· 线锯切割将要完成时，力度不易控制并易发生卷曲、滑动，即使脊髓腹侧有保护器，但由于该保护器由助手把持，不易在完成截断的时刻配合精确。如果线锯使用不便，可以使用骨凿切除椎间盘。

· 如果单侧椎弓根受累，则后部结构截断位置可避开肿瘤侵犯部位，即不一定都放在双侧椎弓根，可于一侧未受累椎弓根截断，并另一侧椎板处截断，但椎间截断和取出瘤椎时困难，风险加大。

头端
rostral

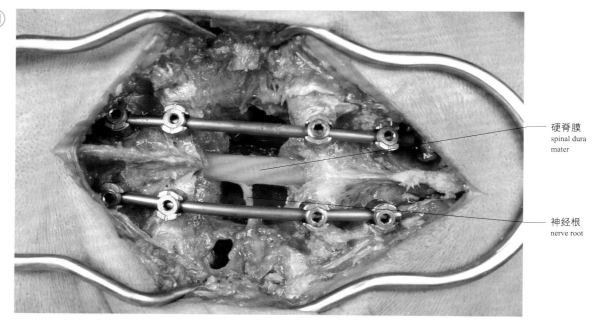

硬脊膜
spinal dura
mater

神经根
nerve root

图 3-3-18　置入钛网并固定钛棒

· 清理上下椎体骨性终板至微出血，精确测量上下椎体间距离并置入相应钛网，网内填充自体髂骨颗粒或同种异体骨（图3-3-18）。

· 钛网放置于椎体中央，重建前、中柱。在植入钛笼时首先要选择恰当直径和长度的钛笼，植入时尽可能自外侧方植入，避免强行自后方挤入而压迫脊髓，要求其后缘与硬膜囊腹侧距离只少5mm[8]。

· 连接对侧连接棒，先固定拧紧一端的钉棒，然后于另一端加压后方能锁紧螺钉，将临时固定棒松解并重新加压固定，以保证钛网牢固，重建脊柱生理曲线和稳定性。

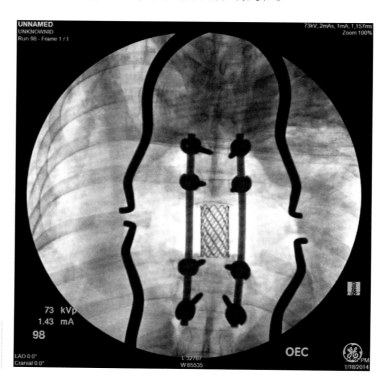

图 3-3-19
术中正位透视钛网
及椎弓根钉位置

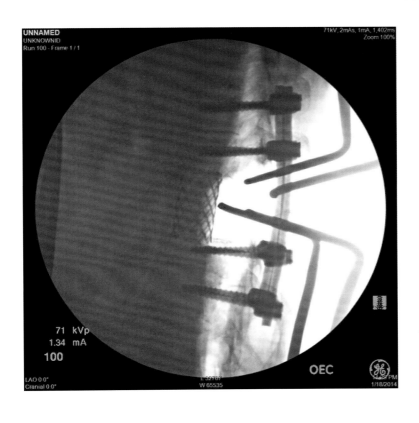

· 术中正、侧位透视钛网及椎弓根钉位置良好（图3-3-19、图3-3-20）。

图 3-3-20
术中侧位透视提示钛网及椎弓根钉位置良好

[小结]

· 脊椎肿瘤手术要求彻底切除肿瘤侵犯的脊椎、充分的环脊髓减压，并重建坚实可靠的脊柱稳定性。

· 术前可对病变椎体动脉栓塞，同时术中低压性麻醉可减少出血量，术中采用控制性降压，将收缩压控制在80～100mmHg，该方法能够有效降低术中出血，且不会影响脊髓血供[9]。

· 同时选择性栓塞病椎及上、下相邻的3对节段动脉是安全的，而≥4节则有脊髓缺血的风险[10]。

· 前后路联合手术降低了手术难度，有肿瘤全切的可能大，但是也存在以下问题：手术创伤大，对心肺干扰大，对高龄或心肺功能不佳者有较大风险，术中需改变体位，耗时长，两个切口不能同时直视下进行，增加肿瘤细胞种植播散的机会[11]。

· 长征医院多采用一期后路全脊椎整块切除法。其优势在于：

（1）通过单一的后路即可行全脊椎切除达到环脊髓减压，显露简单、安全，一期完成手术，不必开胸，避免了前后联合入路或分期手术的不足。

（2）采用全脊椎整块切除更易做到彻底切除，降低了肿瘤细胞种植污染的可能，从而降低肿瘤切除后病灶残留和术后复发的可能，更符合肿瘤的外科治疗原则。

（3）后路椎弓根内固定重建脊柱稳定性技术安全、成熟、可靠。

· 该术式强调整块切除，就是为了避免破坏肿瘤的完整性，降低种植播散的可能。

· 在术中切断椎弓根的过程，不得不破坏肿瘤的完整性，在切断椎弓根后应立即用骨蜡封堵，并用适量的蒸馏水冲洗，用顺铂液浸泡数分钟。

· 肿瘤波及椎体前方大血管时，或者包裹节段动脉时，后路手术无法操作，可事先从前路行大血管剥离或节段动脉结扎（可通过小切口内镜下实现）。

· 椎前大血管一旦破裂出血，往往是致命的，应迅速压迫止血，行前路修补。

·术中胸膜损伤是较为常见的并发症，可于术中行缝合修补，若无法修补，术后放置胸腔闭式引流。

·术中可以实施术中电生理检测避免脊髓损伤，涉及脊髓的操作须在直视下进行。

·失血过多是该术式最常见的并发症，减少术中暴露时间，术前可以栓塞节段动脉，术中采取低压麻醉，使收缩压控制在80～100mmHg是减少出血的方法。

·术中应该确认止血彻底，避免硬膜周围血肿，关闭切口前再三检查。术后，患者清醒后，不要升压过快，一旦出现血肿压迫导致神经症状，应立即行二次手术。

·对于术中有硬膜损伤的患者，术后可出现脑脊液漏。术后应留置引流管5天。如果脑脊液漏一周之内不能控制，可采用硬膜内插管的脑脊液分流术，并使用抗生素。

·术前行局部放射治疗的患者，术后感染的防治十分重要。术后应该使用促进微循环的药物以及大剂量的抗生素。对于非手术治疗无效的患者，应当行手术清创，抗生素持续冲洗治疗。

·单侧截骨的关键：跨过中线以极度外展的角度尽可能多地去除对侧椎体骨质及间盘，最终实现骨折椎体及上下相邻椎间盘的大部分切除，保留对侧的椎弓根及部分椎体骨质[12]。

·在全脊椎切除术后脊柱彻底横断，后路缺少植骨床，而短节段固定更不能提供良好的初始稳定性，钛网会出现明显塌陷后进入上、下椎体，由此导致前、后方均不能获得良好稳定而出现内固定断裂、松动及脊柱畸形的后果[13]。

·Tomita等[14]建议当高度恶性骨肉瘤侵犯一侧椎弓根时，可行同侧椎板截骨及对侧椎弓根截骨。当病灶侵犯双侧椎弓根时，可将电刀插入椎弓根，使截骨处肿瘤细胞凝固以防止肿瘤细胞污染。

◇ 参 ◇ 考 ◇ 文 ◇ 献 ◇

[1] Tomita K, Kawahara N, Kobayashi T, et al. Surgical strategy for spinal metastases [J]. Spine, 2001, 26 (3): 298-306.

[2] Teng HL, Zhe-Bao WU, Xiao JR. The total spondylectomy and reconstruction in the treatment of cervicothoracic spinal tumors [J]. Chinese Journal of Neurosurgery, 2006, 22 (1): 9-13.

[3] Liu Z, Dang G, Qingjun MA. Spinal tumors treated with total spondylectomy and spinal stability reconstruction [J]. Chinese Journal of Orthopaedics, 2001, 21 (11): 646-649.

[4] Chen Yong, Xu Hai-dong, Zuo Yan-hai, et al. Old thoracolumbar fractures treated by opening osteotomy supplemented with autologous anterior strut grafting and internal fixation through posterior-lateral approach [J]. Chinese Journal of Orthopaedic Trauma, 2012, 14 (1): 23-26.

[5] Stener B, Johnsen OE. Complete removal of three vertebrae for giant-cell tumour [J]. Journal of Bone & Joint Surgery British Volume, 1971, 53 (2): 278.

[6] Shen Hui-yong. Modified surgical techniques in total en bloc spondylectomy for thoracic and lumbar tumors with a single posterior approach [J]. Chinese Journal of Orthopaedics, 2011, (2): 7-12.

[7] 黄稳定，严望军，肖建如. 全脊椎整块切除术治疗胸腰椎脊柱肿瘤 [J]. 脊柱外科杂志，2015，13 (5): 315-318.

[8] Sheng W, Liu Z, Cao L. One-stage total spondylectomy, circumspinal cord decompression, strut bone grafting and internal fixation through a single posterior approach for thoracic spinal tumors [J]. Chinese Journal of Spine & Spinal Cord, 2004, 14 (8): 465-469.

[9] Huazi XU, Chi YL. Spondylectonmy en bloc for thoracic and lumbar tumors via posterior approach

〔J〕. Chinese Journal of Spine & Spinal Cord, 2009, 19（4）: 268-272.

〔10〕 Sun JG, Xiao W, Wang H, et al. One-stage via posterior total enblocspondylectomy in the treatment of thoracic and lumbar tumors 〔J〕. Journal of Clinical Orthopaedics, 2015,（4）: 390-393.

〔11〕 Norio K, Katsuro T, Tadayoshi K, et al. Influence of Acute Shortening on the Spinal Cord: An Experimental Study 〔J〕. Spine（Phila Pa 1976）, 2005, 30（6）: 613-620.

〔12〕 Wang Hui, Ma Lei, Zhang Di, et al. Posterior unilateral vertebral column resection for old thoracolumbar com-pressive fracture accompanied with kyphotic deformity 〔J〕. Chinese Journal of Orthopaedic Trauma, 2015, 17（6）: 492-496.

〔13〕 Julio U, Roberto P, Roberto L, et al. Clinical and imaging findings in patients with aggressive spinal hemangioma requiring surgical treatment 〔J〕. Journal of Clinical Neuroscience, 2011, 18: 209-212.

〔14〕 Tomita, K, Kawahara N, Murakami H, et al. Total en bloc spondylectomy for spinal tumors: improvement of the technique and its associated basic background 〔J〕. J OrthopSci, 2006, 11（1）: 3-12.

第四节
胸椎椎弓根螺钉置钉技术

[概述]

1949年，Michele及Krueger[1]描述了椎弓根的解剖，并且使用螺钉从后路经椎弓根拧入椎体。1970年，法国和瑞士的医生开始把椎弓根螺钉用于临床，Cotrel、Dubousset、Dick、Roy-Camille和Louis相继报道了临床成功的病例。1996年，北美脊柱学会正式认可了椎弓根螺钉在临床上的使用[2]。

胸椎椎弓根内固定系统具有良好的三柱固定效果及生物力学性能，在恢复脊柱稳定性上具有明显优势，可适用于造成脊柱不稳的疾病，如创伤、肿瘤和畸形矫形等。近年来，该技术脊柱矫形及稳定性重建方面取得了满意的临床效果。

胸椎应用椎弓根钉固定，对术者要求较高。胸椎的椎弓根钉有两种置入方法，包括椎弓根内置入和椎弓根外置入，后者置钉技术较为简单安全（图3-4-1）。

胸椎应用椎弓根钉固定，国人椎弓根最窄在T4，仅为（3.8±0.6）mm。故胸椎椎弓根螺钉置钉困难，而中段胸椎椎弓根置钉有穿破椎弓根皮质、伤及邻近重要结构的风险。对术者要求较高，胸椎的椎弓根钉有两种置入方法，包括椎弓根内置入和椎弓根外置入，后者置钉技术较为简单安全[3]。

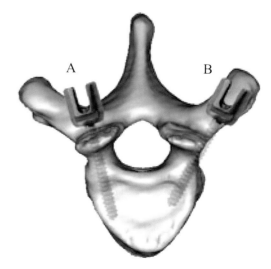

图 3-4-1
椎弓根内、外置钉技术示意图
A. 椎弓根内置钉技术；B. 椎弓根外置钉技术

[体位]

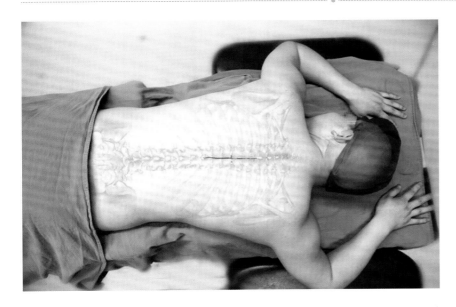

· 患者采用俯卧位，注意于关节处加以敷垫，防止挤压伤。

· 垫高胸部和髂嵴，使胸部和腹部离开床面，防止静脉回流受阻及呼吸受限并减少术中出血（图3-4-2）。

图 3-4-2
胸椎后入路体位及切口

[显露]

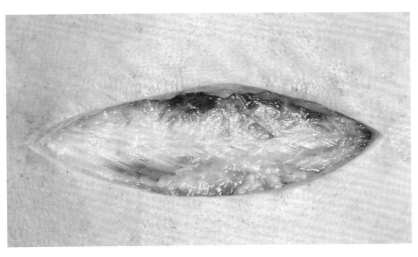

头端
rostral

图 3-4-3 切开皮肤及皮下组织

· 切口的选择根据手术需要来定，以手术节段为中心，切口长度应包括上下相邻的正常椎体。非脊柱侧弯的患者行正中切口即可（图3-4-3）。

· 切开真皮层，在后正中线上及两侧可能遇到较为发达的静脉。如无法避免，做好止血（图3-4-4）。勿切偏，以免伤及脊神经后支。

· 对于脊柱侧弯患者，首先明确C7棘突和臀裂的垂线，然后在需要手术的节段做直切口。

· 皮下组织和筋膜之间潜行游离，辨明棘突尖端，找到棘突并分离棘突双侧筋膜。然后在棘突两侧做骨膜下剥离，利于术后该肌肉功能恢复。

· 如果是儿童患者，可以将其软骨性的棘突连同棘间韧带从中间劈开，后用骨膜剥离器将软骨和骨膜一同剥离椎板。

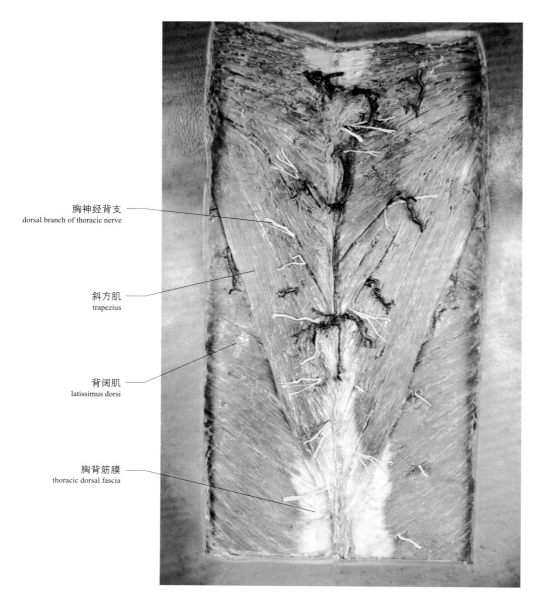

胸神经背支
dorsal branch of thoracic nerve

斜方肌
trapezius

背阔肌
latissimus dorsi

胸背筋膜
thoracic dorsal fascia

图 3-4-4　胸背部浅层肌肉、血管、神经解剖

· 胸神经背侧支：胸神经背侧支在靠近关节突关节处向后走行并分为内外两支。内侧支分布于关节、肋横突上韧带内侧缘和横突间肌之间，外侧支先行走于肌肉与韧带之间，然后在肋提肌内侧向后斜行。

· 上6个胸神经背侧支的内侧支走行于胸半棘肌和多裂肌之间，并支配二肌；然后穿菱形肌与斜方肌，到达椎骨棘突附近皮肤。下6个胸神经背侧支的内侧支主要分布于多裂肌和胸长肌，偶尔发出细支分布于正中区域的皮肤。外侧支从上向下逐渐增粗，它们穿过或行于胸长肌深处，在胸长肌与颈髂肋肌之间走行，并支配这些肌肉和肋提肌。下5或6胸神经背侧支的外侧支也发出皮支，这些皮支在肋角水平穿出下后锯肌与背阔肌。胸上支发出数量不等的外侧支也分布于皮肤。第12胸神经背侧支的外侧支发出一支细支沿髂嵴内侧走行，然后下行分布于臀部前方的皮肤（图3-4-4）。

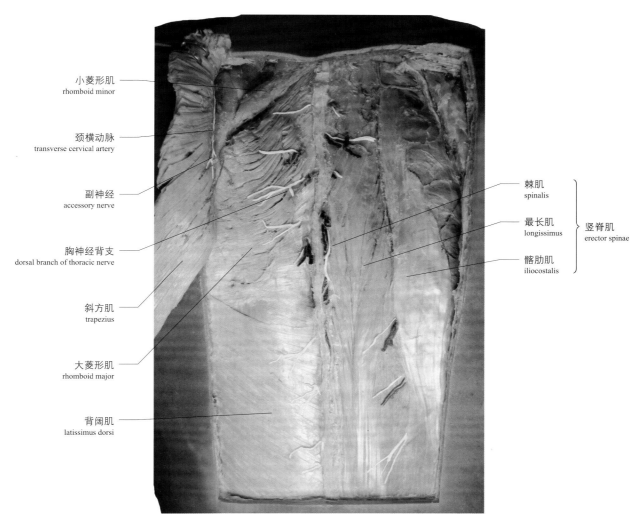

小菱形肌
rhomboid minor

颈横动脉
transverse cervical artery

副神经
accessory nerve

胸神经背支
dorsal branch of thoracic nerve

斜方肌
trapezius

大菱形肌
rhomboid major

背阔肌
latissimus dorsi

棘肌
spinalis

最长肌
longissimus

髂肋肌
iliocostalis

竖脊肌
erector spinae

图 3-4-5 椎旁肌解剖

•竖脊肌：位于脊柱的两侧，它形成一块大的肌腱，在不同的位置有不同的大小和组分。可分为3个柱状肌，由外侧到中线依次是髂肋肌、最长肌和棘肌。

•髂肋肌：其胸髂肋肌向下与腰髂肋肌附着处肌腱内侧的下6个肋骨角上缘相连，向上与第7颈椎横突背部及上6个肋骨角上缘相连。

•最长肌：胸最长肌是竖脊肌最大的延续肌肉。在胸部，它借由圆形的肌腱和肥厚的长条分别附着于所有胸椎横突尖和下9～10个肋结节与肋骨角之间的部分。

•棘肌：胸棘肌是竖脊肌在内侧的延续肌肉，它不明显，不易分离。它位于胸最长肌的内侧并与之紧密的合二为一。它通过3～4个肌腱与第11、

12胸椎棘突和第1、2腰椎棘突相连；这些结构在一小块肌肉内相连接，该肌向上借分开的肌腱附于上部胸椎棘突（4～8块）。它与前方的胸半棘肌紧密结合（图3-4-5）。

•胸背动脉：属于肩胛下动脉的一个终支，沿着肩胛骨外侧缘，向后至胸外侧动脉，在背阔肌和前锯肌之间与胸背神经一起进入背阔肌：这就构成了进入该肌肉的主要的神经血管蒂进入背阔肌。它提供无数的肌皮穿支营养背阔肌上部的皮肤。动脉的肌内部分与肋间动脉和腰动脉穿支吻合。

•下后锯肌：薄而不规则的四边形肌肉。位于胸腰连接处，以一条与胸腰筋膜的腰部筋膜相混合的薄腱膜起于下2个胸椎与上2～3个腰椎棘突。

向外侧上行，4个肌齿进入下4肋的下缘和外侧面，在肋角的稍外侧。肌齿的数目可能更少且可能全层肌肉缺如，由第9~12胸神经腹侧支支配。

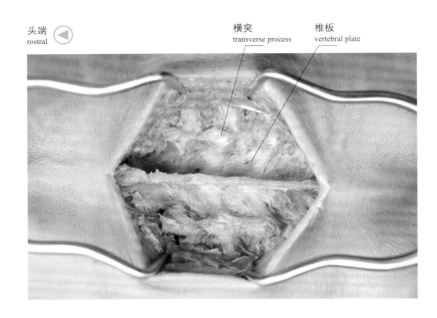

头端 rostral

横突 transverse process

椎板 vertebral plate

· 剥离椎旁肌，显露横突（图 3-4-6）。易损伤胸神经背支内外侧支，尤其是内侧支，及与其伴行的肋间后动脉背侧支。

· 剥离椎旁肌时紧贴骨膜，沿着肌纤维从远端向近端剥离，用剥离子将肌肉向外推，将横突尖暴露。

图 3-4-6
剥离椎旁肌显露骨面

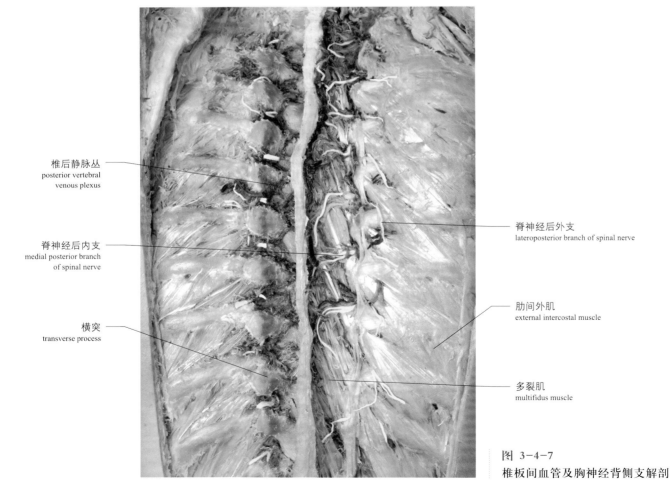

椎后静脉丛
posterior vertebral venous plexus

脊神经后内支
medial posterior branch of spinal nerve

横突
transverse process

脊神经后外支
lateroposterior branch of spinal nerve

肋间外肌
external intercostal muscle

多裂肌
multifidus muscle

图 3-4-7
椎板间血管及胸神经背侧支解剖

• 在骨膜下剥离至椎板时，会遇到较为丰富的椎后静脉丛（图3-4-7），如出血量较大，可以用电凝或压迫止血。

• 向外侧剥离至横突时，注意不要损伤横突间软组织，有脊神经后支从中穿出。

• 胸神经背侧支的内侧皮支靠近椎骨棘突下行一段距离，然后到达皮肤。外侧分支在成为皮支之前要下行相当一段距离，可能至多4个肋骨的宽度，如第12胸神经外侧支就到达髂嵴稍上部的皮肤。

[进钉点]

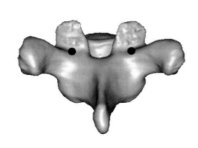

• 胸椎椎弓根钉置入的进钉点和角度选择有多种方法，主要包括：①Fennell法：横突上缘与上关节突交界处向尾端3mm。T1-T2内倾30°，T3-T12内倾20°；②Modi法：横突上缘与上关节突中外1/3的交点。

• 进钉选点严格按照横突和关节突定位，保证进钉在峡部椎弓根的中间（图3-4-8）[4]。

图 3-4-8
胸椎椎弓根入钉点示意图（左侧为Fennell法，右侧为Modi法）

[置钉]

• 上胸椎T1、T2、T3椎弓根的位置较下胸椎要发散，上、下胸椎的椎弓根不在同一条直线上。进针点位于上关节突关节面的下方，关节面中点向外3mm靠近横突上缘处，进针内倾角度20°～30°[5]。

• T4～T11置钉时，首先用神经剥离钩探明上关节突基底部的内外缘，进针点在其外缘靠内3mm处。用咬骨钳去除皮质骨，细椎弓根探探路，内倾10°～20°。探针检查钉道四壁完整后方可置钉[6-8]（图3-4-9）。

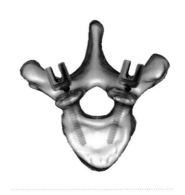

• 如果行椎弓根外置钉，进针点选择需要稍靠外，并且加大内倾角（图3-4-1）。

• 对于Danis B型骨折，置钉时螺钉的入点要略偏外上；对于Danis C型骨折，置钉时螺钉的入点要略偏外下。在保证安全的前提下，螺钉应尽可能长[9]。

• 伤椎螺钉进钉点较常规入钉点稍偏外。另需选择较其他椎体螺钉短2个螺纹的螺钉，并指向伤椎前下角方向进入以免影响伤椎椎体愈合[10]。

图 3-4-9
胸椎椎弓根置钉钉道示意图

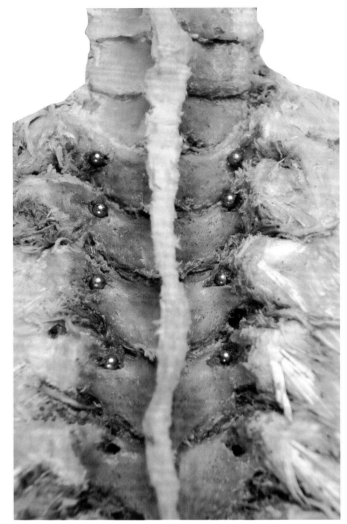

·在探明上关节突基底部以后，在其中点向外3mm处咬除皮质骨。如图所放钢珠处即为T1-T4的进针点（图3-4-10）。

....

图 3-4-10
置入钢珠示颈胸段椎弓根入钉点

·钢珠放置于椎弓根钉的进针点，行正位片透视。图示T1-T4椎弓根钉入点和椎弓根的正位透视时的相对位置关系（图3-4-11）。

图 3-4-11
入钉点正位片投影

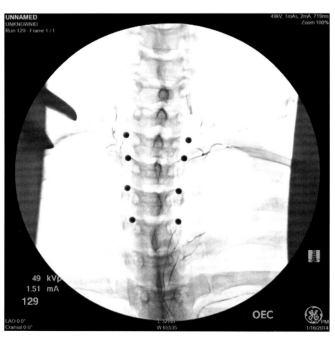

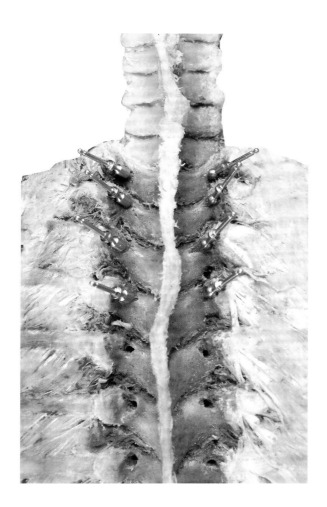

· 在选定进针点后，即可用细椎弓根探探路，进针角度内倾15°～30°。图示T1-T4椎弓根钉进针角度（图3-4-12）。

图 3-4-12
置入Mark示颈胸段椎弓根钉的角度

· 如图所示T4-T7椎弓根钉进针点（图3-4-13）。

图 3-4-13
置入钢珠示中胸段椎弓根钉入钉点

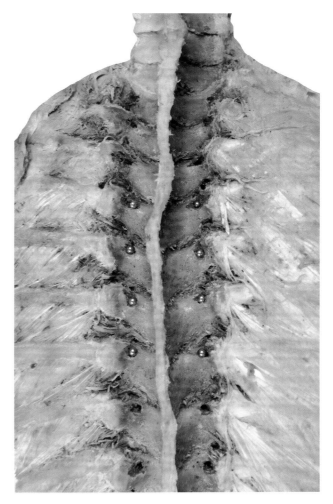

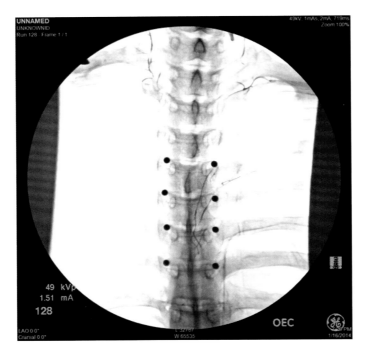

· T4-T7椎弓根钉入点和椎弓根在正位透视时的相对位置关系（图3-4-14）。

图 3-4-14
中胸段椎弓根钉入钉点正位投影

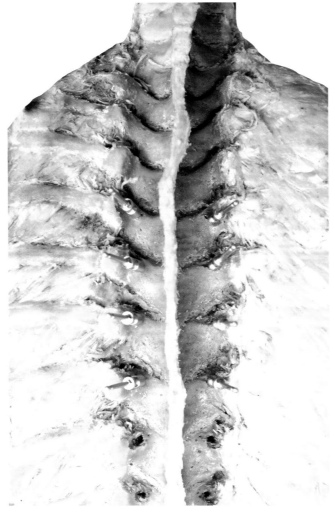

· 图示 T4-T7 椎弓根钉的进针角度（图3-4-15）。

图 3-4-15
置入Mark示中胸段椎弓根钉入钉角度

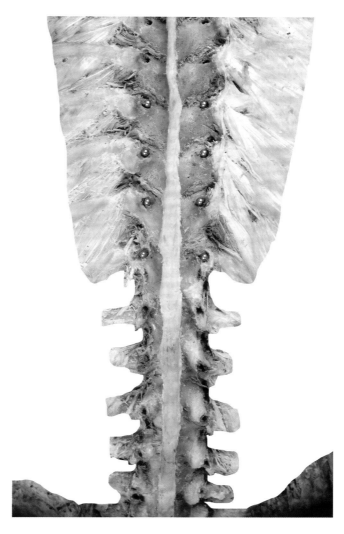

· T9-T12椎弓根钉进针点（图3-4-16）。

图 3-4-16
置入钢珠示下胸段椎弓根钉入钉点

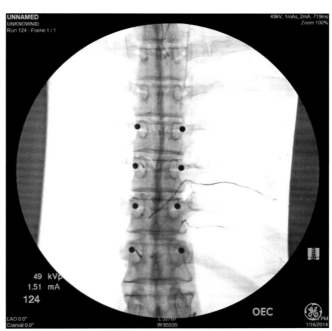

· 图示 T9-T12椎弓根钉入点和椎弓根在正位透视时的相对位置关系（图3-4-17）。

图 3-4-17
下胸段椎弓根钉入钉点正位投影

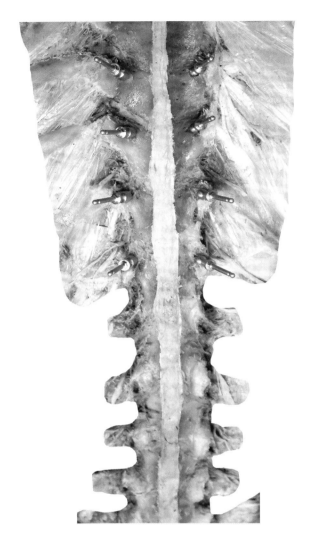

· T9-T12 椎弓根钉的进针角度（图3-4-18）。

图 3-4-18
置入Mark示下胸段椎弓根钉入钉角度

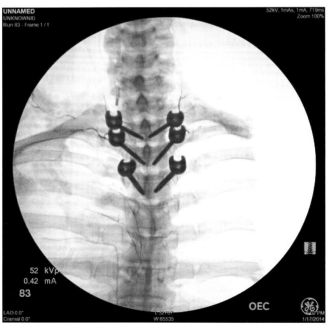

图 3-4-19
T1-T3胸椎椎弓根钉正位透视

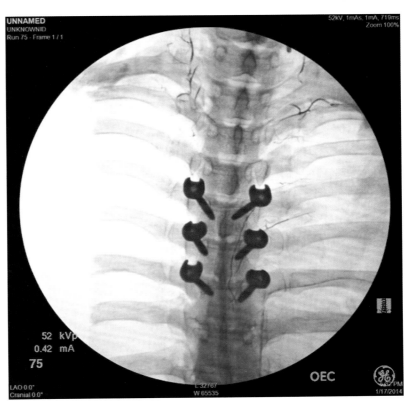

图 3-4-20
T4-T6胸椎椎弓根钉正位透视

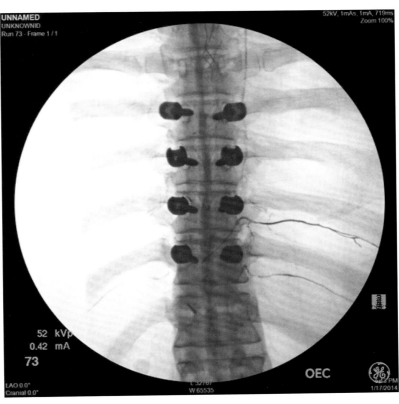

图 3-4-21
T7-T11胸椎椎弓根钉正位透视

· 如图可见，正位片提示椎弓根钉位置良好。
· 术中正、侧位透视确认椎弓根钉位置情况良好方可结束手术。

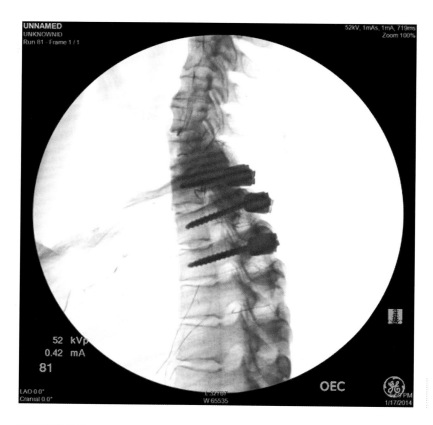

图 3-4-22
T1-T3 胸椎椎弓根钉侧位透视

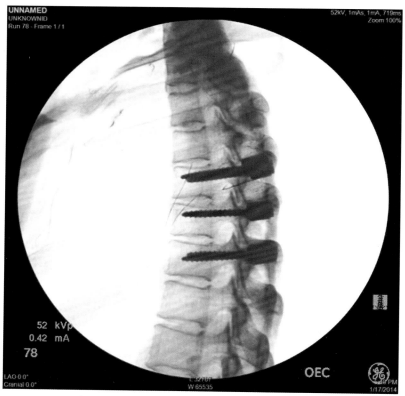

图 3-4-23
T4-T6 胸椎椎弓根钉侧位透视

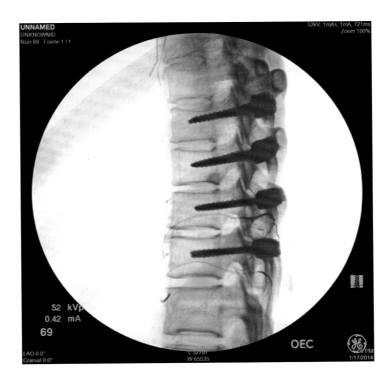

图 3-4-24
T7-T11胸椎椎弓根钉侧位透视

· 术中正、侧位片提示椎弓根钉位置良好（图3-4-19～图3-4-24）。

[小结]

· 胸椎的椎弓根相对腰椎的细且薄，因此胸椎椎弓根钉置入难度大，胸椎椎弓根置钉的失误率要明显高于腰椎椎弓根置钉。

· 置钉失误类型一般有三个方面：置钉点的选择失误、置钉方向把握失误和置钉深度定位失误。

· 以胸椎横突中轴线与关节突关节中线交点作为进钉点，内倾角15°～20°平行上终板。

· 伤椎椎弓根钉深度以出椎弓根刚进入正常椎体且未进入椎体骨折处为宜[11]。

· 胸椎骨折患者置钉，经C臂机判断进针点及进针角度，以克氏针手感探道，检查钉道周壁均有明显的骨性感，证明钉道正确、满意后置入椎弓根钉，深度为椎体的60%～80%[12]。

· 椎体骨折患者伤椎椎弓根螺钉可预留2圈螺纹，将预弯连接棒的弧形前凸点对准伤椎椎弓根螺钉尾帽开口并拧紧固定，将伤椎前顶。通过对伤椎进行顶推并压缩后柱的方法，不仅复位直接，更可延长前柱、缩短后柱[13]。

· 在打入上位螺钉时适当向下倾斜，并斜向椎体中心方向。

· 进钉深度需要进行术中的测量，通过术前影像资料的对比，置入椎体松质骨内的深度应为其椎体前后径的80%。

· Ball tip技术：其探针包括一个金属球端和一个具有良好弹性的金属柄，探针的金属球端比开路器要钝，在外力的敲打下可穿透椎弓根松质骨，球端在松质骨内可平缓开路。

· 与探针头部相连的金属柄有弹性，当球端遇到较硬的皮质骨时，金属柄的方向可以改变，令球端沿皮质骨内侧滑过椎弓根，直到椎体前方的骨皮质停止，不会穿透椎体前缘。

· "漏斗技术"：首先初步确定进钉点，用咬骨钳咬除进钉点5mm左右皮质骨，后用小刮匙刮除局部松质骨，直到暴露椎弓根峡部，使椎弓根入口边界呈漏斗状。

· 用2mm圆头探针探明椎弓根峡部，并进入椎弓根，确保四壁完整后方可进钉。

· CT三维重建椎弓根钉导航系统亦可帮助医师在

术前熟悉患者骨性结构，帮助术中进针位置和角度的选择。

· 术前按患者手术体位对手术节段进行螺旋CT扫描，1～2mm薄层扫描。

· 重建三维立体图像，将CT三维重建数据输入导航工作站进行数据处理。

· 术中暴露棘突、双侧椎板、上下关节突及横突后，在棘突上安装带有红外光反射球的参考架，使之与红外光发生位置追踪仪互相感应。

· 术者用手术探针在患者脊柱上找到与CT三维重建上相对应的解剖标志，使导航工作站与术中图像匹配。之后工作站即可引导术者进行置钉操作。

· 确定椎弓根钉进钉点和方向时，应根据术者的经验实际情况，借助术中透视和术前CT重建等资料，结合多种手段可使置钉过程更为安全顺利。

◇ 参 ◇ 考 ◇ 文 ◇ 献 ◇

［1］ Michele AA, Krueger FJ. Surgical approach to the vertebral body ［J］. Journal of Bone & Joint Surgery American Volume, 1949, 31A（4）：873.

［2］ Liu XH, Yun- Sheng OU, Quan ZX, et al. Clinical application of thoracic pedicle screw placement in adolescent idiopathic scoliosis using funnel technique ［J］. Journal of Chongqing Medical University, 2011, 36（10）：1264-1267.

［3］ Lien SB, Liou NH, Wu SS et al. Analysis of anatomic morphometry of the pedicles and the safe zone for through- pedicle procedures in the thoracic and lumbar spine ［J］. Eur Spine J, 2007, 16（8）：1215-1222.

［4］ Yin H, Huang M, Huang D. Individual selection of the entrance point for thoracic pedicles in the surgery of scoliosis ［J］. Chinese Journal of Spine & Spinal Cord, 2009, 19（3）：193-197.

［5］ Huang SJ, Huo HJ, Yang XJ, et al. Three- dimensional finite element investigation of posterior surgical correction of PUMC type Ⅱ d1 adolescentidiopathic scoliosis ［J］.International Journal of Orthopaedics,（1）：46-52.

［6］ Liang CX, LI HM, Chen KB, et al. Accuracy of Ball Tip Technique for Pedicle Screw Placement in the Upper and Middle Thoracic Spine ［J］. Journal of Sun Yat- sen University（Medical Sciences），2012, 33（1）：116-120.

［7］ Kang YJ, Kong JH, Lü GH, et al. Pedicle screws in the posterior reconstructive operation of the lower cervical vertebra ［J］. Journal of Central South University, Medical sciences, 2006, 31（6）：906.

［8］ Shi Y M, Hou SX, Wei X. The Imaging and Clinical Character of Adolescent Thoracic Pedicle ［J］. Orthopedic Journal of China, 2003, 4（27）：1469-1472.

［9］ LI Chang-qing, Luo Gang, Zhou Yue, et al.Treatment of thoracolumbar fractures with percutaneous pedicle screw fixation using Sextant- R system ［J］.Chinese Journal of Traumatology, 2009, 25（6）：522-525.

［10］ Yang M, Xu ZJ, Ding GZ, et al. Posterior pedicle screw fixation for adjacent two- segment thoracic and lumbar vertebral fractures ［J］. Chinese Journal of Trauma- tology, 2012, 28（6）：500-504.

［11］ Yong GU, Zhao L, Liang YU. Percutaneous short- seg- ment pedicle screw fixation using pedicle fixation at fractured level without fusion in the treatment of type A3 or A4 thoracolumbar fractures ［J］. Chinese Jour- nal of Spine & Spinal Cord, 2016, 26（5）：395-400.

［12］ Xia T, Dong S, Wang L, et al. Accuracy of percutane- ous pedicle screw insertion in thoracic and lumbar spine ［J］. Chinese Journal of Spine & Spinal Cord, 2013, 23（9）：794-797.

［13］ Dang H, Zhao M, Yan Y, et al. Clinical diagnosis and treatment of multiple level thoracolumbar spinal fractures ［J］. Chinese Journal of Reparative & Reconstructive Surgery, 2008, 22（12）：1441.

第五节
胸椎侧方微创椎体次全切除融合技术

[概述]

极外侧椎间融合术（extreme lateral interbody fusion, XLIF）于 2003 年由 Neilwright 首次报道，它是一种新的椎体间融合术式。该手术优点有切口小、创伤小、出血少、住院时间短和恢复快等[1]。

胸椎的 XILF 技术与腰椎的 XILF 技术相似，运用相似的器械。该技术通过腋后线于胸壁切口，建立工作通道，通过胸腔直视胸椎病灶并进行外科操作。其手术适应证也比较广，可用于胸椎椎体骨折的处理，侧弯的矫形以及椎间盘切除等。其优点在于无需完全打开胸腔的情况下便可以提供经胸腔的直视视野。并且由于工作通道的保护，不易损伤肺组织，无需使肺完全塌陷。

[体位]

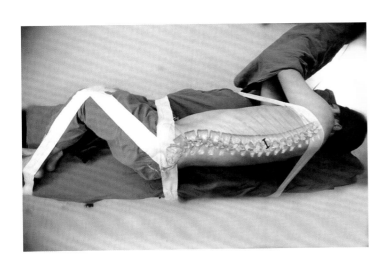

· 由于开胸之后负压消失，肺组织会自然塌陷，塌陷之后的空间足够进行手术操作。故可以选择普通气管插管，无需单侧通气。

· 体位固定如图所示侧卧位，患侧在上，将手术节段置于手术床的桥部垫高，以保证肋间隙充分撑开[2]（图3-5-1）。

· 固定带的绑法：①第 1 条胶带固定在髂嵴靠下；②第 2 条胶带固定在胸部，确保不干扰到手术区域；③第 3 条胶带固定在髂嵴到膝盖；④第 4 条胶带横跨手术床，固定在膝盖和脚踝部位。

图 3-5-1
胸椎XILF体位及切口

[显露]

· 在透视下将伤椎椎体及上下节段椎体投影于胸侧，在伤椎椎体体表投影与肋间隙交界处作一长约2cm的切口，钝性分离肋间软组织至壁层胸膜并切开一小口，行单肺通气，待单侧肺塌陷后，拧入穿刺套管建立镜头通道[3]。

· 术前先做透视，确定手术节段所在位置，确定后在术侧胸廓皮肤做标记。

· 胸椎的骨性标志：颈静脉切迹位于第2、3胸椎之间的水平。胸骨角可在胸骨柄和胸骨体连接处摸到，男性较女性的明显。它标志第2肋软骨的内侧端和第4、5胸椎的连接处，是一个非常有意义的标志。在胸骨下端可摸到剑胸关节和剑突。肋缘由第7肋软骨的前端和融合的第8～10肋软骨的前端连接构成。在肋缘的后方可摸到第11和第12肋软骨的游离端。在较瘦的人中可摸到从第1肋向下所有肋的肋缘。发达的肌肉或女性的乳房可使肋的前部摸不清。第1肋骨体在锁骨的后方，也不容易摸到，但在锁骨下方可摸到第1肋前端软骨的一小部分。在胸部的后面可摸到胸椎棘突，在棘突的外侧能摸到肋角。

· T5～T11节段血管走行较为恒定，节段静脉在上，节段动脉在下，走行于对应椎体的中央偏下水平。

· 两侧交感神经干在T6～T9发出内脏大神经，T10～T12发出内脏小神经。

· 奇静脉在该段脊柱的右前方，向上走行过程中逐渐向脊柱左侧偏，胸主动脉走行于该段脊柱的左前方，向下走行过程逐渐向右侧偏，右侧交感干与奇静脉的间距远大于左侧交感干与胸主动脉的间距。椎间盘水平无血管和神经紧邻。

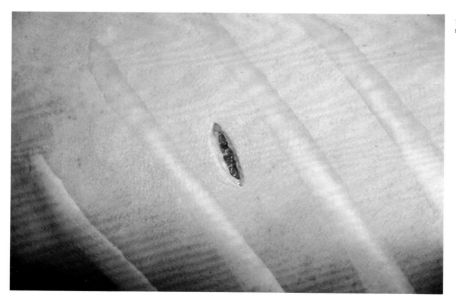

头端
rostral

· 在所标记的皮肤处平行于肋骨的方向做切口（图3-5-2），分离皮下组织和肋间肌肉。

· 暴露壁层胸膜，用止血钳等钝性分离壁层胸膜，进入胸腔。

图 3-5-2
胸椎XILF皮肤切口

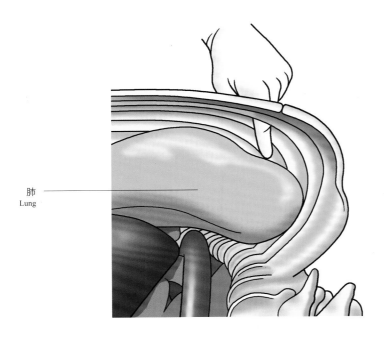

· 切开胸壁后肺会自然塌陷一部分，此空间可以提供足够的手术视野。

· 打开胸壁，术者用示指进入胸腔去探查，沿胸壁拨开肺或者膈肌（图3-5-3）。

图 3-5-3
食指伸入胸腔探查

肺
Lung

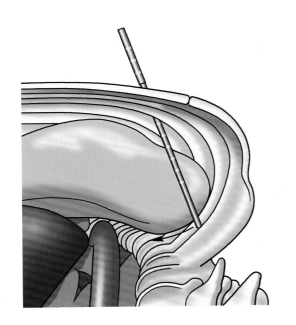

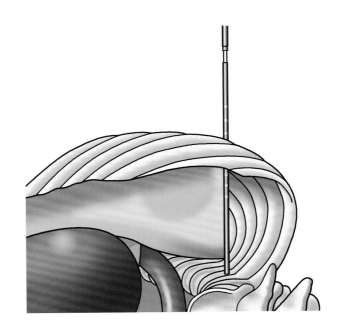

图 3-5-4
扩张器的定位

· 在手指的引导下，将初始扩张器沿肋间沟缓慢滑向肋骨近端，直到肋骨头和椎体的交界处（图3-5-4）。

[XLIF]

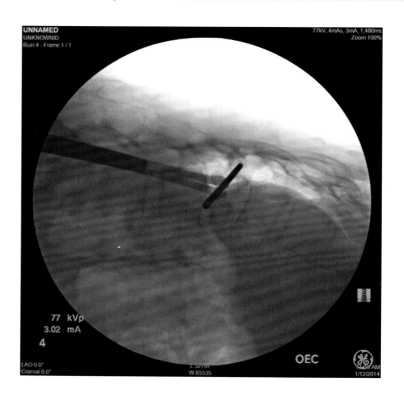

· 透视下调整扩张器位置。应定位在拟手术节段的椎间盘的中央（图3-5-5）。

图 3-5-5
透视下定位

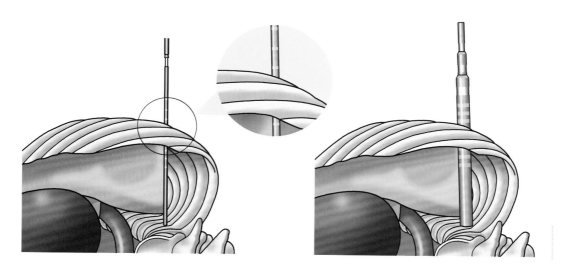

图 3-5-6
逐级放入扩张器

· 根据扩张器上的刻度确定深度，在第一个扩张器确认位置以后，逐级放入扩张器进行扩大视野操作（图3-5-6）。

· 如果是要做T12-L1，可以从第11～12肋间隙进入，在膈肌的下方，在示指的引导下进入腹膜后方，经膈肌脚到达椎间盘。

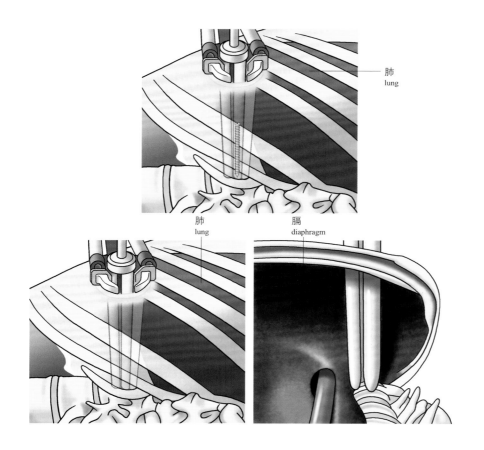

肺
lung

肺　　　膈
lung　　diaphragm

· 沿扩张器放
入工作通道
（图3-5-7）。
· 在C臂机下调
整通道，使其
正对手术节段。

图 3-5-7
建立工作通道示
意图

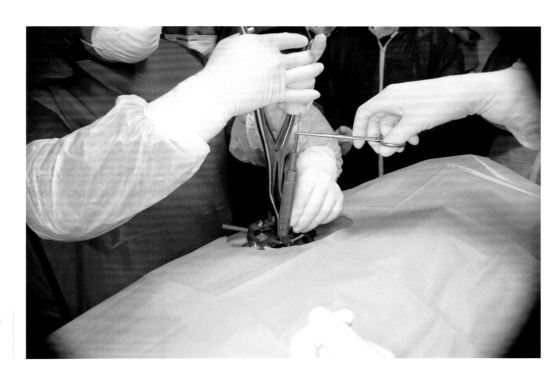

图 3-5-8
建立工作通道分
开挡板

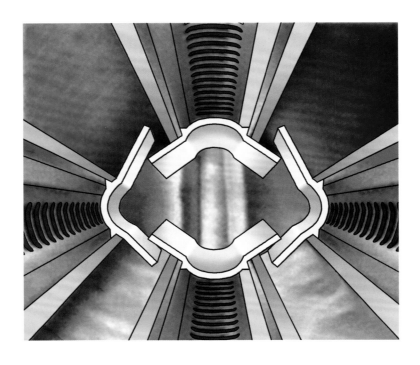

图 3-5-9
工作通道示意图

· 撑开工作通道的挡板，显露手术视野。避免视野内有软组织卡压在椎体上（图3-5-9），后将扩张器取出（图3-5-8）。

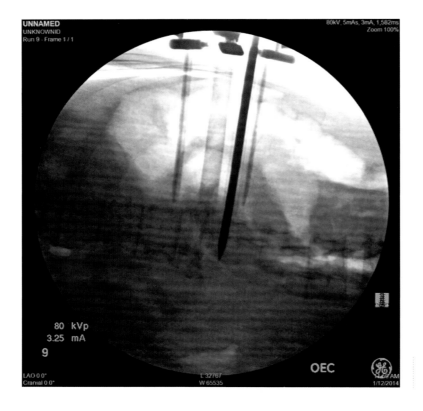

图 3-5-10
正位透视下确认工作通道位置

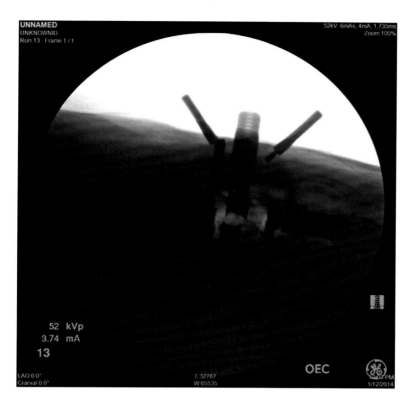

· 再次通过透视确认通道是否平行椎体后缘并正对椎体（图3-5-10、图3-5-11）。

· 透视定位后，将工作通道固定于手术床上。

· 手术要点是：侧方入路时要在腰肌前1、3或中间分离，并在脊髓电生理监测系统的指导下进行，将腹膜向前方推开让撑开器从腹膜后入路进入[5]。

图 3-5-11
侧位透视下确认工作通道位置

· 用双极电凝或者钛夹将节段血管离断。

· 用尖刀切开目标椎体上下相邻的两个椎间盘的纤维环，髓核钳及刮匙去除髓核（图3-5-12）。

· 用咬骨钳将目标椎体次全切除，用刮匙准备上下终板植骨床。

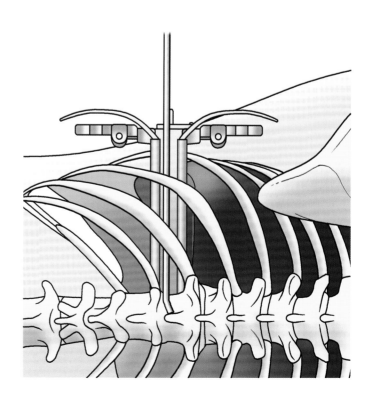

图 3-5-12
切除椎间盘

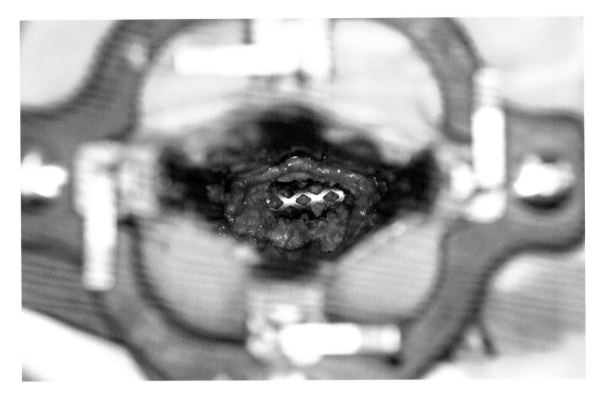

图 3-5-13　置入钛网

- 将填入碎骨的钛笼置入骨槽中（图3-5-13）。
- 术中C臂机透视确认内植物位置良好。
- 进一步彻底止血，留置引流管，逐层关闭切口。
- 有学者认为椎体切除速度是影响术中出血量的最重要因素，术中在凿开椎体侧壁后，使用镜下大嘴髓核钳快速咬除碎裂椎体骨块和保持术野清晰是缩短椎体切除时间的关键[6]。

- Kim、池永龙等认为套管外移越多，椎体及椎管减压率越大，同时手术操作距离增加。套管外移5cm切除肋骨长、胸膜挤压多、操作距离远，胸膜、脊髓损伤的概率增大[7, 8]。

[小结]

- 胸椎XLIF手术中最常涉及的节段为胸腰段。
- 为避免膈肌损伤及膈疝形成，掌握膈肌在后胸壁上附着的解剖学特点尤为重要。
- 膈肌在腋后线的附着点主要在第10肋下缘至12肋上缘，平对位置主要为第1腰椎、第2腰椎。
- 膈肌在椎体两侧的附着点主要集中在第12胸椎椎体上缘至第1腰椎椎体下缘，平均右侧较左侧低近1/3椎体。
- 手术入路选择时，若手术部位高于第12胸椎椎体，则经胸入路；手术部位低于第1腰椎椎体，则经腹入路。
- 手术皮肤入口选择时，经胸手术应选择第10肋上方的间隙；而经腹手术选在第12肋下方。

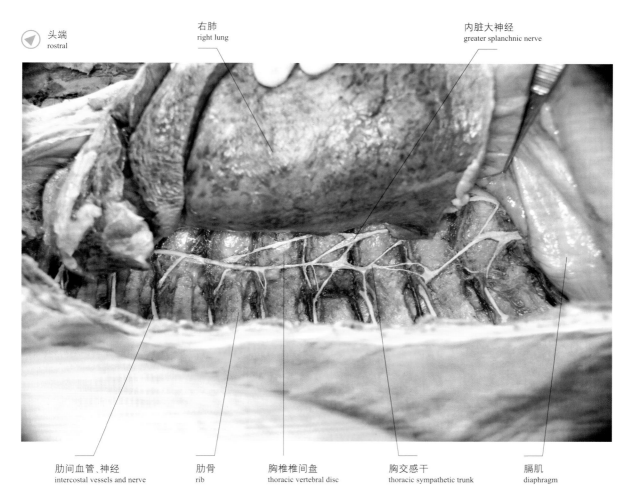

图 3-5-14 胸椎侧方神经血管走形

· T5~T11 节段血管走行较为恒定，节段静脉在上、节段动脉在下，走行于对应椎体的中央偏下水平。

· 两侧交感神经干在 T6~T9 发出内脏大神经，T10~T12 发出内脏小神经。

· 奇静脉在该段脊柱的右前方，向上走行过程中逐渐向脊柱左侧偏，胸主动脉走行于该段脊柱的左前方，向下走行过程逐渐向右侧偏，右侧交感干与奇静脉的间距远大于左侧交感干与胸主动脉的间距。椎间盘水平无血管和神经紧邻。

· T5~T11 节段在 T5~T11 脊柱行极外侧椎间融合术是可行和安全的，行椎体螺钉内固定应注意侧前方血管神经和节段血管的保护，切除椎体时必须先结扎节段血管。

一过性肋间神经痛

· 多种因素引起的最常见的并发症，不需要应用镇痛剂，不影响睡眠，2周左右恢复。

· 其主要原因有肋骨头被切除前反复电烧灼，应用硬性穿通套管、枪装咬骨钳减压时对脊神经的损伤等。

· 在操作时，应避免重复电凝烧灼，缓慢顺序扩张通道，防止过分撑开肋间。

肺损伤

· 在建立工作通道时尖锐穿刺导针刺伤肺组织，此外，如有胸膜炎症存在，在分离粘连的壁胸膜和脏胸膜时，易损伤肺组织。

· 在术前应当做充分的评估，避免胸膜炎症存在时行手术，在术中应当在切开皮肤、肋间肌后先用手指钝性分离壁胸膜和脏胸膜，在扩张器进入时，一定要紧靠胸壁沿着肋间沟慢慢滑向椎体。

· 如果在使用单侧通气后，仍能见肺表面，说明肺难以萎陷，存在粘连，需要格外注意，在分离粘连时，应用电凝切断，避免使用暴力。一旦损伤，应立即修补。

脊髓神经损伤

· 发生与节段血管不适当结扎、近椎间孔处的电灼引起脊髓供血障碍及椎管减压时直接损伤脊髓有关。

· 因此，结扎节段性血管应远离椎间孔，避免在椎间孔处电灼，椎管内脊髓减压均应在镜头监视下小心细致进行。一旦出现神经功能障碍，术后应立即给予甲泼尼龙冲击治疗。

· 当穿过腰大肌时，肌电图只能监测运动，不能监测感觉，因此并不能完全避免神经的损伤[9]。

肺炎、肺不张

· 麻醉时气管双腔管存留时间过长可引起黏膜下出血甚至黏膜压迫坏死。

· 拔管时口腔内分泌物未充分清除，术后疼痛抑制患者深呼吸及有效的咳嗽排痰，易致病原微生物及异物存留。

· 术前患者存在较严重的肺部损伤及重度创伤后的免疫功能下降，使患者容易发生术后肺不张和肺部感染。

· 术前应尽可能地改善患者一般情况及肺部情况，术前、术中及术后合理有效地应用抗生素，气管插管时要轻柔，拔管时充分吸痰，并尽可能缩短手术时间及机械通气时间。

· 肺不张很难从临床上做出正确诊断，摄片是唯一正确可靠的方法。

· 一旦诊断确立，应有针对性地早期应用敏感抗生素，并辅以良好的体位引流排痰及雾化吸入帮助排痰，必要时可行纤维支气管镜吸引治疗，以促进支气管引流。

◇ 参 ◇ 考 ◇ 文 ◇ 献 ◇

［1］ Xu C, Wu Z, Zheng Y, et al. Extreme lateral intervertebral fusion in treatment of adjacent segment deterioration after lumbar fusion: report of 9 cases ［J］. Journal of Third Military Medical University, 2014, 17: 1837-1841.

［2］ Deukmedjian AR, Le TV, Baaj AA, et al. Anterior longitudinal ligament release using the minimally invasive lateral retroperitoneal transpsoas approach: a cadaveric feasibility study and report of 4 clinical cases ［J］. Journal of Neurosurgery: Spine, 2012, 17 （6）: 530-539.

［3］ Hailong HE, Xiaojian YE, Tan JM, et al. Anterior decompression and autograft fusion under video-assisted thoraco-scopic to treat lower thoracic vertebrae bursting fracture complicated with intervertebral disc injury

〔J〕. Chinese Journal of Orthopaedics, 2011, 31（10）: 1128-1131.

〔4〕 Juan S, Uribe MD, Fernando L, et al. Electromyographic Monitoring and Its Anatomical Implications in Minimally Invasive Spine Surgery 〔J〕. Spine, 2010, 35（26）: 368-374.

〔5〕 Ozgur BM, Aryan HE, Pimenta L, et al. Extreme Lateral Interbody Fusion （XLIF）: a novel surgical technique for anterior lumbar interbody fusion 〔J〕. The Spine Journal, 2006, 6（4）: 435-443.

〔6〕 Zhao K, Huang Y, Zhang J, et al. 〔Thoracoscopic anterior approach decompression and reconstruction for thoracolumbar spine diseases〕〔J〕. Chinese Journal of Surgery, 2005, 43（8）: 491.

〔7〕 Zhao JK, Hui XU, Huang QS, et al. Anatomic study of minimally invasive lateral thoracolumbar approach in treatment of fractures 〔J〕. Journal of Spinal Surgery, 2012, 33（1）: 73-75.

〔8〕 Dae-Hyun K, John E, Alfred T, et al. Minimally invasive posterolateral thoracic corpectomy: cadaveric feasibility study and report of four clinical cases 〔J〕. Technique and Application, 2009, 64（4）: 746-752.

〔9〕 Tormenti MJ, Maserati MB, Bonfield CM, et al. Complications and radiographic correction in adult scoliosis following combined transpsoas extreme lateral interbody fusion and posterior pedicle screw instrumentation 〔J〕. Neurosurgical Focus, 2010, 28（3）: E7.

第六节
胸腰椎联合侧方显露技术

[概述]

胸腰联合侧方入路由于创伤较大，一般较少采用。但是，针对胸腰段脊柱的爆裂性骨折尤其是伴有前、中柱的骨折、塌陷和椎管内椎间盘等对脊髓神经根压迫时，后方入路难以达到重建前、中柱的目的，此时，胸腹联合入路就可发挥其优势。

该入路的优点有：①暴露充分，有利于手术操作；②可以直视下对病灶彻底切除、减压完全，能很好地重建前、中柱，恢复其稳定性[1, 2]；③植骨丰富、固定坚强。其缺点有：需要开胸、创伤较大、术后并发症较多[3]。

该入路的适应证主要针对胸腰段脊柱椎体的病灶，包括胸腰段结核病灶清除术，椎体肿瘤切除术和胸腰段骨折合并截瘫侧前方椎管减压术等。

[体位]

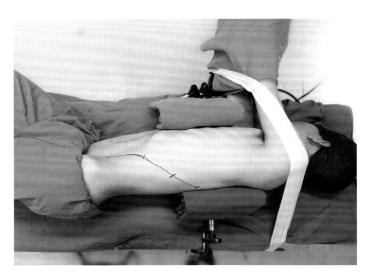

· 患者侧卧位，从脊柱患侧面进入（患侧向上）。如果两侧均可，首选左侧入路（图3-6-1）。
· 左侧主动脉相比右侧的腔静脉更容易移动，且不易损伤，并且脾脏比肝脏更容易牵开[4]。
· 应用垫枕或腰桥有利于切口的暴露，但是在准备安椎体螺钉时应取出，此步骤有利于进钉平行于终板，避免冠状面的畸形[5]。

图 3-6-1
胸腰椎联合侧方显露体位及切口

[显露]

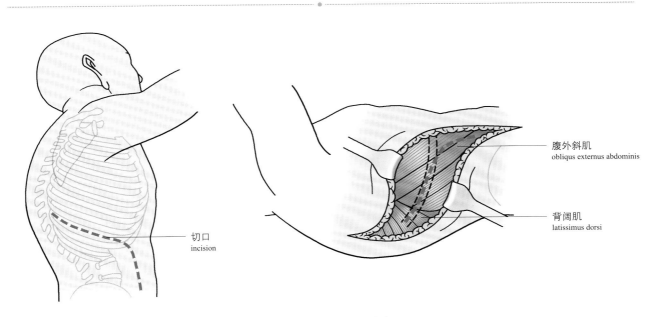

图 3-6-2 胸腹联合入路手术切口

· 切口自椎旁肌外侧缘，沿着第10肋到其肋软骨结合部切开皮肤及皮下组织（图3-6-2）。

· 沿皮肤切口切开深筋膜、腹外斜肌，暴露第10肋骨表面筋膜。注意保护肋间动静脉和神经。

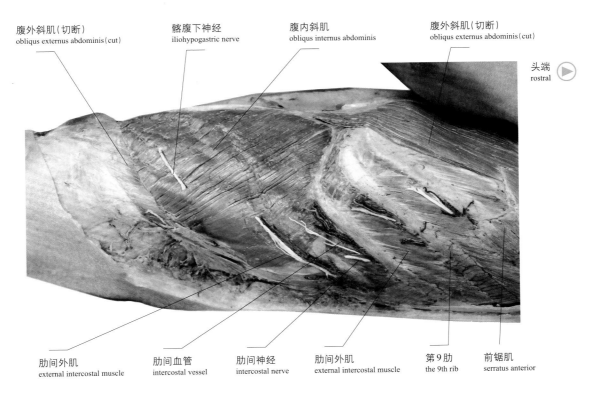

图 3-6-3 胸腹侧壁浅层解剖

前锯肌起自肋部，止于肩胛骨。肌齿起自上8、9甚至10肋的外侧面和上缘的前面并覆盖交织的肋间内肌的纤维。它们位于一条长的、稍微卷曲的线，经过胸廓下外侧。第1指状突起自第1、2肋和肋间筋膜，其余的起自单个肋，最下4个指状突起自腹外斜肌的上5条肌齿。肌肉紧密沿着胸廓的轮廓，经肩胛骨腹侧至肩胛骨内侧缘。前锯肌血液供应来自胸上动脉、胸外侧动脉及胸背动脉在背阔肌前的分支。前锯肌由从肌肉外侧面下降的胸长神经，C5、C6、C7支配。

肋间动脉（肋间后动脉）除第1、2肋间动脉来自锁骨下动脉的分支肋颈干外，其余9对肋间动脉和1对肋下动脉均发自胸主动脉。各肋间动脉行于相应的肋间隙内，在肋间隙后部，行于胸内筋膜与肋间内膜之间。至肋角附近，穿行于肋间最内肌与肋间内肌之间，并紧贴肋沟前行。至腋前线以前则在相应肋骨下缘下方，肋间内肌与胸内筋膜之间走行。肋间动脉行至脊柱两旁在肋骨小头下缘附近发出后支，向后穿至背部，分支至脊髓、背部肌和皮肤。肋间动脉在近肋角处还分出一肋间侧副支，向前下走行，继而沿下位肋骨的上缘前行。上9对肋间动脉及其侧副支的末端在肋间隙内与胸廓内动脉和肌膈动脉的肋间前支（又叫肋间前动脉）相吻合。如在肋间隙前部穿刺时，进针部位应在上、下肋之间刺入，而在肋角的内侧部位穿刺时，应在下位肋骨的上缘刺入。

各肋间静脉与同序数的肋间动脉伴行，位于动脉上方。肋间静脉向后汇入奇静脉、半奇静脉或副半奇静脉（图3-6-3）。

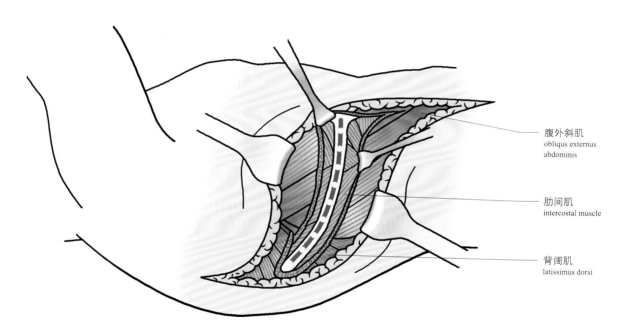

腹外斜肌
obliqus externus abdominis

肋间肌
intercostal muscle

背阔肌
latissimus dorsi

图 3-6-4　骨膜下剥离肋骨　　切开剥离第10肋骨膜，用骨膜剥离子将其骨膜剥离（图3-6-4）。注意严格按照骨膜下剥离，避免损伤肋间血管和神经。

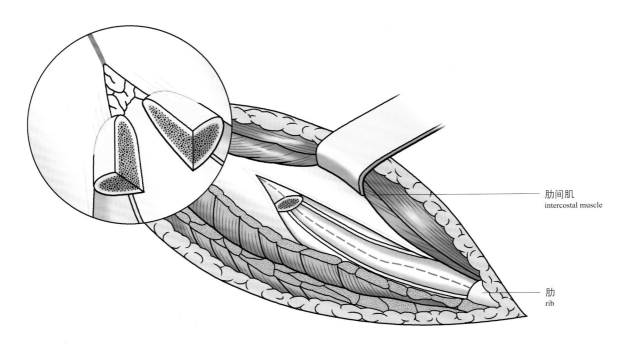

肋间肌
intercostal muscle

肋
rib

图 3-6-5
切开肋软骨进入腹膜外间隙

·在肋骨角、肋软骨连接部剪断肋骨。将肋软骨切开，向两侧牵开（图3-6-5）。

·以此步骤进入腹腔，可避免损伤腹膜、膈肌。

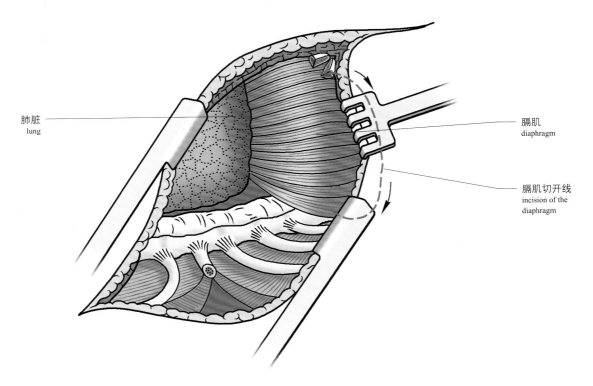

肺脏
lung

膈肌
diaphragm

膈肌切开线
incision of the
diaphragm

图 3-6-6 显露胸腔示意图

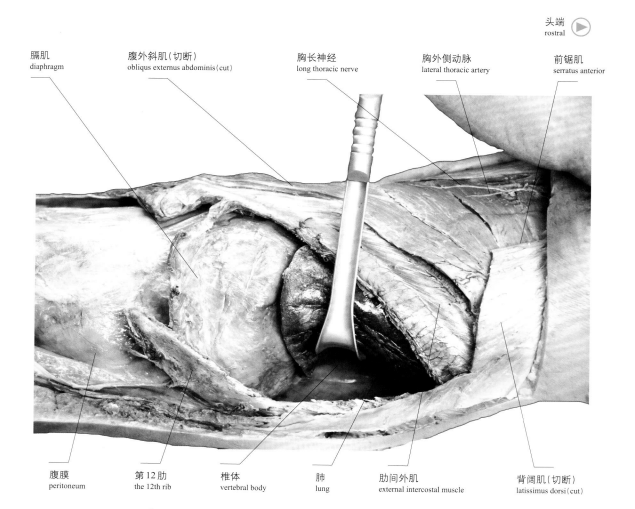

头端
rostral

膈肌
diaphragm

腹外斜肌（切断）
obliqus externus abdominis（cut）

胸长神经
long thoracic nerve

胸外侧动脉
lateral thoracic artery

前锯肌
serratus anterior

腹膜
peritoneum

第12肋
the 12th rib

椎体
vertebral body

肺
lung

肋间外肌
external intercostal muscle

背阔肌（切断）
latissimus dorsi（cut）

图 3-6-7
显露胸腔解剖

·用剪刀打开肋床，进入胸膜腔，使肺叶塌陷（图3-6-6、图3-6-7）。

·从胸腔侧切开膈肌，膈肌切开时应距膈肌肋骨止点2.5cm左右（图3-6-8），以避免损伤膈神经。间断缝扎丝线对其切缘做好标记，以便术后缝合时准确对位。

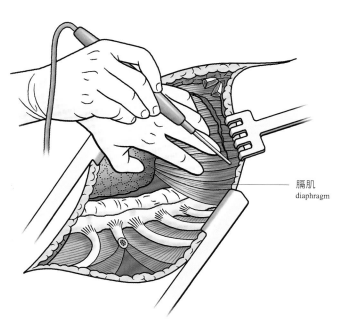

膈肌
diaphragm

图 3-6-8
膈肌切口

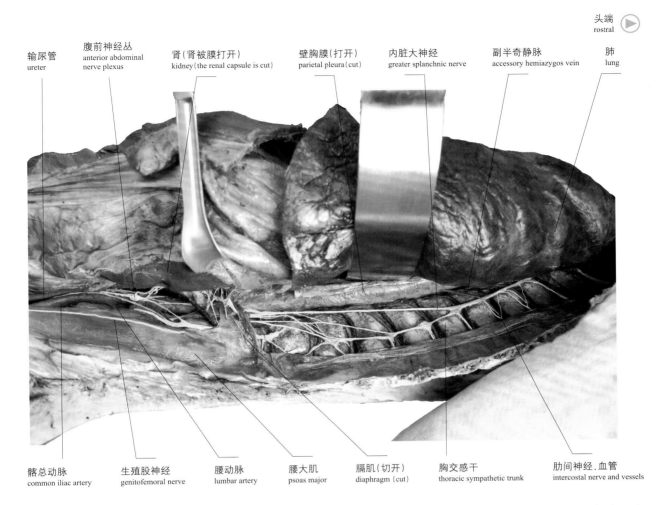

头端
rostral

输尿管　　腹前神经丛　　　　　肾（肾被膜打开）　　壁胸膜（打开）　　　内脏大神经　　　副半奇静脉　　　　肺
ureter　anterior abdominal　kidney (the renal capsule is cut)　parietal pleura (cut)　greater splanchnic nerve　accessory hemiazygos vein　lung
　　　nerve plexus

髂总动脉　　　生殖股神经　　　　腰动脉　　　腰大肌　　　膈肌（切开）　　　胸交感干　　　　肋间神经、血管
common iliac artery　genitofemoral nerve　lumbar artery　psoas major　diaphragm (cut)　thoracic sympathetic trunk　intercostal nerve and vessels

图 3-6-9
胸腰段脊柱毗邻结构

· 在将肋软骨牵开后钝性分离，辨别腹膜后间隙，从腹膜后脂肪层以外进入腹膜后间隙。
· 钝性剥离膈肌下及腹壁的腹膜，用湿纱布保护，防止腹膜破裂（图3-6-9）。

· 膈肌的附着点：膈肌纤维起始于高度倾斜的胸廓下口周缘，后部及两侧附着点低而前部高。尽管膈肌为连续的一层，但依据其周围附着区，仍可分为三部分，即胸骨部、肋部和腰部。胸骨部以两个肌束起于剑突后方，该部偶尔缺如。肋部起于两侧下6位肋软骨的内面、两侧毗邻的肋骨并且和腹横肌相交织。腰部起于两个腱膜弓，即内、外侧弓状韧带（有时称腰肋弓），并以两个膈脚起于腰椎（图3-6-9）。

· 当腹膜剥离后，逐层切开腹部各层肌肉包括腹外斜肌、腹内斜肌、腹横肌、腹横筋膜，避免损伤肋下神经。此时，膈肌位于视野的正中。

· 上腹部腹膜：腹部的食管、胃、肝和脾都位于从腹后壁到腹前壁的肝腹膜形成的一双层皱褶中。上腹部的腹膜在腹膜腔的壁上有着复杂的附着点，且形成了镰状韧带、冠状韧带、小网膜（胃肝韧带和肝十二指肠韧带）、大网膜（包括胃结肠韧带）、胃脾韧带、脾肾韧带和膈结肠韧带。

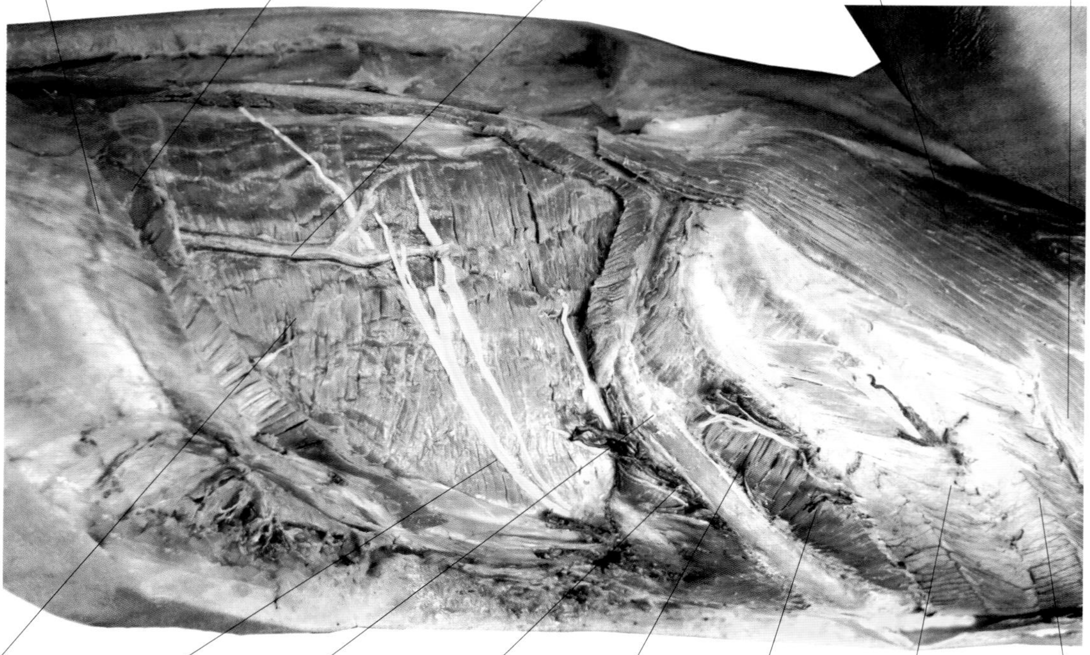

头端
rostral

腹外斜肌(切开)
obliquus externus abdominis(cut)

腹内斜肌(切开)
obliquus internus abdominis(cut)

腹外斜肌(切断)
obliqus externus abdominis(cut)

腹外斜肌(切断)
obliqus externus abdominis(cut)

前锯肌
serratus anterior

腹横肌
musculus trasversus abdominis

肋下神经
subcostal nerve

第11肋(骨膜)
the 11th rib(periosteum)

肋间血管
intercostal vessels

肋间神经
intercostal nerve

肋间内肌
internal intercostal muscle

肋间外肌
external intercostal muscle

第9肋
the 9th rib

图 3-6-10 侧腹壁神经血管解剖

▪ 肋下神经：是第12胸神经的前支。沿第12肋下缘和肋下动脉伴行，经腰大肌上部、外侧腰肋弓后侧，向下外行至腹壁，穿腰方肌前面和肾后面，至腰方肌外侧缘，过腹横肌起始部的腱膜，进入腹横肌与腹内斜肌之间。在此分出外侧皮支后，继向下内走，穿入腹直肌鞘，达腹直肌前面。其终末支穿过腹直肌鞘前壁至皮下，成为前皮支。肌支：支配腹横肌、腹内斜肌、腹直肌、腰方肌和锥状肌。皮支：分布于髂臀部、脐至耻骨联合之间的中间部的皮肤；还有细支分布于腹膜壁层和腹膜外组织。

▪ 旋髂深动脉：起自髂外动脉与股动脉移行处附近，起始部最高者在腹股沟韧带上方2.3cm处，最低者在腹股沟韧带下方1.3cm处。旋髂深动脉起始后，沿腹股沟韧带外侧半的深面向外上方斜行，走向髂前上棘稍内侧，然后沿髂嵴前部内侧后行至髂嵴上缘，折转向内上侧穿出腹壁肌达皮肤（图3-6-10）。

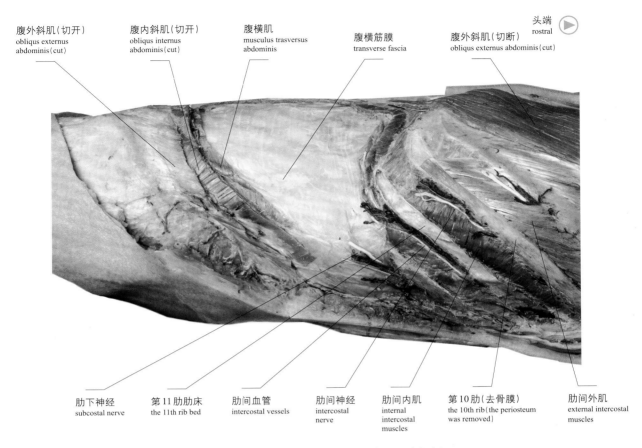

腹外斜肌（切开）
obliqus externus
abdominis（cut）

腹内斜肌（切开）
obliqus internus
abdominis（cut）

腹横肌
musculus trasversus
abdominis

腹横筋膜
transverse fascia

腹外斜肌（切断）
obliqus externus abdominis（cut）

头端
rostral

肋下神经
subcostal nerve

第11肋肋床
the 11th rib bed

肋间血管
intercostal vessels

肋间神经
intercostal
nerve

肋间内肌
internal
intercostal
muscles

第10肋（去骨膜）
the 10th rib（the periosteum
was removed）

肋间外肌
external intercostal
muscles

图 3-6-11 胸腹联合入路胸壁、腹壁层次解剖

▪ 肋软骨：是肋在发生时软骨模型的前部未骨化并持续存在的部分，是一扁杆状透明软骨，自肋骨前端开始延伸，赋予胸廓极大的活动性和弹性。上7对肋软骨与胸骨相连；第8~10肋软骨与其尚未肋软骨的下缘相连；最下面2个肋软骨的游离尖端在腹壁内。自第1~7肋软骨逐渐增长，然后再递减至第12肋软骨。它们的宽度像肋间隙一样从第一个至最末一个递减。与肋骨连接部位宽且向前渐细；第1和2肋软骨宽度相等，而第6~8肋软骨接触部增大。第1肋软骨稍微下降，第2肋软骨呈水平位，第3肋软骨稍上升，其余略微在相应肋骨之前形成角度倾斜、斜行向上至胸骨或上一肋软骨。

▪ 腹壁的解剖由浅至深依次是：腹外斜肌、腹内斜肌、腹横肌和腹横筋膜（图3-6-11）。

▪ 腹外斜肌：起自下位8肋的外面，起始部呈锯齿状，与前锯肌和背阔肌相交错。肌纤维从外上斜向内下，在髂前上棘与脐连线附近移行为腹外斜肌腱膜。参与构成腹直肌鞘的前壁，在正中线止于白线。

▪ 腹内斜肌：位于腹外斜肌深面，肌纤维起自腹股沟韧带外侧1/2或2/3、髂嵴及胸腰筋膜，扇形斜向内上，后部纤维止于下位3对肋，其余纤维至腹直肌的外侧缘处移行为腱膜，分为前、后两层，分别参与组成腹直肌鞘的前、后层，包裹腹直肌，最后止于白线。

▪ 腹横肌：位于腹内斜肌深面，较薄弱，起自下位6对肋软骨的内面，胸腰筋膜、髂嵴及腹股沟韧带的外侧1/3，肌纤维自后向前横行，于腹直肌外侧缘处移行为腱膜，与腹内斜肌腱膜后层愈合并经腹直肌的后方至白线，参与构成腹直肌鞘后层；弓状线以下与腹内斜肌腱膜的后层一起经腹直肌的前方至白线，参与构成腹直肌鞘前层。

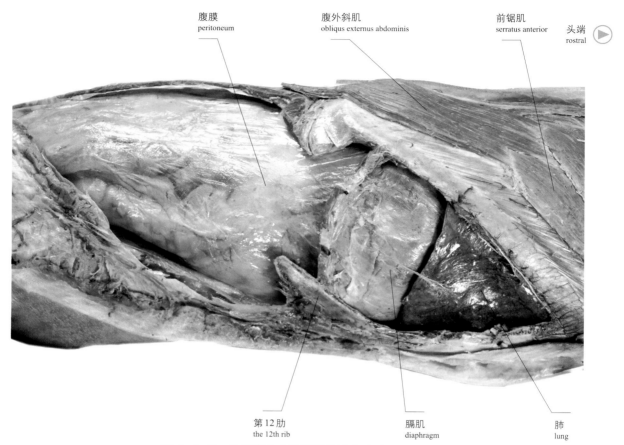

腹膜
peritoneum

腹外斜肌
obliqus externus abdominis

前锯肌
serratus anterior

头端
rostral

第12肋
the 12th rib

膈肌
diaphragm

肺
lung

图 3-6-12　胸腹联合入路膈肌腹膜和肺脏毗邻关系

　▪ 胸膜下界：为肋胸膜与膈胸膜的反折线，左侧起自第6肋软骨中点处，右侧起自第6胸肋关节后方，两侧均向外下行，在锁骨中线与第8肋相交，腋中线与第10肋相交，肩胛线与第11肋相交，近后正中线平对12胸椎棘突高度。

　▪ 膈的肌束起自胸廓下口周缘和腰椎的前面，可分为三部：胸骨部起自剑突后面；肋部起自下6对肋骨和软肋骨；腰部的左右两个膈脚起自第2至第3节腰椎。各部肌束均止于中央的中心腱（图3-6-12）。

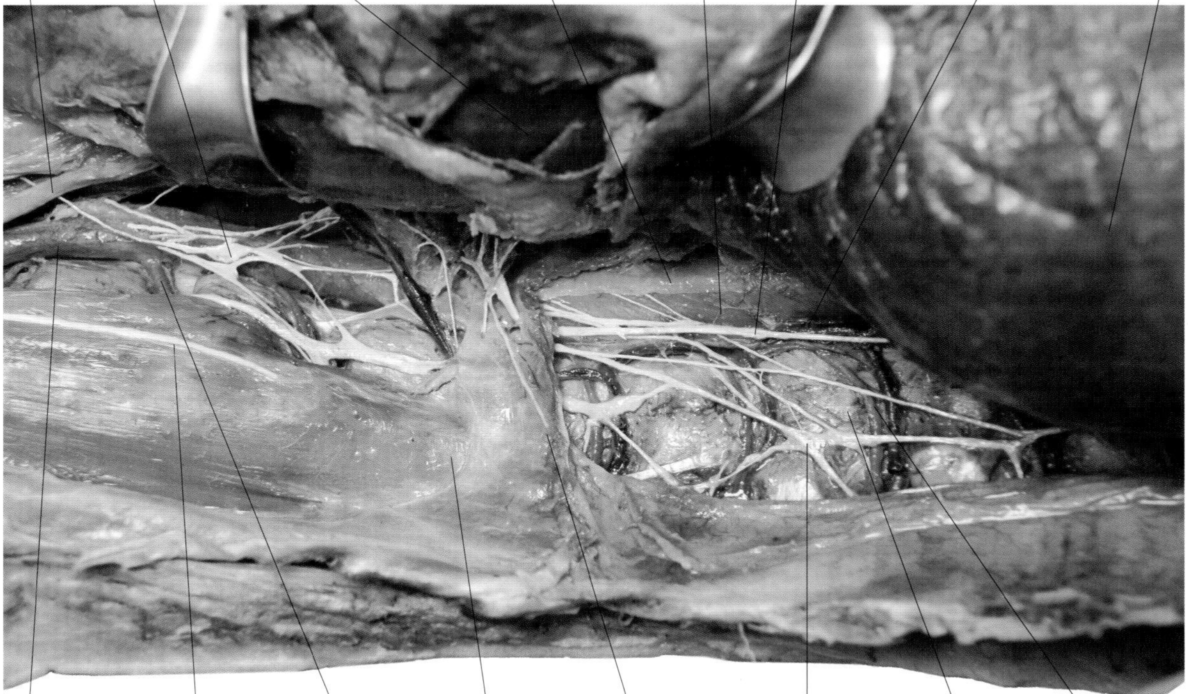

头端
rostral

输尿管 ureter
腹前神经丛 anterior abdominal nerve plexus
肾（肾被膜打开）kidney（the renal capsule is cut）
壁胸膜（cut）parietal pleura（cut）
胸主动脉 thoracic aorta
内脏大神经 greater splanchnic nerve
副半奇静脉 accessory hemiazygos vein
肺 lung

髂总动脉 common iliac artery
生殖股神经 genitofemoral nerve
腰动脉 lumbar artery
腰大肌 psoas major
膈肌（切开）diaphragm（cut）
交感干 sympathetic trunk
胸椎间盘 thoracic
肋间血管 intercostal vessels

图 3-6-13　膈肌附着点毗邻解剖

• 在膈的腰部，有内脏大、小神经，交感干和腰升动脉通过，膈神经穿膈的肌部、中心腱或腔静脉孔。

• 内脏大神经：95%左右的内脏大神经由T5-T9交感神经节向内行走的节前纤维组成，经胸主动脉的两侧下行，75%左右的内脏大神经穿膈中间脚和内侧脚之间进入腹腔，从背面止于腹腔神经节外上部。左内脏大神经位于主动脉左缘3mm左右处。右内脏大神经在主动脉裂孔处，距主动脉右缘11mm左右（图3-6-13）。

• 奇静脉：在腹后壁由右腰升静脉和右肋下静脉汇合而成，经膈右脚入胸腔后纵隔，在食管后方、胸导管和胸主动脉右侧上行，至第4胸椎高度呈弓形弯曲绕右肺根后上方注入上腔静脉。

• 腰大肌：腰大肌附着于腰椎横突的前表面和下缘。腰大肌从这些附着点发出，即成为后块；该肌也有前块。该肌在起点上有两种不同的组合：第一种是以5个肌齿分别起于相邻的椎骨体和椎间盘（从第12胸椎和胸腰盘到腰骶盘和第1骶椎段）；第2种是在肌齿间以成组的腱弓向下延伸，穿过5个腰椎体的狭窄部。上4位腰椎间孔与这些肌的附着点有重要关系。椎间孔位于横突（后附着点）的前方，椎体、椎间盘和腱弓的后方（前附着点）。因此，腰丛的神经根在这两层块中直接进入该肌，在肌内形成神经丛，其分支从腰大肌的表面和边缘穿出。

▪ 生殖股神经：起于第1和第2腰神经的腹侧支，在腰大肌的表面形成，穿过该大肌后斜向前下行，在第3或第4腰椎水平从腰大肌近内侧缘的腹部表面穿出。它在腰大肌表面的腹膜下下行，斜向经输尿管的后方，在腹股沟韧带上方分为生殖支和股支。也常在起始后不久即分支，分别穿出腰大肌。生殖支穿过髂外动脉下部，在男性经腹股沟管深环进入腹股沟管，供应提睾肌和阴囊的皮肤；在女性则与子宫圆韧带伴行，终止于阴阜和大阴唇的皮肤。股支沿髂外动脉外侧下行，并发几条细支围绕血管，然后越过旋髂深动脉，经腹股沟韧带的深面，在股动脉的外侧进入股鞘，穿出股鞘的前壁和阔筋膜，分布于股三角上部前面的皮肤。它与股中间皮神经联系并分支分布于股动脉。

头端
rostral

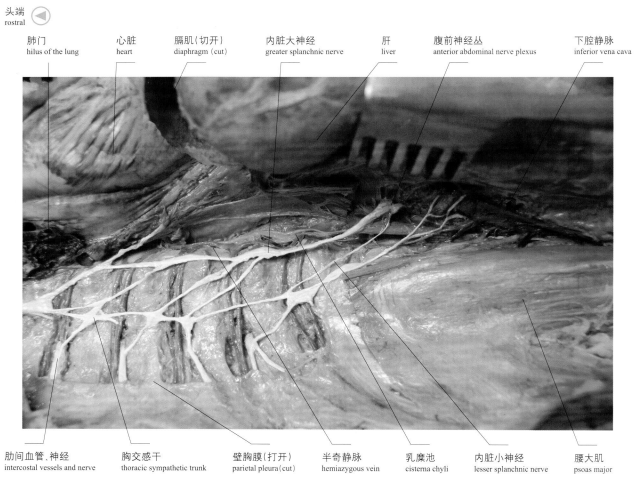

肺门 hilus of the lung　心脏 heart　膈肌（切开）diaphragm（cut）　内脏大神经 greater splanchnic nerve　肝 liver　腹前神经丛 anterior abdominal nerve plexus　下腔静脉 inferior vena cava

肋间血管、神经 intercostal vessels and nerve　胸交感干 thoracic sympathetic trunk　壁胸膜（打开）parietal pleura（cut）　半奇静脉 hemiazygous vein　乳糜池 cisterna chyli　内脏小神经 lesser splanchnic nerve　腰大肌 psoas major

图 3-6-14　膈肌附着点毗邻解剖（右侧）

▪ 膈神经与膈的位置关系：右膈神经穿过腔静脉孔，或恰在此孔的外侧穿过膈中心腱。而左膈神经则在中心腱前方穿过膈的肌性部，在心左面外侧，比右侧者稍靠前方。在膈或其稍上方，左右膈神经发细支分布于壁胸膜，在膈下方分布于壁腹膜及膈中央部。两侧膈神经干在穿过膈时一般都分成3支，常如下分布：前支，也称胸骨支向前内侧行向胸骨，并与其他支相吻合；前外侧支，向外侧走行，到达中心腱外侧叶的前方；后支为短支，分成以后外侧支，向中心腱外侧叶后方分布；后脚支，分布于膈后脚部纤维。后外侧支和后脚支也可以分别发自膈神经（图3-6-14）。

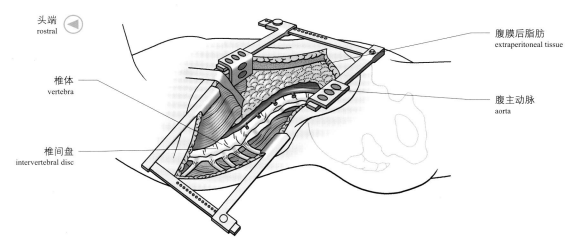

图 3-6-15 椎体显露

·切开膈肌至脊柱，从脊柱上分离、切开膈肌脚。用垫有纱布的 Deaver 拉钩将腹膜向前牵开保护好。在胸腔部分的切口用胸腔撑开器撑开。

·此时可以暴露从 T6-L4 节段（图 3-6-15）。在腰部，将腰大肌和膈肌脚从腰椎的附着处离断或剥开，注意保护从腰大肌穿出的生殖股神经。在胸部，运用开胸入路标准手法打开胸膜壁层，结扎肋间血管。如有必要，将胸导管一并结扎，但是要保护交感干。

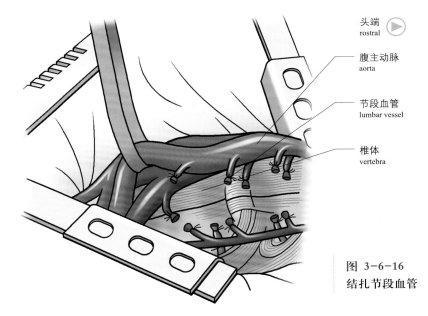

**图 3-6-16
结扎节段血管**

·剥离椎体侧面软组织，显露脊柱，图中显示结扎腰段的节段血管（图 3-6-16）。

·暴露中尽量避免对节段性血管的损伤，节段动脉一般位于椎体中部 1/3，而前路钢板螺钉理想位置在上位椎体的下部和下位椎体的上部[6]。

·由于椎体骨折移位或炎症粘连等因素，椎体的节段血管有时难以辨认，在多数情况下推荐使用两把长柄 Cobb 剥离器压迫血管两端的方法处理节段血管，近心端须充分游离，给予双重结扎或缝扎。

·远心端可用结扎或电凝止血。节段动脉应避免靠近椎间孔处结扎，以免影响侧支循环。单节段手术时，仅结扎病椎相应节段动脉便可获得满意显露，并不需要处理相邻椎体的动脉[7]。

[小结]

· 胸腰联合前方入路的优势被广泛认同，其减压效果好、复位良好、复位植骨融合内固定均能达到比较理想的效果。

· 与后路相比，胸腰联合前方入路显露操作复杂、技术要求较高，并发症较多。

· 节段动脉牺牲过多不仅影响椎体血供，降低植骨融合率；而且，可能引起脊髓缺血而导致神经功能障碍[8]。

· 由于胸腰段脊柱伴有膈肌、乳糜池等特殊结构，该部手术常易出现以下几类较为特殊的并发症[9]。

切口疝

· 由于此入路需要切除肋骨，易形成胸廓的薄弱区，在手术关闭切口时，如果各层对合不良，抑或者是患者较为肥胖，可能发生切口疝。

· 手术时应该尽量减少切除肋骨的范围，关闭时，应该谨慎缝合，术后应以弹性腹带固定。

· 一旦切口疝发生，对于无明显不适的患者可以采取保守治疗，对于影响生活的应该做二次修补术。

· 膈疝切开膈肌脚后，如果修补不良，可能发生裂孔疝。术后由于咳嗽等导致腹压增高，极易形成膈疝。

· 对于单纯的T11-L2前路减压、植骨可以不切开膈肌脚。在切开膈肌时，周围预留一定距离，方便修补。

乳糜漏

· 乳糜漏在脊柱外科手术较少见，主要有腹膜后乳糜漏和乳糜胸两种。

· 术中术者较难看到乳糜池和淋巴管，由于淋巴干的弹性和活动性是非常小的，在撑开、复位等操作时极易损伤。

· 腹膜后乳糜漏是由于直接损伤淋巴干或其主要分支导致的，乳糜胸的形成主要是由于腹膜后的

乳糜液经过膈肌修补裂孔到达胸腔，而不是损伤胸导管。

· 乳糜漏如果不及时治疗，病死率高达50%。编者认为，术后仍应当常规做好引流，并给予支持治疗：低脂饮食，全肠外营养，如若4周后仍无法缓解，需考虑手术。

深静脉血栓

· 前路手术是脊柱外科发生深静脉血栓和肺栓塞的重要相关因素，可能与前路牵拉大血管有关。

· 1992年美国脊柱侧弯协会报告在3 716例病人中

有2例因肺栓塞死亡。假如患者同时行前后路联合手术，则肺栓塞发生率可高达6%。

气胸

· 气胸发生的原因多由于膈肌修补不严密，与膈疝的原因类似。

· 在术后关闭切口前需向伤口内注满生理盐水，

嘱麻醉师正压通气，观察是否有气泡从膈肌修补处溢出，如有则需要再次修补加强。

胃肠道并发症

·包括动力性肠梗阻、急性胃黏膜病变、肠道菌群失调、原发性结核的腹膜播散等。

·动力性肠梗阻发生率最高，可能由于术中操作导致，在腹部向前推腹膜及脏器时过于粗暴，或者术中结扎节段血管脱落导致腹膜后血肿，以及术中损伤内脏神经及腰交感干等，导致胃肠道蠕动紊乱、减慢引起麻痹性肠梗阻。

·急性胃黏膜病变：由于手术和原发的创伤等应激，加之术中出血较多，尤其是既往有胃肠道溃疡病史的患者，易出现应激性溃疡。

·胃黏膜病变一旦发生，应当禁食、输血、静脉滴注抑酸药、去甲肾上腺素保留灌注和皮下注射生长抑素等，对于难以控制的消化道出血，可以用数字减影血管造影和栓塞治疗。

·肠道菌群失调：由于抗生素的使用不合理，可导致胃肠道菌群微生物生态失衡、细菌移位。

·根据患者症状常规检查和厌氧菌培养等可诊断，予以停用原抗生素，口服双歧杆菌、维生素C、复合维生素B等扶植正常肠道菌群，必要时用新生儿大便加等渗盐水保留灌肠。

·原发性结核的腹膜播散：在术前由于疏忽对肺部X线平片的检查等，可能忽略了患者的结核病史，在创伤和手术后，由于患者机体抵抗力下降，易导致结核的传播。

·需要加强术前的检查，及时有效地运用抗结核药物。

◇ 参 ◇ 考 ◇ 文 ◇ 献 ◇

[1] Dai LY, Jiang LS, Jiang SD, et al. Conservative treatment of thoracolumbar burst fractures: A long-term follow-up results with special reference to the load sharing classification [J]. Spine (Phila Pa 1976), 2008, 33 (23): 2536-2544.

[2] Ou YS, Quan ZX, Jiang DM, et al. Treatment of type Denis B thoracolumbar burst fractures by anterior finite decompression with adjacent vertebral segment internal fixation and intervertebral body fusion [J]. Chinese Journal of Traumatology, 2008, 24 (3): 208-211.

[3] Wang M, Zhou Y, Ren X J, et al. Analysis of complications of anterior approaches to the thoracolumbar spine in 5 cases [J]. Acta Academiae Medicinae Militaris Tertiae, 2002, 24 (12): 1481-1482.

[4] Liu S G. Prevention and treatment of anterior thoracic and lumbar spine clinical complications [J]. Chinese Journal of Medicinal Guide, 2011, 11 (9): 118.

[5] Liang T, Liu H, Gong Q. Anterior decompression and instrumentation with the Antares device and titanic cage for the treatment of instable thoracolumbar burst fractures [J]. Chinese Journal of Spine & Spinal Cord, 2010, 281 (6): 96-106.

[6] Mirovsky Y, Hod- Feins R, Agar G, et al .Avoiding neurologic complications following ligation of the segmental vessels during anterior instrumentation of the thoracolumbar spine [J]. Spine (Phila Pa 1976), 2007, 32 (2): 275-280.

[7] Ma LT, Liu H, et al.Change of postoperative lateral angulation with different incision level in anterior approach for thoracolumbar fractures [J]. Chinese Journal of Traumatology, 2011, 27 (10): 868-872.

[8] Wood KB, Bohn D, Mehbod A. Anterior versus posterior treatment of stable thoracolumbar burst fractures without neurologic deficit: a prospective, randomized study [J]. Journal of Spinal Disorders & Techniques, 2005, 18 Suppl (1): S15.

[9] McAfee PC. Complications of anterior approaches to the thoracolumbar spine: emphasis on Kanedainstrumentation [J]. Clinical orthopaedics and related research, 1994, 306: 110-119.

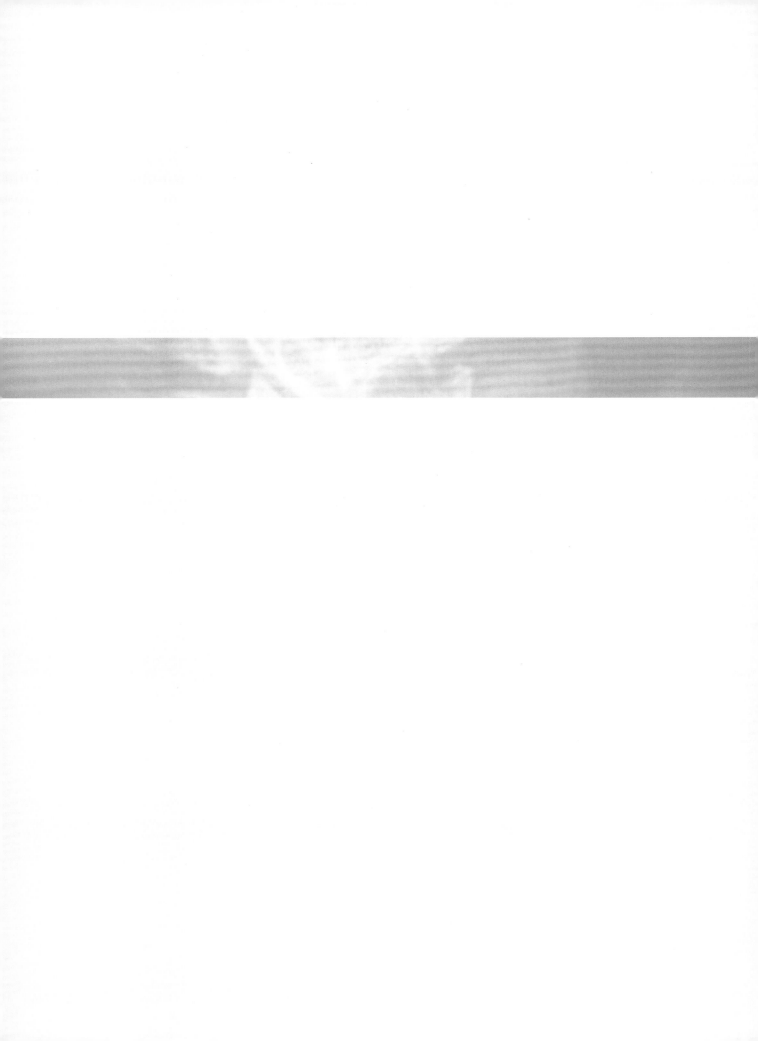

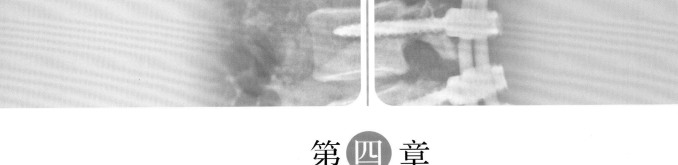

第四章

腰椎外科手术
解剖图解

第一节
腰椎侧方椎体显露技术

[概述]

经腹膜外侧入路主要用于显露L1-L5的椎体和椎间盘前外侧部分，可以施行腰骶部手术，主要适应证包括：腰椎单椎体全部或部分切除并行椎体间植骨，腰椎前路融合术，腰大肌脓肿引流术，腰椎椎体感染病灶（尤其是结核）清除术，腰部交感神经节切除等[1]。由于此入路可以显露椎体和椎间盘的侧方，避免对腹膜以及腹腔脏器的操作，故可以大大降低术后肠梗阻的发生率，也可以避免损伤腰骶部交感神经、血管等重要解剖结构[2]。

[体位]

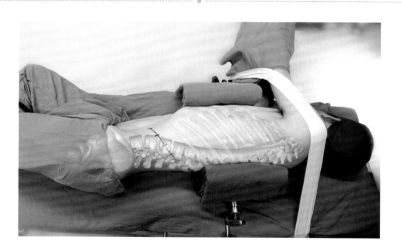

图 4-1-1　腰椎侧方椎体显露技术的体位

· 患者全麻后取右侧卧位或斜卧位（患者身体与水平面呈45°~90°），右髋屈曲，左髋伸直。在腋下、髋关节处垫枕（图4-1-1）。

· 左上肢下垫软枕，垫高腰部（或抬起手术床的腰桥），这样做可以增加肋下缘和髂嵴之间的距离，利于手术操作。

· 关闭切口时可以放平腰桥，减小切口处组织的张力利于缝合[3]。

[切开技术]

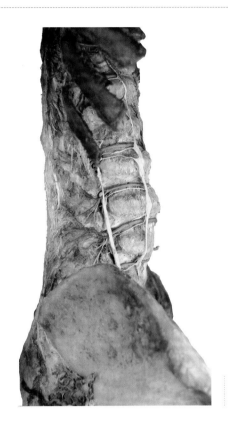

图 4-1-2
肋下边缘与髂嵴之间的距离

头端
rostral

腹外斜肌
obliqus externus abdominis

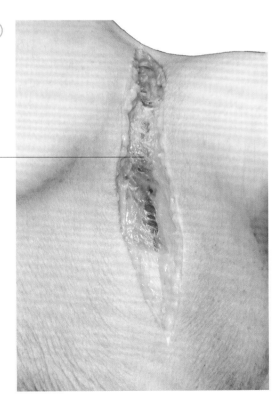

· 切口自第12肋远端的肋下缘与腋后线相交处，向前下方止于腹直肌外缘处（图4-1-3）。

· 切开皮肤、皮下组织，注意保护切口。

· 此处容易损伤腹壁神经，此神经损伤后常会引起术后神经支配区域皮肤感觉功能障碍或疼痛，故在切开皮肤和分离皮下组织时应注意保护腹壁神经，避免损伤[4]。

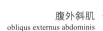

图 4-1-3
腰椎侧方椎体显露技术的切口

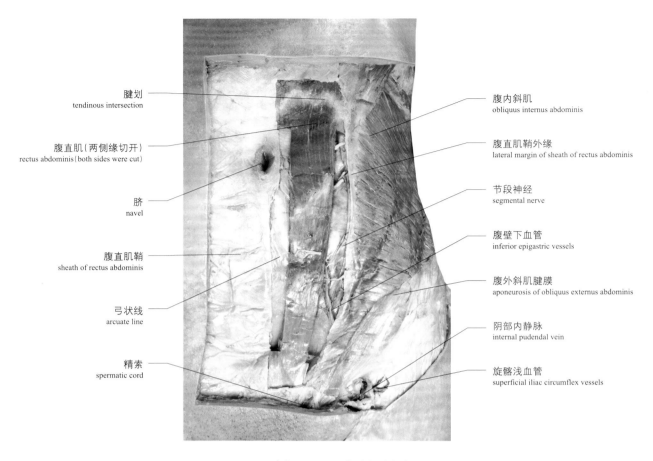

腱划
tendinous intersection

腹直肌（两侧缘切开）
rectus abdominis（both sides were cut）

脐
navel

腹直肌鞘
sheath of rectus abdominis

弓状线
arcuate line

精索
spermatic cord

腹内斜肌
obliquus internus abdominis

腹直肌鞘外缘
lateral margin of sheath of rectus abdominis

节段神经
segmental nerve

腹壁下血管
inferior epigastric vessels

腹外斜肌腱膜
aponeurosis of obliquus externus abdominis

阴部内静脉
internal pudendal vein

旋髂浅血管
superficial iliac circumflex vessels

图 4-1-4 腹壁相关解剖

- 腹壁浅层结构（图4-1-4）：腹外斜肌的肌性部分和前锯肌肌齿交错，部分腱膜形成腹直肌鞘的前层。

- 第7~12肋间神经的腹侧支从肋间隙前行进入腹壁，靠近其各自的肋间隙前端时第7~8肋间神经向内上方弯曲，在腹横肌的锯齿间穿过肋软骨深面至腹内斜肌腱膜后层深面，然后穿过腹内斜肌腱膜，经过腹直肌后方，发出分支供应腹直肌上部，在靠近腹直肌外侧缘处经腹直肌穿过腹直肌鞘的前层，分布于上腹部的皮肤。

- 第9~11肋间神经走行于膈肌和腹横肌锯齿间的肋间隙，之后行于腹横肌和腹内斜肌之间，在腹直肌外侧缘，穿过腹内斜肌肌腱膜后层，经过腹直肌后方并发出皮支分别支配脐上、脐周和脐下皮肤。

- 第12肋间神经（肋下神经）与第1腰神经腹侧支合称腰背神经，肋下神经与肋下血管伴行，沿第12肋下缘外弓状韧带和肾的后方，行走于腰方肌上部前面，穿过腹横筋膜，行走于腹内斜肌深

面，分布同下位肋间神经，肋下神经分布于髂前上棘和髋部的皮肤，向下可达股骨大转子。

- 第7~12肋间神经进入腹直肌鞘后，沿途发出肌支，支配肋间、肋下和腹部肌肉，所有6条肋间神经也发出感觉支分布于膈的肋部、相应的壁胸膜和壁腹膜，前支支配腹外斜肌，第10~12肋间神经支配下后锯肌。

- 髂腹下神经是L1脊神经前支的终末支，在腹内斜肌与腹横肌之间，行于髂前上棘内方约2.5cm处穿过腹内斜肌，向内下方达腹外斜肌腱膜的深面，在浅环上方约2.5cm处穿过腹外斜肌腱膜，其前皮支常经浅环的内侧脚上方穿出支配腹部耻骨上方皮肤。

- 髂腹股沟神经也是L1脊神经前支的终末支，在髂腹下神经下方相距约一横指并与其平行，经腹股沟管，位于精索的外侧，出浅环后分布于阴囊前部的皮肤。生殖股神经生殖支沿精索内侧下

行，出浅环分布于提睾肌及大腿内侧、阴囊或大阴唇和阴阜。

· 腹前外侧壁的血管来自胸廓内血管的腹壁上血管及肌膈血管分支、髂外血管的腹壁下及旋髂深血管、股动脉及大隐静脉的旋髂浅和腹壁浅血管，以及位于第11肋间隙的肋间后血管的肋下血管的前支。

头端
rostral

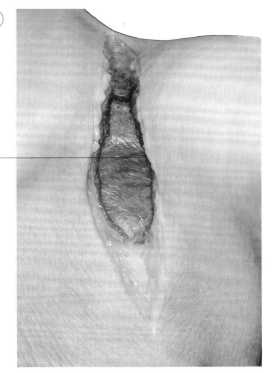

腹内斜肌
obliquus internus abdominis

· 沿切口方向切开深筋膜和腹外斜肌肌纤维（图4-1-5），显露其下方的腹内斜肌。

图 4-1-5
切开腹外斜肌

头端
rostral

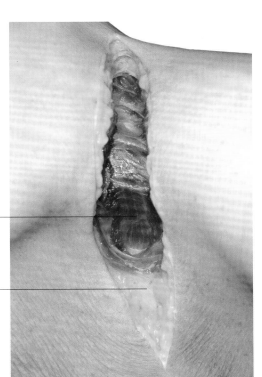

腹横肌
musculus transversus abdominis

腹直肌鞘
sheath of rectus abdominis

· 垂直于腹内斜肌肌纤维（平行于皮肤切口）的方向切开腹内斜肌（图4-1-6）。

图 4-1-6
切开腹内斜肌

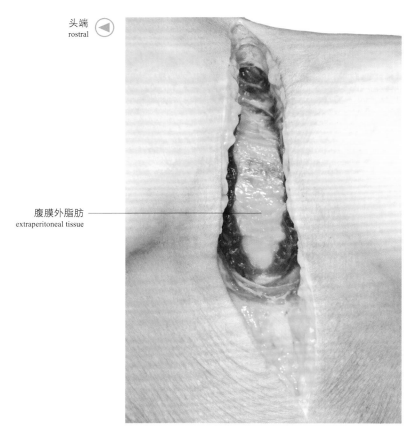

头端
rostral

腹膜外脂肪
extraperitoneal tissue

头端
rostral

腰方肌
quadratus lumborum

腰大肌
psoas major

腰大肌筋膜
psoas major fascia

腰交感干
lumbar sympathetic trunk

· 切开腹横肌及腹横筋膜，显露腹膜外脂肪（图4-1-7）。腹横筋膜非常薄且与腹膜距离很近，切开筋膜时应注意不要损伤腹膜[5]。

· 对于体型较瘦的患者，在切开腹横筋膜前，确定筋膜下没有腹膜组织后再行切开。

图 4-1-7
切开腹横肌

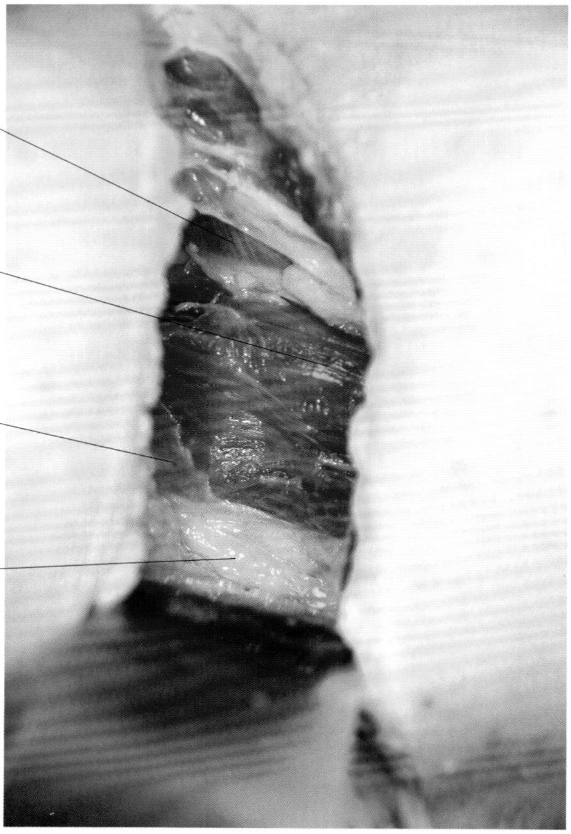

· 钝性分离腹膜外脂肪和腰大肌筋膜，并将腹膜及其内容物牵向腹侧（图4-1-8）。

· 手术操作时，采用盐水纱垫填塞保护腹膜及腹腔内组织，可有效防止损伤腹膜及腹腔内器官。

· 在清除病灶及植骨时，均需要保护好后方的硬膜囊及脊神经，防止压迫，同时也要防止植骨块术后脱落挤压椎前血管，或脱落于盆腔之内。

· 当撕裂后腹膜时，应认真修补缝合腹膜壁层，一般不引起腹腔脏器功能紊乱和腹壁疝[6]。

图 4-1-8
显露腰大肌

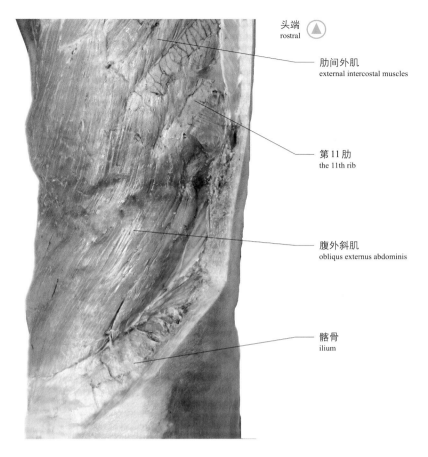

图 4-1-9 腹壁侧方相关解剖（腹外斜肌）

▪ 腹外斜肌：腹外斜肌起于下8肋的外、下缘，弯曲走行于腹外侧部和前部，肌纤维方向从外上斜向内下，其起点很快变为肌性，与前锯肌、背阔肌的下位起点沿向下后的斜线犬牙交错，上部肌束的起点与相应的肋软骨靠近，中部肌束的起点与其肋软骨有一定的距离，而最下部肌束则起于第12肋软骨尖。其肌纤维向下方的止点走行时逐渐偏离，起于下2位肋的肌纤维几乎垂直下降，止于髂嵴前半或髂嵴前部的外唇；中间和上部的纤维向下前，沿第9肋软骨至脐稍下平面的垂线，止于腱膜的前面；腹外斜肌的后缘是游离的。腹外斜肌腱膜分布于髂前上棘和耻骨结节之间，其游离缘形成腹股沟韧带，其腱膜深部的纤维以10°~20°角斜行至腹股沟韧带，然后转为内侧，多数沿腹股沟韧带走行至耻骨结节，腱膜更深部的纤维向后内侧伸展，止于耻骨梳。腹外斜肌在上位肋和下位肋的附着点可以缺如，指状突起样的肌齿甚至整块肌肉也可以是双倍的。肌肉上附着点有时与胸大肌或前锯肌相延续。该肌由第8~12肋间神经的终末支和第7~12胸神经的腹侧支分出的肋下神经所支配；由肋间后动脉及肋下动脉的分支、腹壁上动脉、腹壁下动脉、旋髂浅动脉、旋髂深动脉和腰后动脉营养。主要作用是维持腹部形态，增加腹内压力和抵抗重力，躯干进行侧屈等（图4-1-9）。

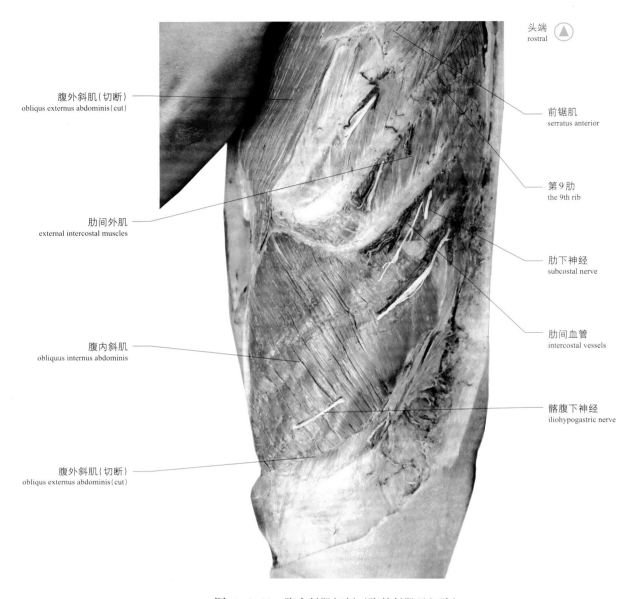

头端
rostral

腹外斜肌（切断）
obliqus externus abdominis（cut）

肋间外肌
external intercostal muscles

腹内斜肌
obliquus internus abdominis

腹外斜肌（切断）
obliqus externus abdominis（cut）

前锯肌
serratus anterior

第9肋
the 9th rib

肋下神经
subcostal nerve

肋间血管
intercostal vessels

髂腹下神经
iliohypogastric nerve

图 4-1-10　腹内斜肌解剖（腹外斜肌已切除）

▪腹内斜肌：腹内斜肌肌纤维大部分位于腹外斜肌深面，比腹外斜肌薄，起自腹股沟韧带沟状上缘的外 2/3，腹内斜肌向外起于髂嵴前半部中间线的前 2/3，一些纤维向后附着于胸腰筋膜，起自髂部附着点后端的纤维向上外止于 3 位或 4 位肋下缘和肋软骨，最上部纤维形成一短的游离上缘，附于髂前上棘的纤维是分散的，终止于前面从下而上逐渐变宽的腱膜。腹内斜肌由第 8~12 肋间神经的终末支、第 7~12 胸神经腹侧支分出的肋下神经以及 L1 神经腹侧支来的髂腹下神经和髂腹股沟神经的小分支支配；由下位肋间后动脉及肋下动脉的分支、腹壁上动脉、腹壁下动脉、旋髂浅动脉、旋髂深动脉和腰后动脉营养。主要作用是维持腹部形态，增加腹内压和抵抗重力侧屈（图4-1-10）。

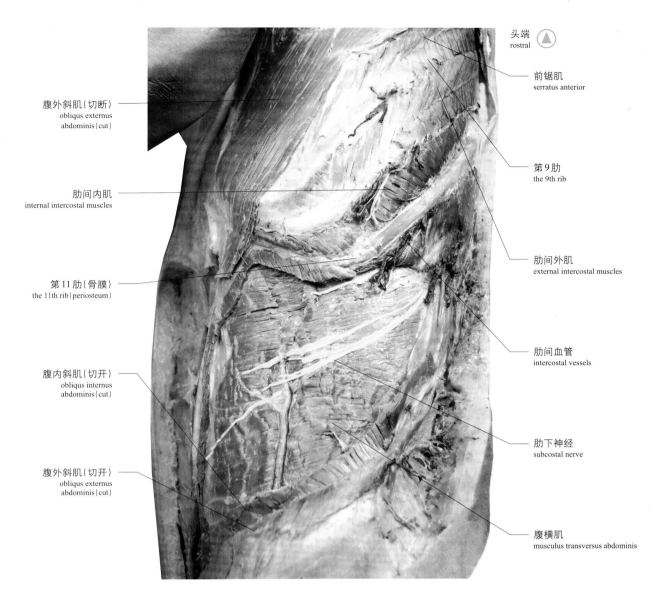

图 4-1-11　腹横肌解剖（腹外斜肌、腹内斜肌已切除）

腹横肌：腹横肌起自胸腰筋膜、髂嵴及腹股沟韧带的外侧1/3，自后向前，于腹直肌外侧缘处移行为腱膜。腹内斜肌与腹横肌二者下缘均呈弓状，先越过精索的上内侧，在腹直肌外缘呈腱性融合，称腹股沟镰或联合腱。然后绕至腹股沟管内侧部精索的后方，止于耻骨梳韧带。当腹壁肌肉收缩时，弓状下缘即接近腹股沟韧带，这种弓状结构似有封闭腹股沟管的作用。腹内斜肌和腹横肌下缘的部分肌纤维，沿精索向下移行，成为菲薄的提睾肌。腹横肌由第8~12肋间神经的终末支、肋下神经以及L1神经腹侧支分出的髂腹下神经和髂腹股沟神经支配；由下位肋间后动脉及肋下动脉、腹壁上动脉、腹壁下动脉、旋髂浅动脉、旋髂深动脉和腰后动脉营养。主要作用是维持腹部形态，增加腹内压（图4-1-11）。

腹内斜肌下部纤维和腹横肌腱膜的下部组成联合腱，其止于髂嵴和耻骨梳（止于耻骨梳的纤维经常缺如），从腹股沟浅环后方下降，有加强腹股沟管后壁内侧份的作用，向内联合腱的上部纤维与腹直肌鞘的前壁融合，向外部分纤维与凹间韧带融合。

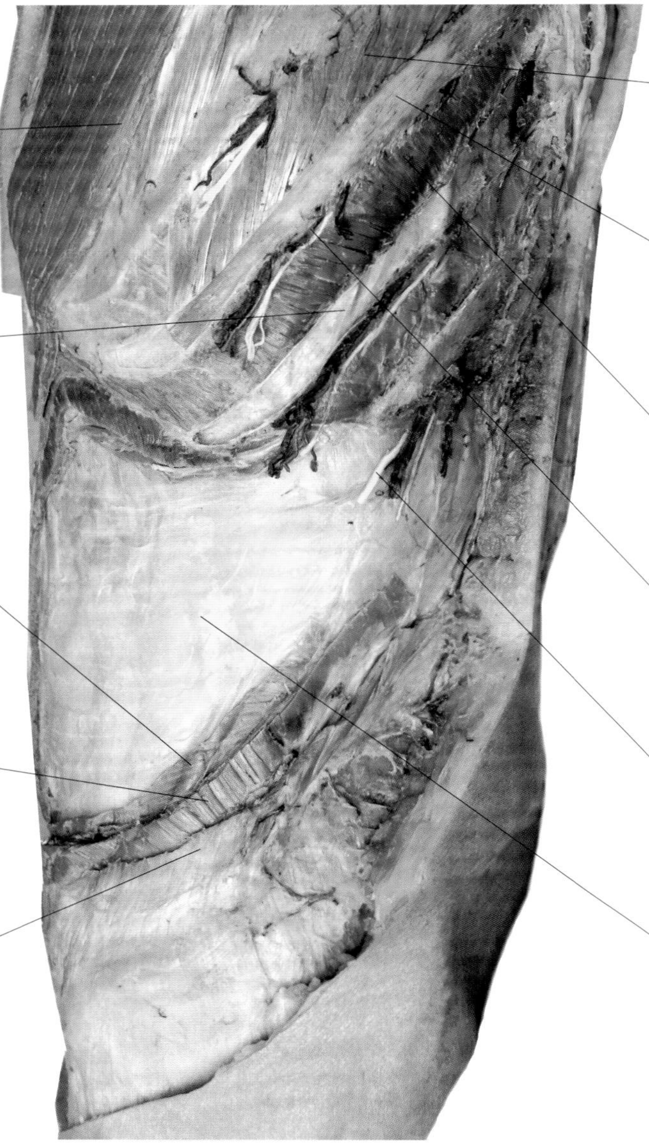

图 4-1-12 腹横筋膜解剖（腹外斜肌、腹内斜肌、腹横肌已切除）

▪腹横筋膜：腹横筋膜衬贴于腹横肌深面，在腹部上方较薄弱，接近腹股沟韧带和腹直肌外侧缘处较致密，其上方连膈下筋膜，下方续髂筋膜及盆筋膜，并在深环处呈漏斗形突出，形成精索内筋膜。腹横筋膜与腹横肌结合疏松，但与腹直肌鞘后层紧密相连。腹膜下筋膜位于腹横筋膜与壁腹膜之间，在腹下部特别是腹股沟区脂肪组织较多；向后与腹膜后间隙的疏松结缔组织相连续。由于有腹膜外脂肪组织，壁腹膜容易剥离（图4-1-12）。

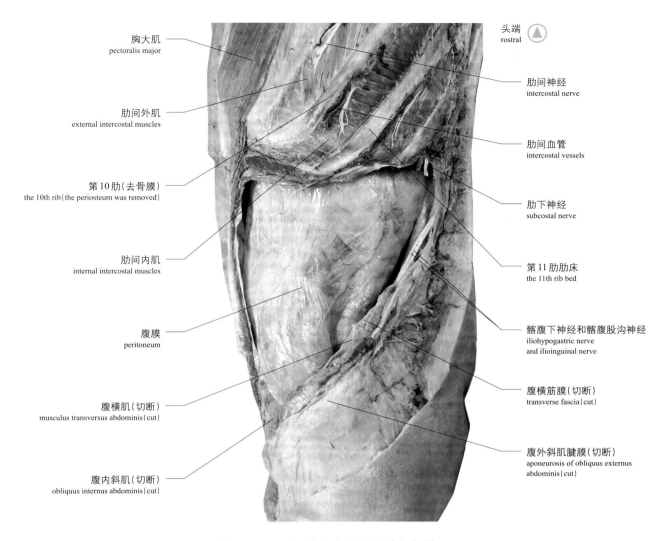

头端
rostral

胸大肌
pectoralis major

肋间外肌
external intercostal muscles

第 10 肋（去骨膜）
the 10th rib（the periosteum was removed）

肋间内肌
internal intercostal muscles

腹膜
peritoneum

腹横肌（切断）
musculus transversus abdominis（cut）

腹内斜肌（切断）
obliquus internus abdominis（cut）

肋间神经
intercostal nerve

肋间血管
intercostal vessels

肋下神经
subcostal nerve

第 11 肋肋床
the 11th rib bed

髂腹下神经和髂腹股沟神经
iliohypogastric nerve
and ilioinguinal nerve

腹横筋膜（切断）
transverse fascia（cut）

腹外斜肌腱膜（切断）
aponeurosis of obliquus externus
abdominis（cut）

图 4-1-13　腹壁侧方相关解剖（壁腹膜）

■ 壁腹膜（图4-1-13）：为腹前外侧壁的最内层，向上移行于膈下腹膜，向下延续于盆腔的腹膜。在脐以下，腹前外侧壁的腹膜形成5条皱襞：位于正中线者为脐正中襞，其中有脐正中韧带；位于脐正中襞外侧者为脐内侧襞，内有脐动脉索；最外侧者为脐外侧襞，其中有腹壁下血管。在腹股沟韧带上方，脐外侧壁的内、外侧，分别为腹股沟内、外侧窝，是腹前壁的薄弱部位，腹腔的内容物，可由此突出形成腹股沟疝。

[显露技术]

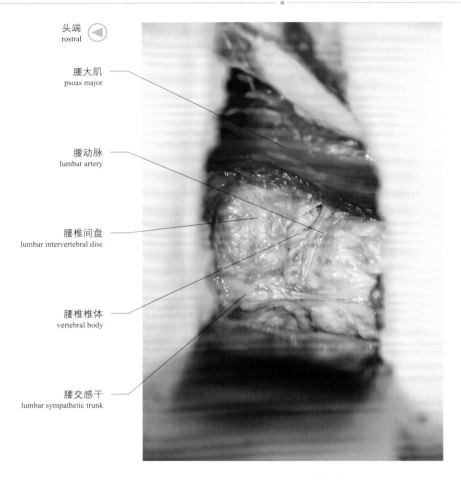

头端
rostral

腰大肌
psoas major

腰动脉
lumbar artery

腰椎间盘
lumbar intervertebral disc

腰椎椎体
vertebral body

腰交感干
lumbar sympathetic trunk

图 4-1-14　显露锥体

· 显露椎体和椎间盘操作时术者用包绕湿纱垫的手指将腹膜连同肠管缓慢沿腹膜壁层钝性剥离，如果损伤腹膜，应及时进行修补。

· 将腹膜连同脏器推向中线，可见腰大肌，内侧为腰大肌筋膜表面的输尿管，输尿管可以用挡板或拉钩将其牵开，防止损伤。

· 腹主动脉和下腔静脉位于 L4 以上椎体前方，用湿纱垫保护这些血管。

· 将髂腰肌从椎体侧方向背侧剥离，便可看见椎体和椎间盘的侧方，抵达腰椎椎体中部可见椎体表面的腰动脉和腰静脉，可以钳夹、切断或双重结扎此血管（图4-1-14）。

· 如需显露 L5 椎体，L4-L5 椎间盘，可将左侧髂血管牵向对侧，显露椎体前血管、神经等解

剖结构。

· 对于 L3、L4 椎体骨折，在暴露 L3、L4 椎体时应注意保护髂总静脉的同时保护上腹下丛神经，其一般位于中线左侧，末梢腹主动脉和腹主动脉分叉前方的腹膜外结缔组织处，损伤后可出现射精功能障碍并发症，术中应注意保护[7]。

· 术中结扎椎体表面的腰动脉和腰静脉，椎体和椎间盘表面的结缔组织应仔细分离辨认组织后再切开，防止出血。

· 压迫髂动脉和髂静脉的时间不宜过久，防止血栓形成，亦不可过度牵拉，尤其是老年人，因为过度牵拉可能会导致存在粥样硬化的斑块脱落，造成栓塞或血栓形成[8]。

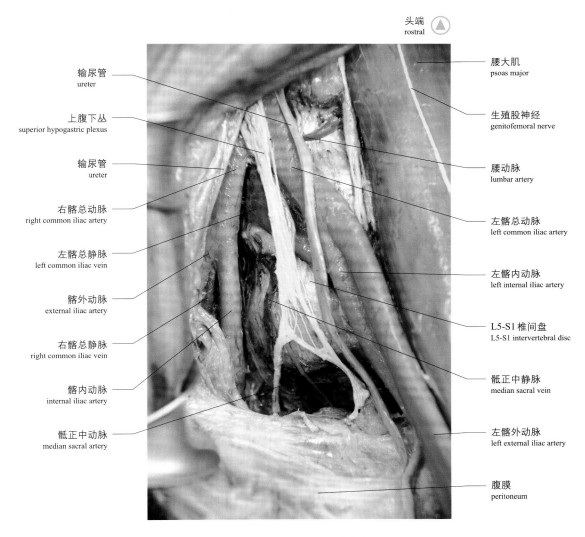

图 4-1-15　腹膜后相关解剖

• 腹膜后间隙：位于腹后壁壁腹膜与腹内筋膜之间，其范围上起自膈，下达骶岬、骨盆上口处；此间隙借两侧腹膜外筋膜向上经腰肋三角与纵隔组织相连，向下与骨盆腔腹膜外间隙相通，故间隙内的感染极易向上下扩散，因而此处操作应严格保持无菌状态，防止腹膜后间隙感染。腹膜后间隙的内容物有肾、肾上腺、输尿管腹部，以及一些大血管（比如腹主动脉，下腔静脉及其分支属支等）、神经和淋巴结管等（图4-1-14）。

• 输尿管：全长25~30cm，直径为4~7mm，位于腰大肌筋膜表面的内侧，自肾盂与输尿管移行部至跨越髂血管处的一段为输尿管腹部段，输尿管腹部的毗邻左、右两侧不同：左侧前方为十二指肠空肠曲，并有左结肠动脉、左睾丸血管（女性为卵巢血管）和乙状结肠系膜越过；右侧上段前方，自上向下有十二指肠降部、右结肠和回结肠血管、（小）肠系膜根和右睾丸血管跨越，下段的外侧与回盲部及阑尾相邻。输尿管腹段的血供主要来自肾动脉、睾丸（或卵巢）动脉、腹主动脉和髂动脉，这些营养血管进入输尿管的方向多位于其内侧（图4-1-15）。

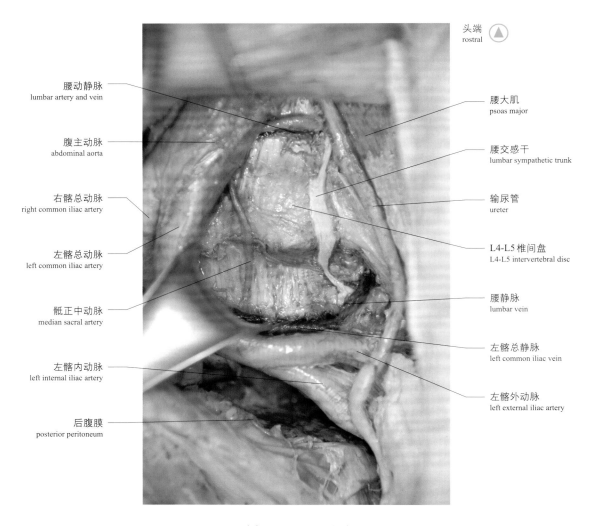

头端
rostral

腰动静脉
lumbar artery and vein

腹主动脉
abdominal aorta

右髂总动脉
right common iliac artery

左髂总动脉
left common iliac artery

骶正中动脉
median sacral artery

左髂内动脉
left internal iliac artery

后腹膜
posterior peritoneum

腰大肌
psoas major

腰交感干
lumbar sympathetic trunk

输尿管
ureter

L4-L5 椎间盘
L4-L5 intervertebral disc

腰静脉
lumbar vein

左髂总静脉
left common iliac vein

左髂外动脉
left external iliac artery

图 4-1-16 腰交感干

▪ 腰交感干：由3~5个神经节及其节间支组成，位于脊柱与腰大肌之间，为椎前筋膜所覆盖（图4-1-16）。左侧者与腹主动脉相邻，右侧者被下腔静脉所掩盖。神经节的数目可因相互融合或缺如而有变异，其位置以 L2 与 L4 水平的两节较恒定，因分别为内侧弓状韧带和髂总动脉所遮盖，临床上常借此作为解剖标志。腰交感干向上于内侧弓状韧带的后方，与胸交感干相连；向下经髂总血管的后方，于骶岬的两侧延为骶交感干。左、右交感干之间有横行交通支相连。交感干损伤会造成逆行射精或性功能下降，故术中应加以辨认并保护[9]。

▪ 腰动脉（图4-1-16）：为腹主动脉的壁支，从腹主动脉后壁的两侧对称发出4对，横越腰椎体前面和侧面，腰静脉与之伴行，在腰大肌内侧缘处分出背侧支和腹侧支。背侧支则分布于背部的肌肉、皮肤及脊柱；腹侧支主要分布在腹壁，并与腹前外侧壁其他动脉吻合。同一节段的腰动脉前支总是位于腰神经前支的腹侧，而上一节段下行的腰神经前支又位于下一节段腰动脉前支的腹侧。从L1-L5，后正中线至椎板峡部侧缘距离、腰神经前支深度、椎间管外口处腰神经前支至椎间盘的纵向距离均逐渐增加。

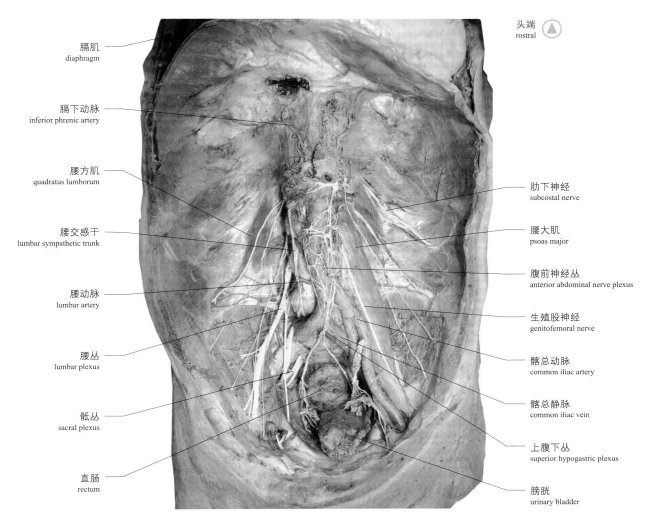

图 4-1-17 腹膜后解剖

▪ 腹主动脉：位于 T12-L4 的左前方，上自膈的主动脉裂孔续于胸主动脉，下至 L4 水平分为左、右髂总动脉，后两者的夹角约为 56°，此分叉在腹前外侧壁的表面投影为脐下偏左 2cm 处。腹主动脉长 14~15cm，外周径约为 3cm。其前有胰、十二指肠水平部和（小）肠系膜根跨过，后为 L1-L4，右侧有下腔静脉，左侧为左腰交感干。腹主动脉分支很多：在相当于 T12、L1 和 L3 水平，分别发出三条不成对的脏支，即腹腔干、肠系膜上动脉、肠系膜下动脉。在 L1、L2 和 L2 的稍下方，分别发出三对脏器支，即肾上腺中动脉、肾动脉和睾丸（或卵巢）动脉。此外，还在腹主动脉的起始处发出一对膈下动脉，紧贴 L1-L4 椎体向两侧发出四对腰动脉和起自主动脉分叉后壁的一支骶正中动脉。

▪ 下腔静脉：位于 L4-L5 水平，由左、右髂总静脉汇合而成。于脊柱前方沿腹主动脉右侧上行。经肝的腔静脉沟穿膈的腔静脉孔进入胸腔，注入右心房。下腔静脉前面有肝、胰头、十二指肠水平部、右睾丸（或卵巢）动脉、（小）肠系膜根等解剖结构越过。后有腰椎椎体、右膈脚、右腰交感干和腹主动脉的壁支；左侧为腹主动脉，右侧与右腰大肌、右输尿管、右肾和右肾上腺相邻。其属支主要有肝静脉、肾静脉、右睾丸（或卵巢）静脉、右肾上腺静脉和腰静脉等结构。

▪ 腹腔丛：是最大的内脏神经丛，位于膈左、右脚和腹主动脉上段的前方、两侧肾上腺之间，环绕于腹腔干和肠系膜上动脉根部周围，由许多大小不等、形态不同的交感神经节及其节间支所组成。腹腔丛内常有一对最大的腹腔神经节，接受来自内脏大神经的节前纤维；此节的外下部较突出，称主动脉肾神经节，接受来自内脏小神经的节前纤维。此外，腰交感干的上位神经节、两侧迷走神经和两侧膈神经均有分支参与组成腹腔丛。该丛还发出许多分支参与组成膈丛、肝丛、胃丛、脾丛、肾丛和肠系膜上、下丛等，并分别沿同名血管分支到达各脏器（图4-1-17）。

[小结]

・此入路可用于显露L1-L5椎体、椎间盘的前外侧。由于腹膜后间隙血管解剖特点，L5-S1的显露较难。

・腰骶部显露通常需要显露腹主动脉分叉，应尤为小心，此处的结缔组织应先钝性分开一小口，确认无血管后再缓慢扩大。

・腰椎前路显露和手术操作以显露椎体和椎间盘侧方为优，因为这样既可以施行手术操作，又可以避免椎体前方的操作损伤腰部交感神经和血管。

・输尿管、上腹下神经丛和生殖股神经等重要解剖结构的损伤为此入路的主要并发症，应熟悉这些解剖结构，避免损伤。

・术中牵拉输尿管的力度过大会损伤输尿管或其血供，造成输尿管狭窄等。如果向内侧牵拉输尿管存在一定的张力，可以根据实际情况将输尿管牵向外侧[10]。

・右侧的输尿管存在走行于下腔静脉后方的变异，此时应注意鉴别，保护输尿管。

・上腹下神经丛来源于L2-L4节段的副交感神经纤维加入下腹下神经丛（盆丛）在左髂动脉前方走行。

・上腹下神经丛负责阴茎勃起功能，如果损伤会造成男性勃起障碍或尿潴留。此神经丛含有交感神经纤维，如果此神经丛损伤，可能会导致因射精障碍而引起的不育症[11]。

・左侧生殖股神经前内侧毗邻腹主动脉，内侧毗邻交感干，前外侧为输尿管。右侧生殖股神经前方毗邻下腔静脉，内侧毗邻交感干，前外侧为输尿管。不可过深地切割腰大肌，且牵拉力度要适中防止损伤生殖股神经。

・生殖股神经多于L3上半至L4下半之间穿出腰大肌，故L2-L4节段的手术易损伤此神经。

・生殖股神经存在于腰大肌内便分成生殖支和股支的变异，此时可以将生殖支牵向内侧，股支牵向外侧，并沿腰大肌纤维方向劈开腰大肌以暴露腰椎椎体和椎间盘。

・术中可以根据生殖股神经穿出腰大肌位置和分支位置对此神经进行保护，降低损伤概率。

◇ 参 ◇ 考 ◇ 文 ◇ 献 ◇

[1] Ye XJ, Yu JM, Xie N, et al. The preliminary exploration of lateral lumbar interbody fusion extended application in lumbar corpectomy and reconstruction surgery ［J］. Chinese Journal of Orthopaedics, 2017, 37（20）: 1269-1277.

[2] Kehr P, Bernard F, Matthew C. Morrey（eds.）: Master Techniques in Orthopaedic Surgery: Relevant Surgical Exposures（Master Techniques in Orthopaedic Surgery）［J］. European Journal of Orthopaedic Surgery & Traumatology, 2010, 20（6）: 513.

［3］ Yong HM, Yong-jie Gu, Rong-ming Xu, et al. Short-term clinical observation of the Dynesys neutralization system for the treatment of degenerative disease of the lumbar vertebrae ［J］. Orthopaedic Surgery, 2011, 3 （3）: 167-175.

［4］ Chapman JR. Surgical Techniques for the Spine ［M］. Surgical techniques for the spine. Thieme, 2003: 209.

［5］ Burak M, Ozgur, Samuel A. et al. Minimally disruptive decompression and transforaminal lumbar interbody fusion ［J］.The Spine Journal, 2006, 6: 27-33.

［6］ Nas K, Kemaloğlu MS, Cevik R, et al. The results of rehabilitation on motor and functional improvement of the spinal tuberculosis ［J］. Joint Bone Spine, 2004, 71 （4）: 312-316.

［7］ Been HD. Anterior decompression and stabilization of thoracolumbar burst fractures by the use of the Slot-Zielkedevice ［J］. Spine, 1991, 16 （1）: 70.

［8］ Posner I, Rd WA, Edwards WT, et al. A biomechanical analysis of the clinical stability of the lumbar and lumbosacral spine ［J］. Spine, 1982, 7 （4）: 374.

［9］ Scheufler KM. Technique and clinical results of minimally invasive reconstruction and stabilization of the thoracic and thoracolumbar spine with expandable cages and ventrolateral plate fixation ［J］. Neurosurgery, 2007, 61 （4）: 798-808.

［10］ Ricart O, Serwier JM. Dynamic stabilisation and compression without fusion using Dynesys for the treatment of degenerative lumbar spondylolisthesis: a prospective series of 25 cases ［J］. Revue De Chirurgie Orthopédique Et Réparatrice De Lappareil Moteur, 2008, 94 （7）: 619.

［11］ Ozgur BM, Aryan HE, Pimenta L, et al. Extreme Lateral Interbody Fusion （XLIF）: a novel surgical technique for anterior lumbar interbody fusion ［J］. Spine Journal Official Journal of the North American Spine Society, 2006, 6 （4）: 435.

第二节
腰椎后方显露及经椎间孔腰椎间融合术

[概述]

腰椎后方入路包括后正中入路及后外侧入路。主要应用于后柱病变，比如椎弓根、横突、小关节面和棘突、椎管；中柱病变，比如椎间盘、后纵韧带和椎体后方。主要适用于以下外科操作，椎管、神经根管和椎间孔的减压，骨缺损和脊柱不稳植骨融合，椎弓根置钉，脊柱原发或继发肿瘤的切除，以及感染灶的清除等。Wiltse手术入路（椎旁肌间隙入路）具有手术操作简单，软组织损伤小，手术时间短，出血量少，疗效高，患者术后卧床时间短，恢复快等优点，适应于胸腰椎骨折、腰椎间盘突出症、腰椎间盘突出症翻修、腰椎管狭窄症、腰椎滑脱症等手术，易于推广应用，是符合微创理念的一种实用手术入路[1]。

Harms等[2]于1982年提出经椎间孔入路腰椎椎间融合（Transforaminal lumbar interbody fusion, TLIF）的方法，TLIF主要经安全三角显露椎间隙，可使椎间融合时硬膜囊或发出的神经根受到最小的牵拉，甚至不被牵拉，而且该术式仅削弱腰椎后方单侧结构，这些技术上的优势使得TLIF技术迅速得到推广。但由于不对神经根管进行彻底减压，传统TLIF操作适应证较窄。主要适应于不合并或合并单侧神经症状的腰椎退行性疾病，但一般不适用于多节段椎间盘累及或合并神经根压迫症状的患者。因此，后来发展出改良TLIF技术，采用传统的后正中入路，操作区域较传统TLIF内移，切除单侧部分关节突关节及相邻椎板，围绕下位神经根管进行三维减压，既解除了神经压迫，又可以保留后柱棘突韧带复合体。改良TLIF技术几乎适用于各种腰椎退行性疾病。

[体位]

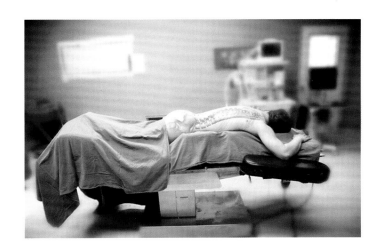

· 通常患者全麻后采用俯卧位（图4-2-1）。要求保持腹部的足够空间避免影响呼吸，同时也有利于降低椎管周围静脉丛的压力，减少术中出血[3]。

图 4-2-1
腰椎后方显露体位

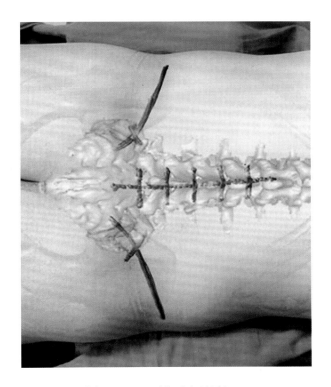

图 4-2-2 腰椎后方显露切口

[显露]

· 根据手术范围，后正中沿棘突做相应切口（图4-2-2）。

· 切开皮肤、皮下组织，显露腰背筋膜，并沿腰背筋膜表面向切口两侧做适度的剥离。

· 切开腰背筋膜，显露背部肌肉。注意不要损伤棘上韧带和棘间韧带的完整性[4]。

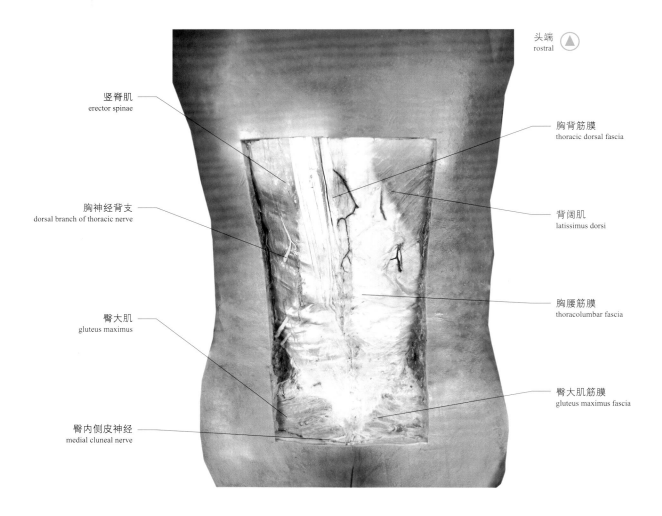

头端
rostral

竖脊肌
erector spinae

胸神经背支
dorsal branch of thoracic nerve

臀大肌
gluteus maximus

臀内侧皮神经
medial cluneal nerve

胸背筋膜
thoracic dorsal fascia

背阔肌
latissimus dorsi

胸腰筋膜
thoracolumbar fascia

臀大肌筋膜
gluteus maximus fascia

图 4-2-3　腰椎后路相关解剖

· 腰背筋膜又称胸腰筋膜，此处出血可以用电凝或压迫止血，注意应保持正中位切开，防止损伤腰背部血管神经（图4-2-3）。胸腰筋膜主要作用是支持并包裹竖脊肌和多裂肌。但实际上只有覆盖腰方肌的深层才是由方向多变的胶原纤维结构组成的筋膜组织，其筋膜纤维没有特定的主导方位；而腰背筋膜中层与浅层是以前人们命名上的错误，它不是筋膜而是腱膜结构，它包含了自肌腱引出的胶原纤维，占了明显的主导方位，所以应称作胸腰腱膜。腰背筋膜与腱膜均起自胸部，止于骶部的骶骨；浅层起止于腰椎棘突与棘上韧带、骶中嵴、髂后上棘与骶髂关节内侧缘。腰背筋、腱膜结构坚韧，有前、中、后三层，腰背筋、腱膜后层覆盖于背部，后层可进一步分为深浅两层，浅表为背阔肌的腱膜，其纤维从背阔肌附着的外侧缝向内下到达棘突；深层与浅层融合其纤维以相反方向与浅层交叉，这二层共同形成稳定的三角形结构。内侧附于棘突和棘上韧带，上方与夹肌的筋膜交织，下方附于骶骨并与臀肌的筋膜交织（即腰背腱膜浅层与臀筋膜浅层相延续），外侧附于肋和髂骨的髂嵴中部；腰背筋、腱膜中层由强健的横行纤维组成，内侧附于腰椎横突，外侧附于第12肋和腹横肌，在外侧中央成为腹内斜肌的起点。腰背筋膜前叶最深，覆盖腰方肌，附着在竖脊肌、腹内斜肌、下后锯肌、骶棘韧带、骶髂关节后韧带、髂嵴和腰椎横突前部、髂骨和髂腰韧带等处。腰背筋膜在腰椎横突附近增厚，形成联合部；在L4-S1段，其横行纤维与中线部结构相连紧密。

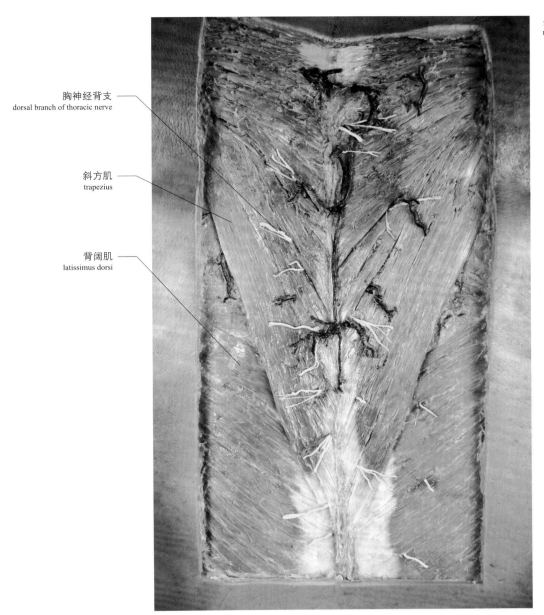

胸神经背支
dorsal branch of thoracic nerve

斜方肌
trapezius

背阔肌
latissimus dorsi

图 4-2-4 背阔肌

背阔肌：于腰背部和胸部后外侧的皮下，呈直角三角形，上内侧部被斜方肌遮盖，以腱膜起自下6个胸椎棘突的腱性纤维，向前至斜方肌；通过胸腰筋膜后层起自腰骶椎棘突、棘上韧带及髂嵴后部；或以肌性纤维起自竖脊肌外侧的髂嵴后部（后唇），以3~4个肌齿起自下3~4个肋骨外侧，与腹外斜肌相交叉，有时有小部分肌纤维起自肩胛骨下角背面。肌纤维斜向外上方，逐渐集中，经腋窝的后壁、肱骨的内侧绕至大圆肌的前面，于大圆肌肌腱外侧移行于扁腱，止于肱骨小结节嵴。背阔肌的下外侧缘通常在腰三角与腹外斜肌后缘分开，该小三角的基部是髂嵴，其底面是腹内斜肌。背阔肌由来自臂丛后束、C6-C8的胸背神经支配，该神经走行于神经血管蒂内，在胸背动脉近端分叉处约13cm近端分2~3叉，神经和血管支一起走行（图4-2-4）。

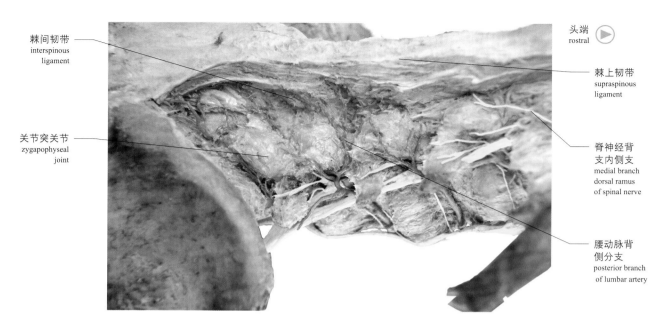

棘间韧带
interspinous
ligament

头端
rostral

棘上韧带
supraspinous
ligament

关节突关节
zygapophyseal
joint

脊神经背
支内侧支
medial branch
dorsal ramus
of spinal nerve

腰动脉背
侧分支
posterior branch
of lumbar artery

图 4-2-5　腰部后方韧带、血管和神经

·棘上韧带：是架在各椎骨棘突尖上的索状纤维软骨组织，起自C7棘突，止于骶中嵴（该韧带止于L3棘突者占22%，止于L4棘突者占73%，止于L5棘突者占5%，图4-2-5）。棘上韧带是由腰背筋膜、背阔肌、多裂肌的延伸（腱膜）部分组成，分3层：深层连接相邻2个棘突，且与棘间韧带交织在一起；中层跨越2到3个棘突；浅层跨越3到4个棘突。作用是与弓间韧带一起在棘间韧带帮助下限制脊柱过度前屈。棘上韧带与棘间韧带由脊神经背支的神经末梢分布，是极敏感的组织，一旦受到损伤，可通过脊神经背支传入中枢，引起腰痛或牵涉性下肢痛。

·腰椎棘间韧带：宽而厚，呈四边形，位于相邻棘突附着每个棘突的根部到棘突之间，前缘接黄韧带，后方移行于棘上韧带，腰部较强；在上3个腰椎间隙可分为4层，在下2个腰椎间隙则分为3层（图4-2-5）。其与棘突将左右两侧脊背肌分开，棘间韧带有限制脊柱前屈的作用。其损伤会导致长期不愈的腰痛，以弯腰时明显，但在过伸时因挤压病变的棘间韧带，也可引起疼痛。部分患者的疼痛会向骶部或臀部放射。

·剥离附着于脊柱的肌肉，可见腰椎节段血管神经，显露横突时应紧贴椎体骨面进行操作，防止损伤腰椎节段血管神经。

·腰椎关节突关节的神经支配来自腰神经后背支的内侧支（图4-2-5），向后穿过骨纤维管，分布于椎间关节及其周围的结构，其整个行程大致为"S"形，以骨纤维管为标志可分为3段：自起始部至骨纤维管入口，为"S"形的第1个弯曲的骨纤维管前段；位于骨纤维管内，构成"S"形行程的中间转折部的骨纤维管内段；骨纤维管后段为自骨纤维管出口至神经分为终末肌支，该段构成"S"段的第2个弯曲，依次分出第1关节支、棘支，第2关节支、棘支和第3关节支。这种结构可大大增加其伸缩能力，使神经在运动过程中能够缓冲牵拉以避免损伤。腰椎关节突关节由同位、上位或上两位神经干前支和后支的分支支配，并有丰富的节段性吻合，为多源双节段分布。

·背深肌：由回旋肌、半棘肌和多裂肌组成。其肌束位于深层，从横突到棘突，斜向上内侧方向，横突棘肌的肌束大约跨越5个椎间隙，多裂肌大约跨越3个椎间隙，回旋肌大约跨越1~2个椎间隙（图4-2-5）。其中多裂肌从骶骨一直延伸到枢椎棘突，在腰骶部起于竖脊肌肌腱膜、骶骨和腰椎乳突，止于约上3个节段的棘突。回旋肌是最深、最短的，起自横突根部，走向上内侧，止于上一个椎骨的椎板与横突的接合处，回旋长肌跨越两个椎骨。

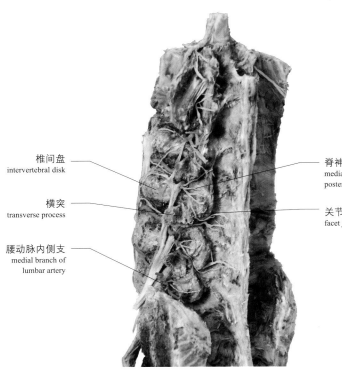

椎间盘
intervertebral disk

横突
transverse process

腰动脉内侧支
medial branch of
lumbar artery

脊神经后内侧支
medial branch of
posterior ramus of spinal nerve

关节突关节
facet joint

图 4-2-6
腰椎关节突关节的神经支配

头端
rostral

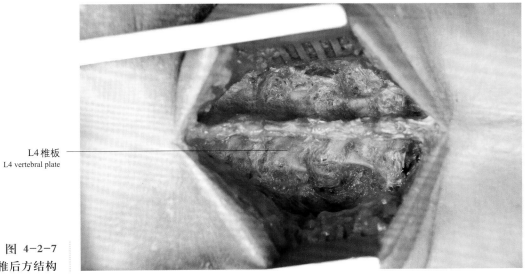

L4椎板
L4 vertebral plate

图 4-2-7
显露腰椎后方结构

· 沿棘突两侧切开腰背筋膜，注意保留棘上韧带和棘间韧带。

· 切断骶棘肌在棘突上的附着点，沿棘突和椎板行骨膜下剥离，此处可用干纱条填塞止血。

· 显露至两侧的关节突关节内侧，用自动撑开器拉开椎旁肌肉，显露腰椎后方结构（图4-2-7）。

· 骨膜下剥离椎旁肌并彻底止血，减少纱布条填压

和牵拉，先行置入椎弓根螺钉，然后再显露椎间孔及椎体间隙置入椎间融合器，减少对腰骶肌牵拉的时间，可减少因医源性肌肉损伤导致的腰痛[5]。

· 术中对椎旁肌的广泛剥离易造成脊神经后内侧支和腰动脉内侧支损伤，而术中对腰动脉电凝止血又会损伤伴行的脊神经后内侧支，因此，建议剥离两侧椎旁肌不应超过小关节突外侧缘[6]。

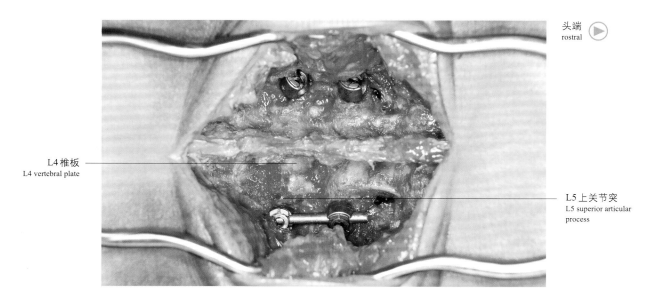

头端
rostral

L4椎板
L4 vertebral plate

L5上关节突
L5 superior articular
process

图 4-2-8　安装连接棒临时稳定所处理节段

· 于安置融合器的对侧椎弓根钉上安装连接棒，辅助临时固定脊柱并撑开本节段椎间隙（图4-2-8）。防止切除下关节突关节时脊柱不稳，损伤脊髓、神经根和椎管内静脉丛（图4-2-8）。

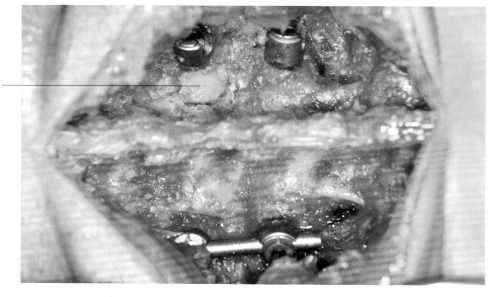

头端
rostral

L5上关节突
L5 superior
articular process

**图 4-2-9
用骨刀凿除部分关节突关节**

· 用骨刀将所处理间隙的上位椎体的下关节突外侧凿除（图4-2-9）。

L4-L5 纤维环
L4-L5 annulus fibrosus

头端
rostral

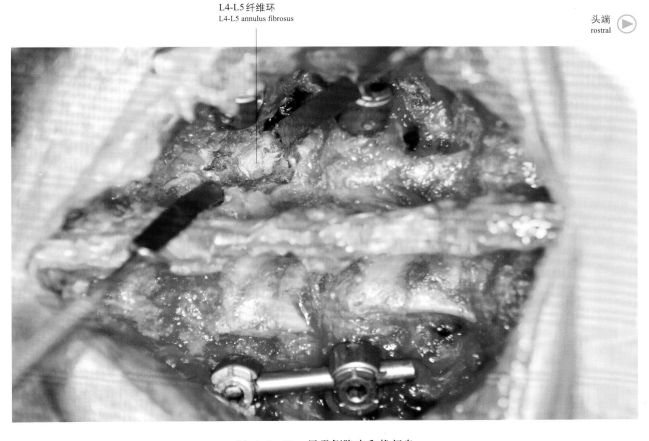

图 4-2-10　显露侧隐窝和椎间盘

· 用枪状咬骨钳去除下位关节突关节的上关节突，切除增生黄韧带，显露侧隐窝和椎间盘（图 4-2-10）。

· 显露侧方椎管、硬膜囊、椎间孔以及下位走行的神经根。上位神经根于上位椎弓根中下面出椎间孔，可不必显露。

· 沿下方椎体、椎弓根的上面移动神经根拉钩，保护下位神经根。

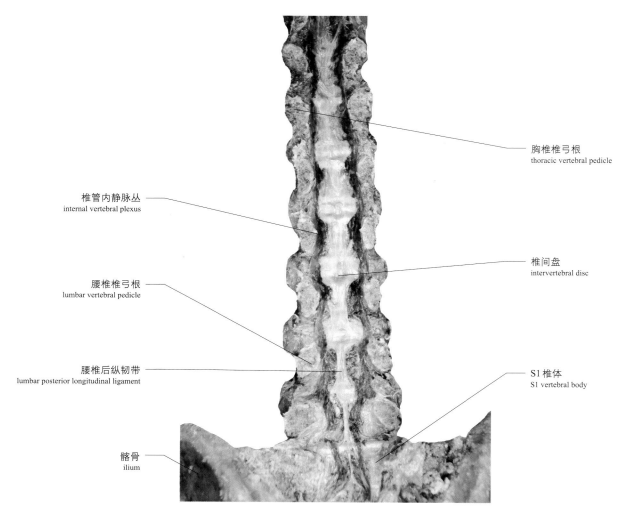

胸椎椎弓根
thoracic vertebral pedicle

椎管内静脉丛
internal vertebral plexus

椎间盘
intervertebral disc

腰椎椎弓根
lumbar vertebral pedicle

腰椎后纵韧带
lumbar posterior longitudinal ligament

S1 椎体
S1 vertebral body

髂骨
ilium

图 4-2-11 后纵韧带解剖

　· 后纵韧带（图4-2-11）：位于椎体后方椎管内，附着于C2至骶骨之间的椎体，并与上方的覆膜连续。在椎底静脉及其流入前内侧静脉丛的静脉分支处纤维分离，其平滑闪亮的纤维附着于椎间盘、透明软骨和相邻椎体的边缘。后纵韧带在腰部呈齿状，即椎体处窄，而椎间盘处较宽，其浅层纤维跨越3~4个椎体，而深层纤维在相邻椎骨附着为椎周韧带，椎周韧带与椎间盘的纤维环距离很近，到了成年即与之融合。出生后数年，层数更加清楚。

　· 椎静脉丛：分为椎外静脉丛和椎内静脉丛，并且相互交通后于全身的体静脉和门静脉系统相互交通（图4-2-11）。椎外静脉丛位于椎管之外，由通过每一个椎体的静脉组成，前组在椎体的前方，后组通过黄韧带的静脉在椎体的后方，椎外静脉丛收集椎体和邻近肌肉的静脉，在腰部通过腰升静脉加强节段间的联系。椎内静脉丛位于椎管内，分布于椎体骨膜与硬脊膜之间，由围绕硬膜的薄壁和无瓣膜的静脉丛组成。前组在椎体后方和后纵韧带的两侧，大致为两条纵行的静脉丛，收集来自椎体的静脉；后组位于椎弓和黄韧带的深面。两侧之间有吻合支相连。在每个脊柱节段椎内静脉丛收集来自脊髓和椎体的静脉回流，通过椎间孔和骶孔经椎间静脉回流至椎静脉、肋间静脉、腰静脉和骶外侧静脉，而且与椎外静脉丛有广泛的交通。

头端
rostral ▶

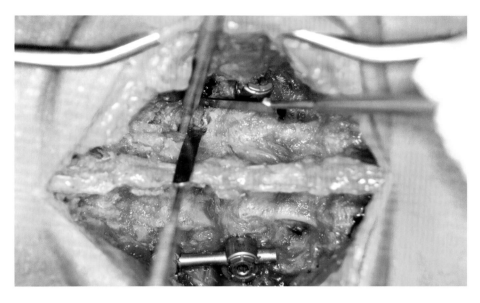

图 4-2-12 处理椎间隙

• 对椎间隙进行处理：围绕下位神经根走形进行减压，通过切除增生的关节突关节、黄韧带、椎间盘彻底减压[7]。

• 对腰椎 MRI 中显示神经根管狭窄的患者还要对神经根管入口做减压，神经探钩探到硬脊膜张力正常为减压满意[8]。

• 探查神经根管通畅无压迫后再行椎间融合，可有效避免融合过程中的神经根牵拉损伤[9]（图4-2-12）。

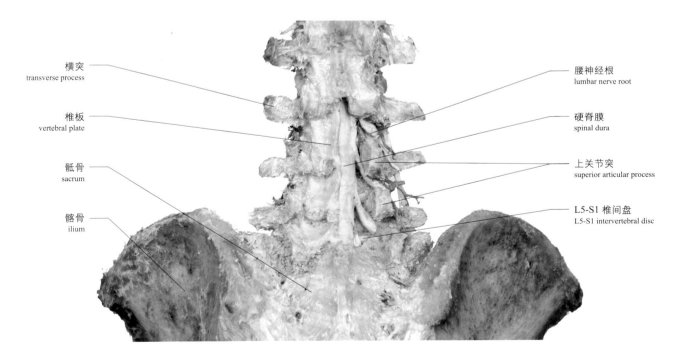

横突
transverse process

椎板
vertebral plate

骶骨
sacrum

髂骨
ilium

腰神经根
lumbar nerve root

硬脊膜
spinal dura

上关节突
superior articular process

L5-S1 椎间盘
L5-S1 intervertebral disc

图 4-2-13
腰椎神经根、椎间盘与骨性结构的关系

• 上下椎弓根、硬膜囊与发出的神经根围成的三角间隙称为"安全三角"（图4-2-13～图4-2-18）。

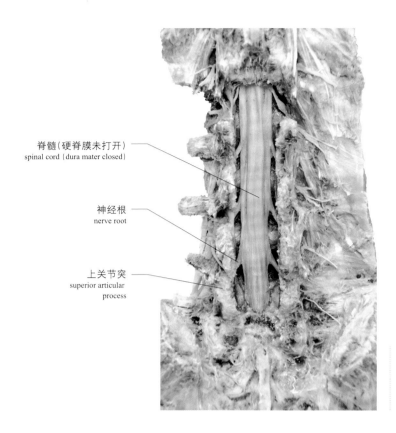

脊髓（硬脊膜未打开）
spinal cord（dura mater closed）

神经根
nerve root

上关节突
superior articular
process

图 4-2-14
腰椎神经根、椎间盘与骨性结构的
关系（后面观）
（已移除脊髓后方部分骨性结构）

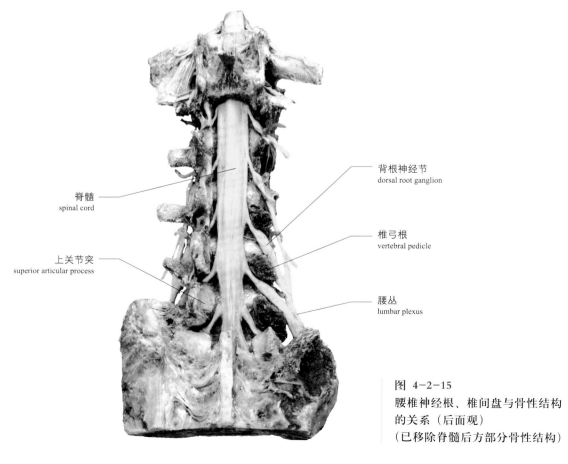

脊髓
spinal cord

上关节突
superior articular process

背根神经节
dorsal root ganglion

椎弓根
vertebral pedicle

腰丛
lumbar plexus

图 4-2-15
腰椎神经根、椎间盘与骨性结构
的关系（后面观）
（已移除脊髓后方部分骨性结构）

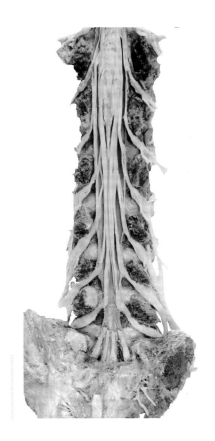

图 4-2-16
腰椎神经根、椎间盘与骨性结构的关
系（后面观）
（已移除硬脊膜囊及其后方骨性结构）

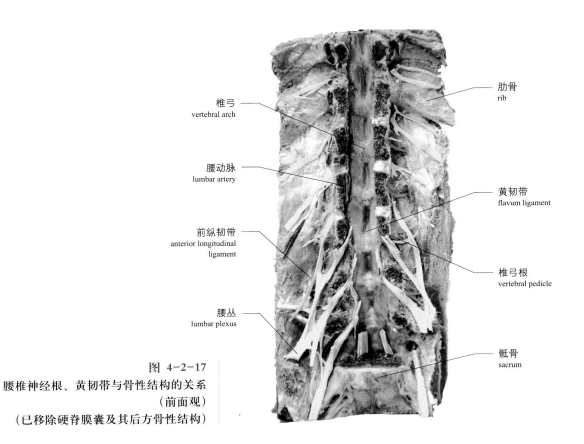

椎弓
vertebral arch

腰动脉
lumbar artery

前纵韧带
anterior longitudinal
ligament

腰丛
lumbar plexus

肋骨
rib

黄韧带
flavum ligament

椎弓根
vertebral pedicle

骶骨
sacrum

图 4-2-17
腰椎神经根、黄韧带与骨性结构的关系
（前面观）
（已移除硬脊膜囊及其后方骨性结构）

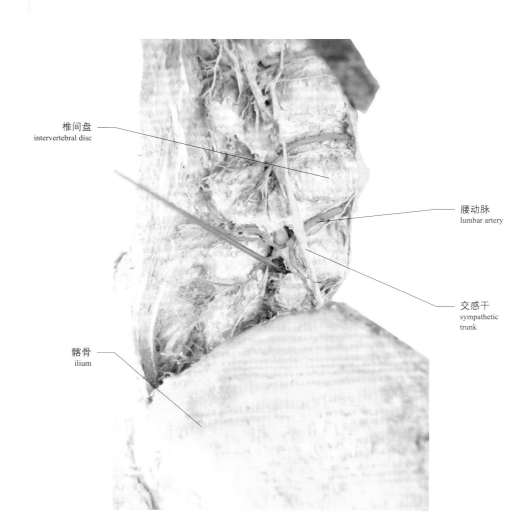

椎间盘
intervertebral disc

腰动脉
lumbar artery

交感干
sympathetic
trunk

髂骨
ilium

图 4-2-18 Kambin三角

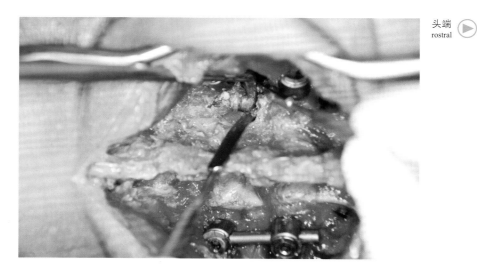

头端
rostral ▶

图 4-2-19 处理椎间隙

· 用神经根挡板将硬膜囊轻轻挡向对侧保护，并用尖刀切开纤维环，用髓核钳、试模、铰刀依次将髓核及椎间盘纤维环切除，再用刮刀刮出终板骨面，至微出血（图4-2-19）。

头端
rostral

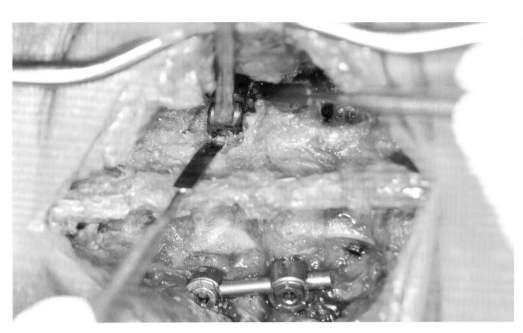

图 4-2-20 植入椎间融合器

· 将适当大小的椎间融合器植入椎间隙（图4-2-20）。

· 将椎间融合器植入椎间隙前部中央，内置物通过术中X线确定位置。

· X线正、侧位片示椎弓根螺钉及椎间融合器位置良好，椎弓根螺钉位于椎弓根"眼睛"内，两侧螺钉未过中线，平行且贴近骨性上终板（图4-2-21、图4-2-22）。

图 4-2-21
植入椎间融合器（X线正位片）

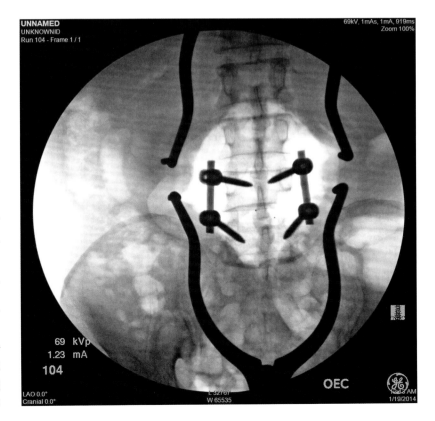

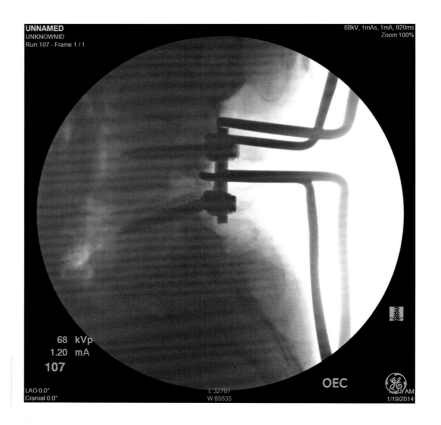

图 4-2-22
植入椎间融合器（X线
侧位片）

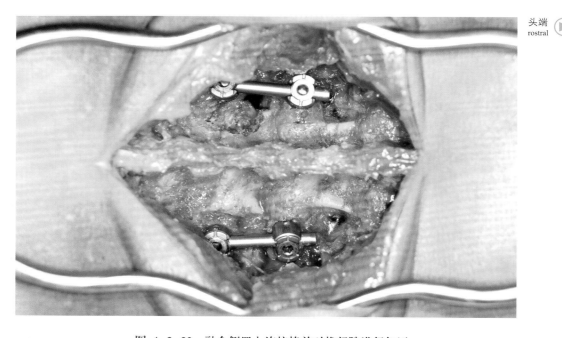

头端
rostral

图 4-2-23　融合侧置入连接棒并对椎间隙进行加压

· 融合侧置入连接棒并对椎间隙进行加压（图4-2-23）。椎间隙加压不仅有利于椎间融合，也可以恢复腰椎的正常生理曲度。可以在横突间植骨融合[10]。

[小切口 TLIF]

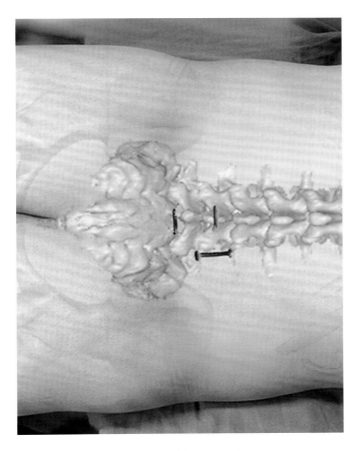

图 4-2-24 小切口 TLIF 切口

· 小切口 TLIF 切口的选择（图4-2-24）。可于关节突关节切除侧，行单侧骨膜下剥离。

· 对侧可行劈开肌肉的 Wiltse 入路置钉或经皮置入椎弓根螺钉。

· 钝性分离至关节突水平，可减少软组织创伤，并提供相对清晰的显露。

· 辨认横突及横突韧带，确定椎弓根螺钉入点后，即可行椎弓根固定。

· 术中不直接暴露椎弓根螺钉的进钉点，通过普通拉钩牵拉，在透视下即可完成椎弓根螺钉内固定的操作，无需使用复杂器械及内镜操作系统[11]。

· 进针点约位于棘突根部中点后侧 5.0mm 处，在透视监视下使用直径 2.2mm 钻头钻孔，待球探确认钉道四周及底面骨质完整，攻丝后置入直径 4.5mm 全螺纹皮质骨螺钉[12]。

· 在置入通道前先行椎弓根穿刺，在调整通道与手术床倾角后再进行对侧减压操作，减压时可先保留黄韧带，在韧带表面进行潜行减压会更加安全[13]。

头端
rostral ▶

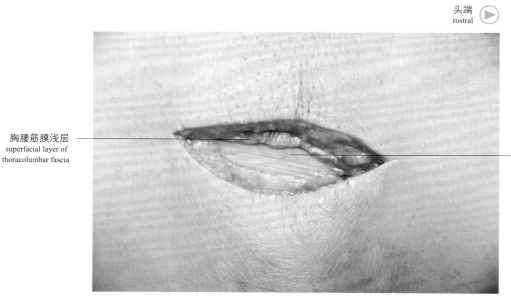

胸腰筋膜浅层
superfacial layer of
thoracolumbar fascia

胸腰筋膜深层
deep layer thoracolumbar
fascia

图 4-2-25
小切口 TLIF 切口 ·切开皮肤、皮下、浅筋膜，分离至腰背筋膜。沿腰背筋膜表面向两侧分离并牵
开，手指深部触摸到关节突（图4-2-25）。

头端
rostral ▶

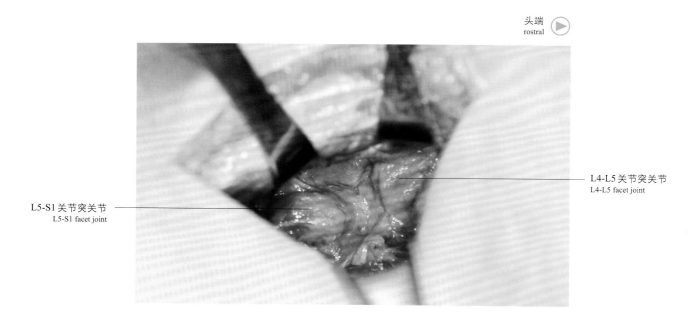

L4-L5 关节突关节
L4-L5 facet joint

L5-S1 关节突关节
L5-S1 facet joint

图 4-2-26
小切口 TLIF 显露 ·在关节突上纵向切开腰背筋膜。钝性分离最长肌和多裂肌的间隙，显露椎板及
上、下关节突关节和横突基底（图4-2-26）。

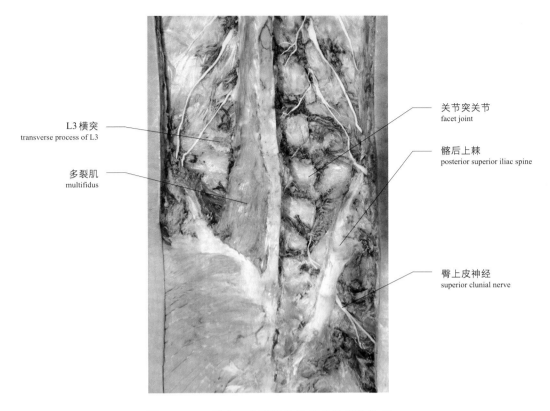

L3 横突
transverse process of L3

多裂肌
multifidus

关节突关节
facet joint

髂后上棘
posterior superior iliac spine

臀上皮神经
superior clunial nerve

图 4-2-27　横突、多裂肌和关节突关节的关系

[TLIF 技术]

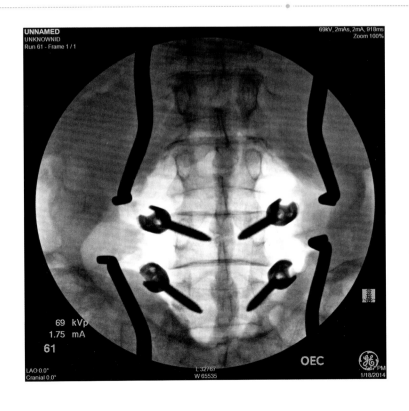

· X 线正位片示椎弓根螺钉位置良好（图 4-2-28）。

· 在要去除椎板的上、下各一个节段的椎弓根按照标准程序置入螺钉。

图 4-2-28
置入椎弓根螺钉（X 线正位片）

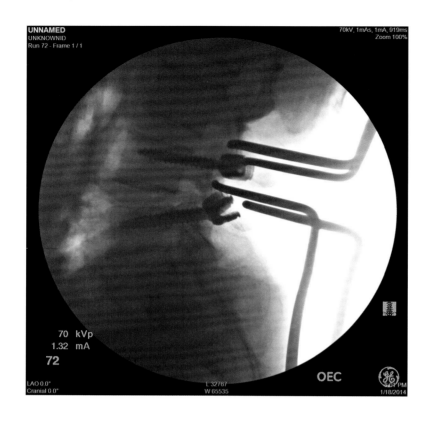

· X线侧位片示置入椎弓根螺钉（图4-2-29）。

图 4-2-29
置入椎弓根螺钉（X线侧位片）

[小结]

· 20世纪中叶，Cloward等首先提出经后路椎体间隙植骨融合术（posterior lumbar interbody fusion, PLIF）的概念[14]。

· PLIF经过后路将切除的椎板修成楔形骨块植于腰椎间隙来恢复椎间高度。

· PLIF适用范围相对较广，比如需要进行腰椎椎体融合、腰椎滑脱或后路减压的病例，PLIF融合率可以达到85%~100%。

· PLIF的局限包括术中需要腰椎两侧广泛的椎旁肌剥离，导致椎旁肌术后一定程度的失神经改变。由于马尾神经的影响，PLIF需切除两侧更多的后方结构，如椎板、椎间小关节等，客观上削弱了腰椎节段的稳定性。

· PLIF需要对两侧的神经根进行一定的牵拉，增加了神经根损伤的概率，比如由于过度牵拉马尾神经而造成马尾神经综合征等。

· TLIF和PLIF的术后VAS及ODI评分没有明显统计学差异。

· 由于PLIF需从两侧切除椎间盘、植骨及融合器（图4-2-30），增加了手术时间及出血量，而且并发症（尤其在神经和硬膜损伤方面）明显高于TLIF。

· 对于复发性腰椎间盘突出症再次手术的患者，TLIF的操作位于神经根出口的下方，走行于神经根的外侧，可以避免经过瘢痕组织，直接于后外侧无瘢痕区行椎间盘切除以及逐渐融合，对于瘢痕和粘连患者，应仔细分辨神经根及周围组织的关系，充分分离后可内侧切除瘢痕，松解神经根[15]。

· TLIF大多只切除一侧的脊柱后方结构，保留对侧结构，而且对椎旁肌损伤小，不破坏椎板和棘突，术中对硬膜及神经根牵拉也较少，利于脊柱稳定性的维持，故患者术后恢复速度比PLIF更快[16]。

· TLIF技术增加了手术创伤及并发症，但有利于改善腰椎前凸及脊柱矢状面平衡，对腰椎退行性侧凸患者有更好的临床疗效[17]。

· TLIF工作区域内移的改良TLIF手术入路,即采取后正中入路,保留棘突、椎板上缘、棘上韧带、棘间韧带等后方结构,剥离双侧椎旁肌,暴露椎板及关节突关节,不暴露横突,切除一侧下关节突及椎板下2/3(暴露上关节突关节面),单侧斜向处理椎间隙而行椎体间融合[18]。

· 融合器长度男性L1~L4各节段应≥31mm,L4-L5为30~38mm,L5-S1为25~38mm;女性L1~L4各节段应≥27mm,L4-L5为26~34mm,L5-S1

为23~33mm。TLIF入路下融合器置入角度应尽量达到最大倾斜角,从而选用更长的融合器[19]。

· 传统TLIF采用后外侧入路,操作较为复杂,且难以对神经根管进行彻底减压。

· 解剖学基础上的改良TLIF技术减少了外侧剥离及关节突关节切除范围;较PLIF技术而言,又减少了椎板切除,保留了棘突,并且基于腰椎管狭窄的现代外科学概念,对神经根实施三维减压,适用于各种腰椎退行性疾病,在实际应用中有较大优势(图4-2-31)。

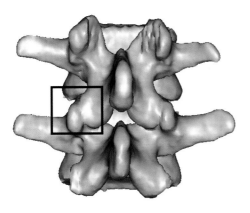
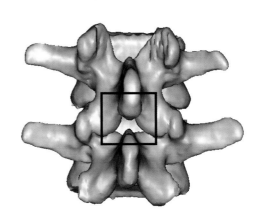

TLIF   **PLIF**

图 4-2-30 TLIF和PLIF切除的腰椎范围

· 近年来,小切口TLIF、微创TLIF(minimally invasive transforaminal lumbar interbody fusion, MIS-TLIF)逐步发展。1997年,Foley和Smith提出管状牵开器技术,解决了脊柱后路的微创入路问题,减少了腰椎后路常规手术对椎旁肌的牵拉和剥离。2002年,Koo首先报道微创经腰椎后路椎间融合技术(MIS-PLIF)。2003年,Foley首先报道了微创经椎间孔入路腰椎椎间融合(MIS-TLIF)技术[20]。

· MIS-TLIF多是在特制的扩张器或内镜的辅助下进行小切口或者经皮操作,与传统方法相比,MIS-TLIF具有对脊柱正常结构的破坏少、手术时间短、术中出血量少、并发症发生率小以及康复

时间短的优势,而且手术费用也相对较小。

· MIS-TLIF虽然创伤比TLIF小,但学习曲线陡峭,手术时间长,而且对于经验不足的医生而言,存在减压不彻底,硬膜撕裂,神经损伤,以及椎弓根螺钉固定不准确等危险[21]。

· MIS-TLIF的术中定位和内固定植入操作时对医生和患者的X线暴露时间长,而且对于腰椎翻修手术MIS-TLIF的难度更大。

· 单节段融合时,可以选择小切口TLIF手术或进行经皮操作。对于需要融合2~3个节段时,则考虑选择常规开放切口的TLIF手术[22]。

· Wiltse入路不需要广泛剥离多裂肌和过度牵拉椎旁肌,避免了多裂肌的失神经性退行性变,减

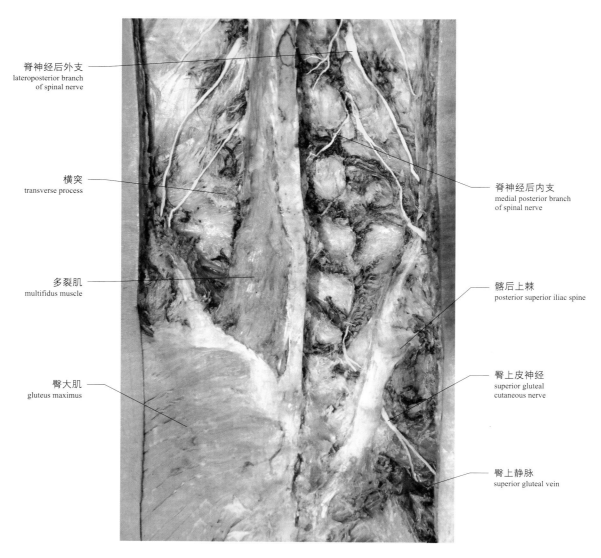

脊神经后外支
lateroposterior branch
of spinal nerve

横突
transverse process

多裂肌
multifidus muscle

臀大肌
gluteus maximus

脊神经后内支
medial posterior branch
of spinal nerve

髂后上棘
posterior superior iliac spine

臀上皮神经
superior gluteal
cutaneous nerve

臀上静脉
superior gluteal vein

图 4-2-31　多裂肌与关节突结构解剖

少了多裂肌内局部血运障碍导致的缺血性变性坏死[23]。

·L5椎体出现椎弓根螺钉损伤关节突关节较其他椎体节段多见，并且左侧置入椎弓根螺钉侵犯关节突关节的发生率较右侧高，因此，在L5椎体及左侧置入椎弓根螺钉置钉时需格外注意[24]。

◇ 参 ◇ 考 ◇ 文 ◇ 献 ◇

［1］　Wiltse LL, Bateman JG, Hutchinson RH, et al. The paraspinal sacrospinalis-splitting approach to the lumbar spine ［J］. Journal of Bone & Joint Surgery American Volume, 1968, 50（5）：919.

［2］　Harms J, Rolinger H. A one-stage procedure in operative treatment of spondylolisthesis: Dorsal traction-reposition and anterior fusion ［J］. 1982, 120（3）：343-347.

［3］　Salvi FJ, Webster JG, Donatell GJ, et al. Apparatus and

method for measuring and monitoring range of motion of the lumbar spine: US, US 7431703 B2 ［P］. 2008.

［4］ Praveen V, Mummaneni, Gerald E. Rodts. The miniopen transforaminal lumbar interbody fusion ［J］. Neurosurgery, 2005, 13: 256-261.

［5］ Kim DY, Lee SH, Chung SK, et al. Comparison of multifidus muscle atrophy and trunk extension muscle strength: percutaneous versus open pedicle screw fixation ［J］. Spine, 2005, 30 （1）: 123.

［6］ Hey HW, Hee HT. Lumbar degenerative spinal deformity: Surgical options of PLIF, TLIF and MI-TLIF ［J］. Indian Journal of Orthopaedics, 2010, 44 （2）: 159-162.

［7］ Slucky AV, Brodke DS, Bachus K N, et al. Less invasive posterior fixation method following transforaminal lumbar interbody fusion: a biomechanical analysis ［J］. Spine Journal, 2006, 6 （1）: 78-85.

［8］ Wahba GM, Bhatia N, Bui CN, et al. Biomechanical evaluation of short-segment posterior instrumentation with and without crosslinks in a human cadaveric unstable thoracolumbar burst fracture model ［J］. Spine, 2010, 35 （3）: 278-285.

［9］ Schwender JD, Holly LT, Rouben DP, et al. Minimally invasive transforaminal lumbar interbody fusion (TLIF): technical feasibility and initial results ［J］. Journal of Spinal Disorders & Techniques, 2005, 18 Suppl （Suppl）: S1-S6.

［10］ Warnick DR, Sweeney TM, Hawkes DT, et al. Pivotable interbody spacer system and method: US, US 7892239 B2 ［P］. 2011.

［11］ Suk KS, Lee HM, Kim NH, et al. Unilateral Versus Bilateral Pedicle Screw Fixation in Lumbar Spinal Fusion ［J］. Spine, 2000, 25 （14）: 1843-1847.

［12］ Sethi A, Lee S, Vaidya R. Transforaminal lumbar interbody fusion using unilateral pedicle screws and a translaminar screw ［J］. European spine journal, 2009, 18 （3）: 430.

［13］ Deutsch H, Jr MM. Minimally invasive transforaminal lumbar interbody fusion with unilateral pedicle screw fixation ［J］. Neurosurgical Focus, 2006, 20 （3）: E10.

［14］ Cloward RB. Vertebral body fusion for ruptured lumbar discs; a roentgenographic study ［J］. American Journal of Surgery, 1959, 98 （6）: 722.

［15］ Suk K S, Lee HM, Moon SH, et al. Recurrent lumbar disc herniation: results of operative management ［J］. Spine, 2001, 26 （6）: 672-676.

［16］ Schmid R, Lindtner RA, Lill M, et al. Combined posteroanterior fusion versus transforaminal lumbar interbody fusion （TLIF） in thoracolumbar burst fractures ［J］. Injury-international Journal of the Care of the Injured, 2012, 43 （4）: 475-479.

［17］ Fangcai LI, Chen QX, Chen WS, et al. PLF versus TLIF in the treatment of degenerative lumbar scoliosis ［J］. Chinese Journal of Orthopaedics, 2012, 32 （12）: 1121-1126.

［18］ Choi G, Lee SH, Lokhande P, et al. Percutaneous endoscopic approach for highly migrated intracanal disc herniations by foraminoplastic technique using rigid working channel endoscope ［J］. Spine, 2008, 33 （15）: 508-515.

［19］ Cho W, Wu C, Mehbod A A, et al. Comparison of cage designs for transforaminal lumbar interbody fusion: A biomechanical study ［J］. Clinical Biomechanics, 2008, 23 （8）: 979-985.

［20］ Hackenberg L, Halm H, Bullmann V, et al. Transforaminal lumbar interbody fusion: a safe technique with satisfactory three to five year results ［J］. European Spine Journal, 2005, 14 （6）: 551-558.

［21］ Yorimitsu E, Chiba K, Toyama Y, et al. Long-term outcomes of standard discectomy for lumbar disc herniation: a follow-up study of more than 10 years ［J］. Spine, 2001, 26 （6）: 652.

［22］ Rapan S, Jovanović S, Gulan G. Transforaminal lumbar interbody fusion （TLIF） and unilateral transpedicular fixation ［J］. Collegium Antropologicum, 2010, 34 （2）: 531.

［23］ Palmer DK, Allen JL, Williams PA, et al. Multilevel magnetic resonance imaging analysis of multifidus-longissimus cleavage planes in the lumbar spine and potential clinical applications to Wiltse's paraspinal approach ［J］. Spine, 2011, 36 （16）: 1263-1267.

［24］ Benke AC, Huryn AD, Smock LA, et al. Length-mass

relationships for freshwater macroinvertebrates in North America with particular reference to the Southeastern United States ［J］. Journal of the North American Benthological Society, 1999, 18 （3）: 308-343.

第三节
经椎弓根楔形截骨技术

[概述]

1985年，Thomasen[1]提出使用经椎弓根楔形截骨技术（pedicle subtraction osteotomy，PSO）治疗强直性脊柱炎后凸畸形。PSO主要用于矫正脊柱在矢状面上的畸形。通过切除脊柱后方椎板和椎弓根，楔形切除前方椎体，再通过后方的闭合实现前、中柱的骨性接触（bone on bone），令C7的重垂线落在S1椎体后或其后上缘，达到脊柱在矢状平面上平衡的目的，属于一种闭合型截骨。同时它还可以通过冠状面截骨的调整在一定程度上纠正了冠状面的失平衡。但如果截骨部位较高，后柱短缩过多，会造成脊髓屈曲或皱褶，导致严重的神经并发症，所以一般认为PSO技术主要适用于严重驼背畸形、Cobb角大于40°的胸腰椎后凸畸形伴有各关节及韧带骨化且非手术治疗无效者。

[体位]

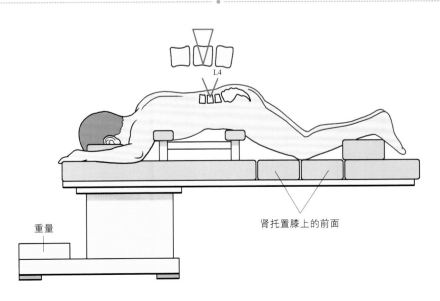

图 4-3-1　PSO技术体位

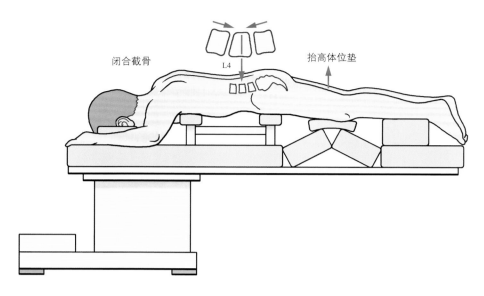

图 4-3-2   术后抬高肾托辅助闭合截骨面

· 患者全麻后取俯卧位（图4-3-1、图4-3-2），置于四点支撑的脊柱支架上，或将截骨平面置于手术床的腰桥处。

· 双膝关节置于可抬高的肾托之上，术中可以利用抬高肾托使髋和骨盆后伸来闭合截骨平面。

· 或者通过侧方或前后方调整手术台与脊柱框架的侧屈与屈伸使截骨平面对合。

· 在全麻下患者俯卧于弓形托架上时，应使腹部悬空，以减少手术区不必要的出血[2]。

· 由于PSO截骨的特殊体位，需借助弓形架及体位垫，使患者的后凸畸形与弓形架及体位垫相吻合，并确保患者处于无张力状态，避免医源性骨折[3]。

[显露]

头端
rostral

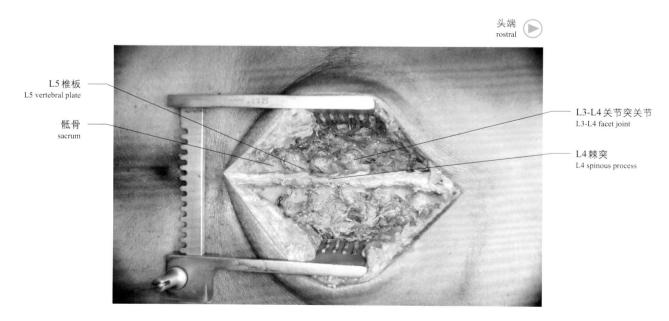

L5 椎板
L5 vertebral plate

骶骨
sacrum

L3-L4 关节突关节
L3-L4 facet joint

L4 棘突
L4 spinous process

图 4-3-3   PSO技术切口

· 切口位于背部后正中（图4-3-3）。

· 剥离棘突两旁肌肉并牵至两侧至横突外缘。植入深部拉钩，显露出棘突、椎板及关节突关节。

· 向两旁牵开肌肉时动作轻柔防止损伤竖脊肌造成脊柱不稳。

· 显露椎体时应尽量紧贴椎弓根骨面进行操作，避免损伤动静脉和脊神经背支，造成术中出血或背部肌肉失神经支配。

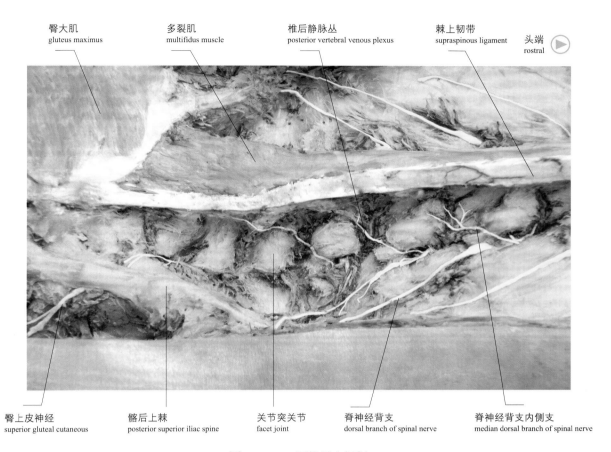

图 4-3-4　腰椎后方解剖

· 竖脊肌（又称骶棘肌，图4-3-4）：为深部数目众多的短肌，附于椎骨与椎骨之间，位于背部深层全部椎骨棘突两侧的纵沟内，为两条强大的纵行肌柱，起自骶骨背面、腰椎棘突、胸腰筋膜和髂嵴后份，填于棘突与肋角之间的沟内，向上分为三部：外侧为髂肋肌，止于肋角；中间为最长肌，止于横突及其附近肋骨；内侧为棘肌，止于棘突。各肌还有一系列副起点发出的小肌束参与：髂肋肌的附加小肌束起于髂嵴、肋角和颈椎横突；最长肌的小肌束起于骶骨、肋角和全部横突；棘肌的小肌束起于胸椎和颈椎的棘突。腰部竖脊肌由腰部脊神经背支的外侧和中央支支配，是维持人体直立的重要结构，一侧竖脊肌收缩可使躯干向同侧侧屈，两侧同时收缩可以使脊柱后伸。

· 包绕竖脊肌的鞘为胸腰筋膜，分前、后两层，后层在腰部显著增厚，并与背阔肌起始处腱膜紧密结合。

· 脊柱区的神经支配来自31对脊神经背支（图4-

3-4)，各脊神经背支均较前支细小，出椎间孔后，在相邻横突之间再分为内、外侧支，支配该区的皮肤和肌肉，多数脊神经背支在分布上呈较明显的节段性。内侧支紧贴横突根部骨纤维孔下行，沿下位椎体上关节突外缘向下进入乳突与副突之间的骨纤维管，出管后即发出细小分支，支配同位或下位下关节、棘肌、回旋肌、棘间韧带和棘突。主干继续向下内侧及背侧走行，下行3个椎体平面后在后正中线附近穿深筋膜至皮下。

其前段位于下位椎骨上关节突外侧。

·L1-L3神经后支的外侧支除支配竖脊肌外，其皮支在竖脊肌外缘穿背阔肌腱膜，向下跨越髂嵴后部达臀上部皮下，又称为臀上皮神经（图4-3-4）。各脊神经背支的行程与椎间关节关系密切，且皆行于背部深肌的肌纤维或腱纤维之间。临床上常见因横突或关节突肥大，背部深肌劳损、撕裂、肌纤维、腱纤维或韧带的肿胀出血等原因使后支受压，张力增加，导致腰背痛。

［置钉］

·确定固定点，采用椎弓根螺钉或钩固定截骨平面上方一个节段，下方两个节段（或上下各两个节段），在C臂机的辅助下置入椎弓根螺钉（图4-3-5）。

·对于置钉困难的病例可以在CT导航系统监视下完成置钉。

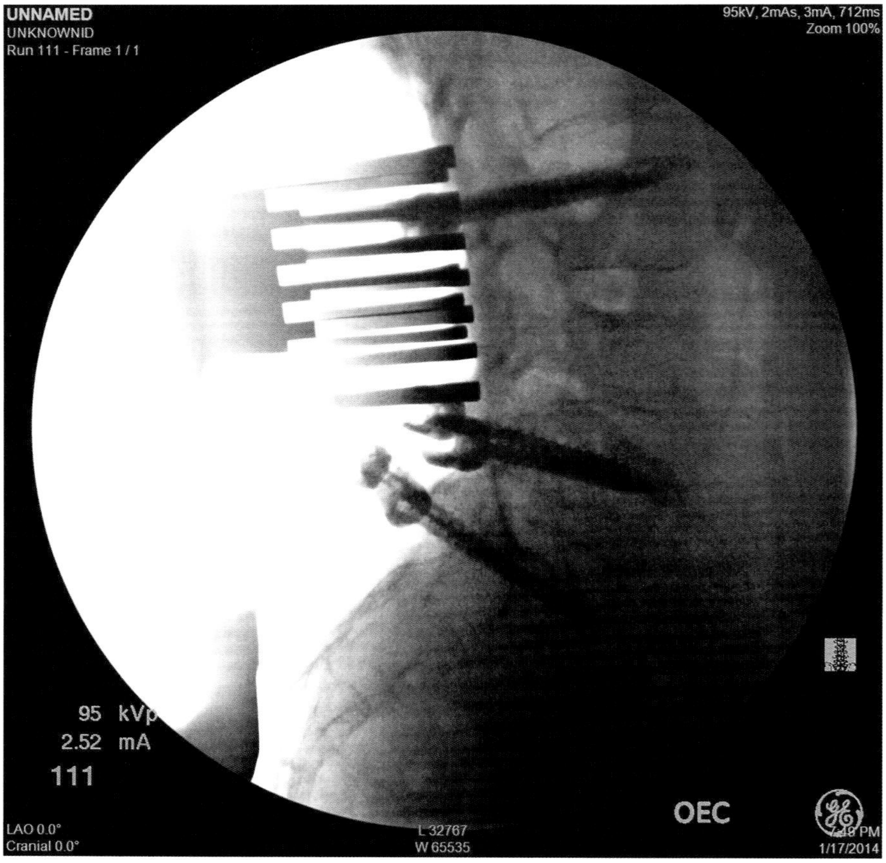

图 4-3-5
置入椎弓根螺钉

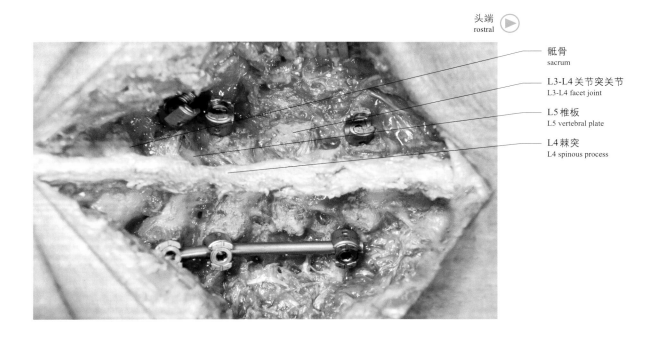

头端
rostral

骶骨
sacrum

L3-L4关节突关节
L3-L4 facet joint

L5椎板
L5 vertebral plate

L4棘突
L4 spinous process

图 4-3-6
固定一侧螺钉

· 置入椎弓根螺钉，并用钛棒临时固定一侧的螺钉（图4-3-6），以利于截骨时临时稳定脊柱以及后续的骨面闭合操作[4]（图4-3-7）。

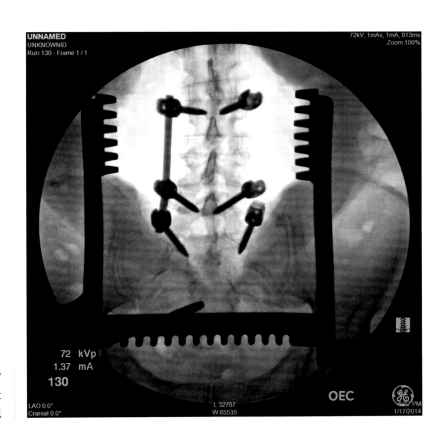

图 4-3-7
临时固定一侧钛棒术
中正位X线透视

[截骨]

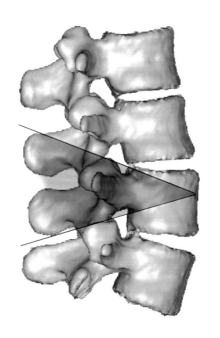

· 截骨范围为大部分截骨节段上位椎体的棘突、椎板、下关节突的大部及截骨节段的棘突、椎板、上关节突（图4-3-8）。

· 截骨后切除骨化的黄韧带，显露硬脊膜外脂肪及硬膜囊。

· 头尾两端截骨平面在冠状面保持平行，防止冠状面上失代偿或脊柱侧弯。

图 4-3-8
PSO截骨范围

头端
rostral ▶

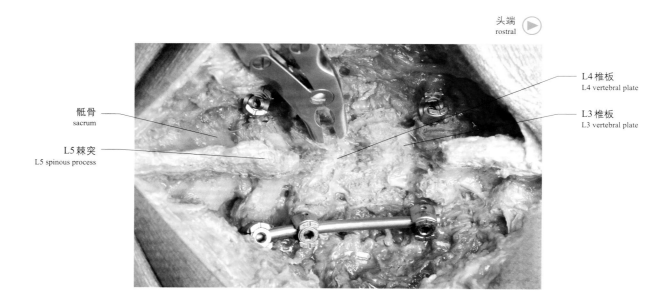

L4椎板
L4 vertebral plate

L3椎板
L3 vertebral plate

骶骨
sacrum

L5棘突
L5 spinous process

图 4-3-9
咬除截骨节段及其上位椎体的棘突和部分椎板

· 用三关节咬骨钳咬除截骨节段及其上位椎体的棘突和部分椎板（图4-3-9）。

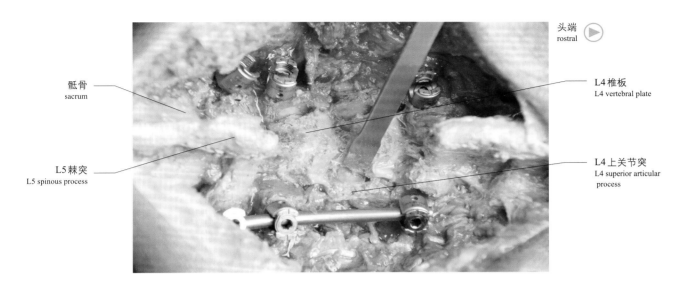

头端
rostral

骶骨
sacrum

L5棘突
L5 spinous process

L4椎板
L4 vertebral plate

L4上关节突
L4 superior articular process

图 4-3-10
切除L3的下关节突

· 用骨凿小心凿除上位椎体的下关节突，并用咬骨钳咬除上位椎体的下半部分椎板（图4-3-10）。

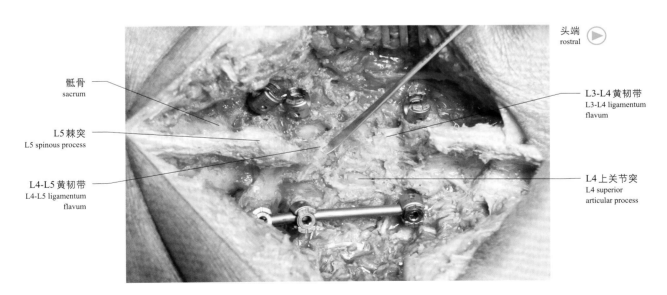

头端
rostral

骶骨
sacrum

L5棘突
L5 spinous process

L4-L5 黄韧带
L4-L5 ligamentum flavum

L3-L4 黄韧带
L3-L4 ligamentum flavum

L4上关节突
L4 superior articular process

图 4-3-11 切除截骨节段的椎板及黄韧带

· 用椎板咬骨钳切除截骨节段的椎板及下关节突，此时可以使用神经根探子挑起黄韧带并将其切除，对于黄韧带和硬膜囊粘连较重的患者，此步骤应仔细操作，避免损伤硬膜囊，造成脑脊液漏等并发症的发生（图4-3-11）。

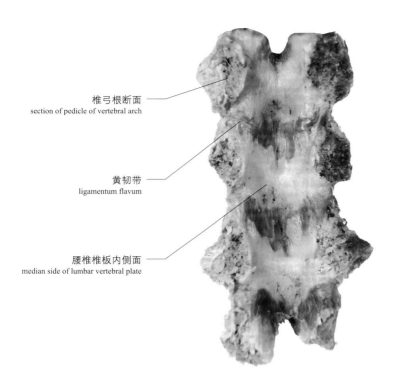

椎弓根断面
section of pedicle of vertebral arch

黄韧带
ligamentum flavum

腰椎椎板内侧面
median side of lumbar vertebral plate

图 4-3-12 腰椎黄韧带解剖

▪黄韧带连接椎管内相邻椎骨的椎弓根，附着部位起自关节突关节囊至两椎板愈合成棘突处，后缘部分相连接，并留有连接椎内和椎后外静脉丛的静脉间隙（图4-3-12）。黄韧带主要由黄色弹性纤维组织组成，其纤维几乎呈垂直排列，自椎弓板的前面下部下行至下一椎弓板后面和上缘。韧带的前面被一层连续的薄而光滑的分界膜所覆盖，腰部的黄韧带最厚。黄韧带抑制椎弓板在脊柱前屈时分离，防止破裂，能避免运动突然受限，辅助前屈和脊柱恢复直立姿势，也可以保护椎间盘免受损伤。

▪咬除黄韧带，显露硬脊膜，此步骤应在明确黄韧带与硬膜囊彻底分离后再进行操作，防止损伤硬脊膜造成脑脊液漏（图4-3-13）。

图 4-3-13
咬除黄韧带

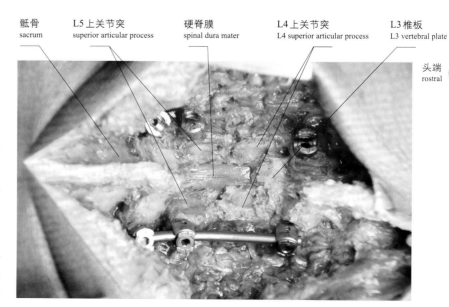

骶骨
sacrum

L5上关节突
superior articular process

硬脊膜
spinal dura mater

L4上关节突
L4 superior articular process

L3椎板
L3 vertebral plate

头端
rostral

骶骨 sacrum　L5 上关节突 L5 superior articular process　硬脊膜 spinal dura mater　L4 神经根 L4 nerve root　L4 上关节突 L4 superior articular process　L3 椎板 L3 vertebral plate

头端 rostral

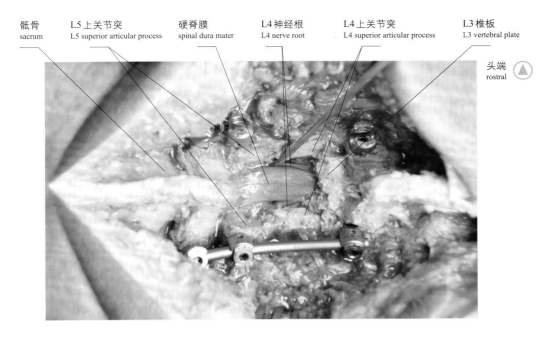

图 4-3-14　截骨节段神经根减压

· 用神经探子探查截骨节段的出口神经根根管并充分减压，避免截骨和闭合截骨面时造成神经根的压迫[5]（图 4-3-14、图 4-3-15）。

· 用骨凿配合咬骨钳将截骨节段的上关节突去除，显露椎弓根。

神经根 nerve roots

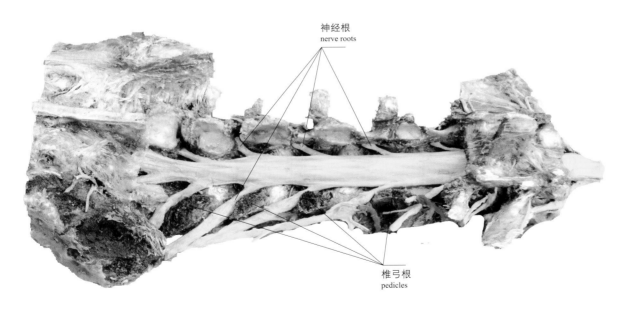

椎弓根 pedicles

图 4-3-15　椎弓根及神经根

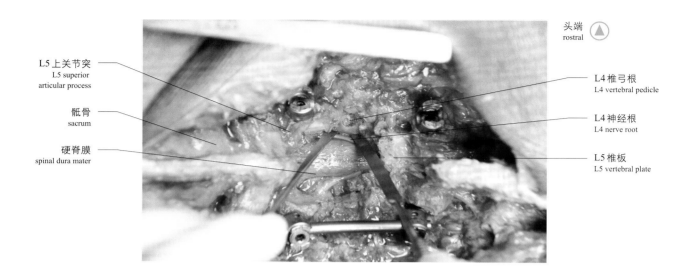

L5 上关节突
L5 superior
articular process

骶骨
sacrum

硬脊膜
spinal dura mater

L4 椎弓根
L4 vertebral pedicle

L4 神经根
L4 nerve root

L5 椎板
L5 vertebral plate

头端
rostral

图 4-3-16
牵开脊髓神经根

· 可用神经拉钩小心将硬膜与骨面剥离开，防止损伤硬膜囊（图4-3-16）。

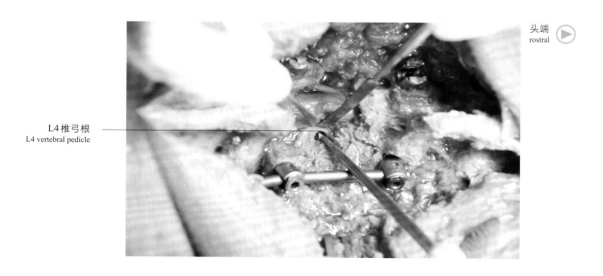

L4 椎弓根
L4 vertebral pedicle

头端
rostral

图 4-3-17 处理椎弓根松质骨

· 由小号刮匙开始逐渐增至大号的刮匙刮除椎弓根松质骨（图4-3-17）。

· 用神经剥离钩将神经根、脊髓和硬脊膜拉向一侧，防止损伤。

· 如果出血较多可以在压迫止血后先处理对侧，再交替进行。

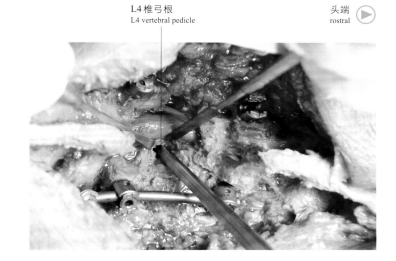

L4椎弓根
L4 vertebral pedicle

头端
rostral

· 在神经挡板的保护下用椎板咬骨钳咬除残留的椎弓根皮质骨（图4-3-18）。

图 4-3-18
处理椎弓根皮质骨

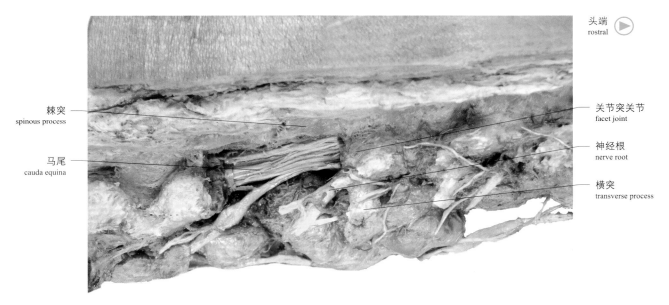

头端
rostral

棘突
spinous process

马尾
cauda equina

关节突关节
facet joint

神经根
nerve root

横突
transverse process

图 4-3-19　神经根、马尾神经与骨性结构的关系

· 图4-3-19示椎体、神经根和节段血管的关系，图中已切除L5椎体和硬脊膜、软脊膜。每一对脊神经都有一对前根和一对后根，前、后根在椎间孔处汇合为脊神经。前根属运动性，后根属感觉性，故神经根受损后，可出现感觉和（或）运动功能的障碍。

· 腰椎椎间孔为腰神经根出椎管处，呈上宽下窄的耳状形。上下界为椎弓根，前界为椎体和椎间盘的后外侧面，后界为椎间关节的关节囊，黄韧带外侧缘亦构成部分椎间孔后界。正常情况下，椎间孔要比通过它的所有神经血管宽大，剩余空隙被疏松的结缔组织和脂肪填充，以适应这些结构的轻度相对运动。绝大多数神经根出椎间孔的高度位于相邻横突间隙上1/4内，90%以上节段动脉前支均位于相邻横突间隙上1/2内。

· 关节突关节的血液供应来自腰动脉，腰动脉走行至椎弓峡部附近穿入椎板发出分支到上、下关节突。上、下关节突的相应静脉则与椎外静脉汇成椎弓静脉，在椎间孔处注入椎内或椎板静脉丛。由于腰动脉紧贴腰椎体横行，当行腰椎结核病灶清除术时，应结扎相关动脉，防止出血。

L4椎弓根
L4 vertebral pedicle

头端
rostral

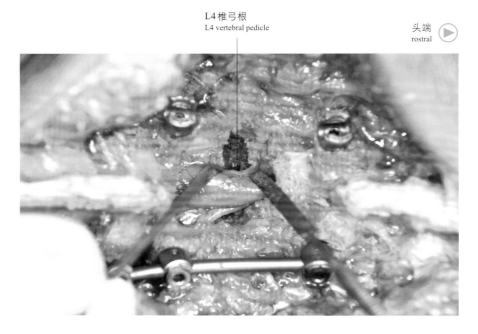

图 4-3-20　经椎弓根椎体截骨

· 用同样的方法处理对侧，在神经挡板的保护下用咬骨钳咬除椎弓根的皮质（图4-3-20）。

· 牵拉硬膜囊和神经根时注意不超过中线。

· 椎体后面皮质骨壁切除的高度一般为 0.6～1.3cm[6]。

头端
rostral

棘突
spinous process

横突
transverse process

脊神经后支
posterior branch
of spinal nerve

脊神经前支
anterior branch
of spinal nerve

灰交通支
grey communicating
branches

椎间盘（骨化）
intervertebral disc
（ossification）

腰动脉
lumbar artery

交感干
sympathetic trunk

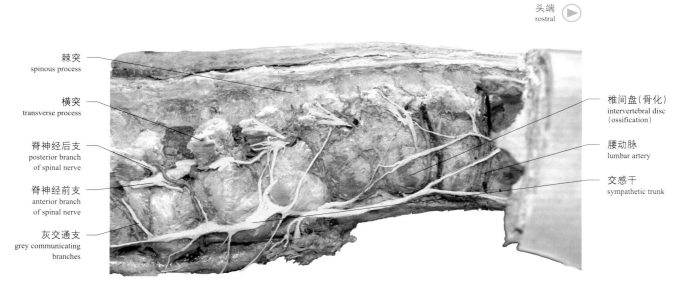

图 4-3-21　椎体周围神经血管

▪ 图 4-3-21 示椎体、神经根、交感干，以及节段血管的关系，向前方楔形切除椎体时操作范围切勿超出椎体，防止损伤交感干和节段血管等结构。

▪ 椎间盘血供和神经分布。在胎儿和幼儿时期，每个椎间盘皆由三条动脉供血，而成人椎间盘几乎无血管，仅纤维环周围有来自节段性动脉分支的小血管穿入，多在椎间盘的前后缘。椎间盘的神经分布与血管相似，在纤维环的周边有丰富的神经末梢，其深部、软骨板和髓核内无神经纤维。前部和两侧部主要接受窦椎神经的纤维。窦椎神经多发自脊神经背支（图 4-3-22），也可发自总干，接受交感神经小支后经椎间孔返回椎管，故又名返神经。窦椎神经先贴行于椎间盘后面，发升、降支沿后纵韧带两侧上、下行，可各跨两个椎间盘，共分布至 4 个椎体，其横支可与对侧吻合。窦椎神经分布于椎管内结构，组织学研究显示，其感觉神经末梢在后纵韧带、硬脊膜的前部、神经根袖、椎管内前静脉丛的静脉壁等处的密度最高，椎骨骨膜及硬脊膜的侧部次之，硬脊膜囊后部及黄韧带内最为稀少。

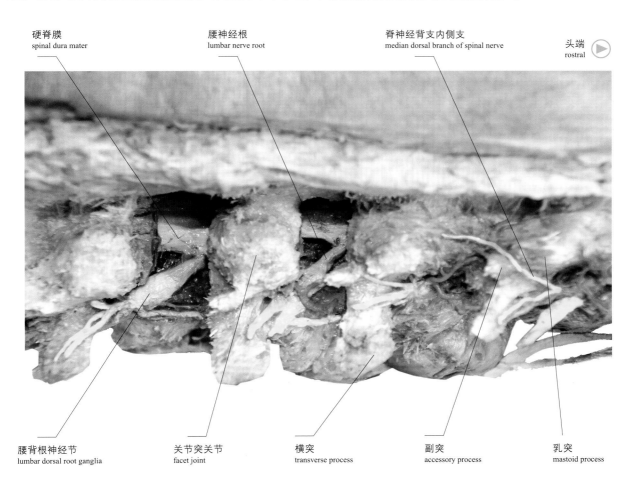

硬脊膜 spinal dura mater | 腰神经根 lumbar nerve root | 脊神经背支内侧支 median dorsal branch of spinal nerve | 头端 rostral

腰背根神经节 lumbar dorsal root ganglia | 关节突关节 facet joint | 横突 transverse process | 副突 accessory process | 乳突 mastoid process

图 4-3-22 硬膜囊、神经根和椎体的关系（切除椎弓板）

足状夯实器
foot tramper

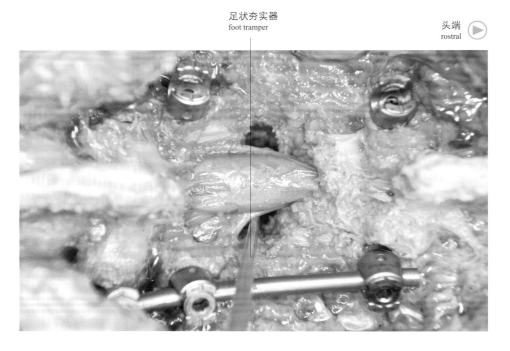

图 4-3-23　椎体截骨

· 用足状夯实器置于硬膜囊腹侧，向腹侧方向夯击切断的皮质骨壁，取出皮质骨片（图4-3-23）。

· 用椎板咬骨钳切除头尾两端截骨缘椎体后壁下的部分骨质，防止闭合时挤压硬膜。

· 用直骨刀沿头尾两端截骨，楔形切除椎体至椎体前部。然后用刮匙刮除已切下的松质骨，至椎体的前1/3。

· 仅需切除椎体的后2/3部分，其余的1/3部分在闭合时会发生骨折[7]。

· 椎体侧壁用剥离器小心分离。用垂体钳咬除侧壁的皮质骨后通过X线观察侧位透视影像，明确椎体前部的切除深度和范围[8]。

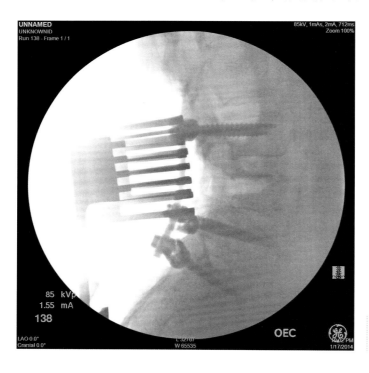

**图 4-3-24
PSO截骨侧位C臂机透视**

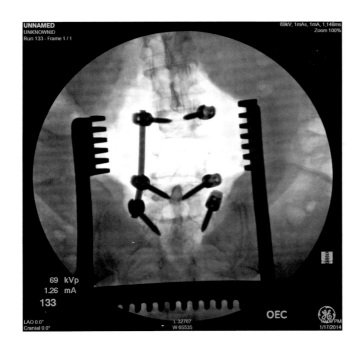

· C臂机透视影像，明确椎体前部的切除深度和范围是否达到要求（图4-3-24、图4-3-25）。

图 4-3-25
PSO截骨正位C臂机透视

头端
rostral ▶

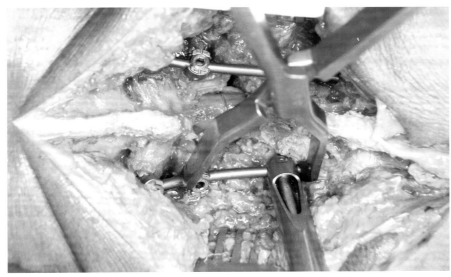

图 4-3-26　加压锁紧螺帽

· 用压缩器对截骨节段上下两对椎弓根钉进行轴向加压，闭合截骨面。

· 术者在加压时可配合用双手掌平置于截骨平面，缓慢向下加压，压力要均匀持续[9]（图4-3-26）。

· 加压矫形过程中患者如出现异常情况，如呼吸困难，可以稍等片刻，待患者情况好转后再缓慢向下加压，压力要均匀持续。

· 也可以升高肾托或将可调曲度的手术台伸直来矫形。

· 矫形后可在上、下椎板上进行植骨。

· 最终两端截骨平面应当紧密贴合。如果未紧密贴合，可以先撑开后将其中游离骨块清除干净后再闭合。

· 置钉后根据术前测量数值，切除相应范围的椎板，通过两侧椎弓根使用骨刀进行V形截骨，截至椎体前方骨皮质，同时对上、下椎体的椎板进行充分潜行减压，防止闭合后压迫脊髓[10]。

L5 上关节突
L5 superior articular process

L4 神经根
L4 nerve root

头端
rostral

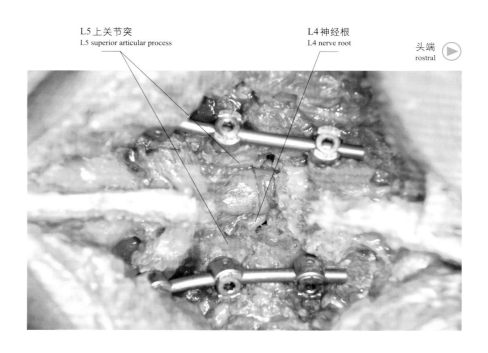

·闭合过程应进行神经根监测，如果出现神经根刺激，需要再次显露截骨部位与椎间孔，去除压迫神经根的骨片（图4-3-27）。

图 4-3-27
闭合骨面后上下椎板间距离缩短硬模稍皱褶

神经根探子
nerve root probe

头端
rostral

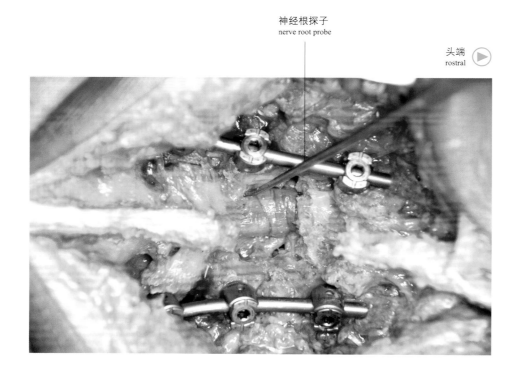

图 4-3-28
探查椎间孔避免神经根受压

·用神经根探子探查椎间孔（图4-3-28），清除多余骨质，防止压迫神经根和硬膜囊。

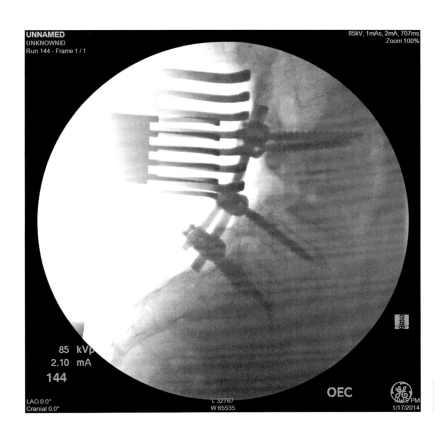

图 4-3-29
闭合骨面后侧位X线透视

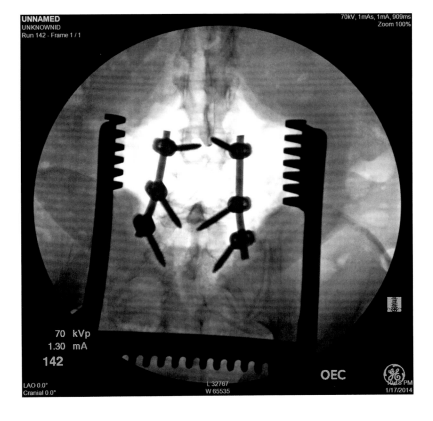

· 闭合骨面后X线透视
见截骨面闭合，内置物
位置良好，矫形满意
（图4-3-29、图4-3-30）。

图 4-3-30
闭合骨面后正位X线透视

[小结]

VCR技术

· 后路全脊椎截骨椎体切除术（VCR, vertebral column resection）可以矫正矢状面和冠状面上的畸形，主要用于矫正严重僵硬的脊柱侧凸畸形，以及先天性、特发性、结核性，或神经纤维瘤病等所致的脊柱后凸畸形。

· VCR需要切除1个或多个脊柱节段的全部结构，包括切除与椎体相邻的上、下椎间盘结构，属于闭合-开放式截骨。

· 单节段的全脊椎切除可以实现50°~70°的冠状面或矢状面的矫正效果，尤其是在矢状面的矫正效果更为明显[11]。

· 多个椎体全切除多是由于前中柱结构的侵蚀和融合，或者是先天性畸形中单个椎体的切除无法满足矢状面和冠状面的同时矫正，或者是前中柱稳定性重建的需要。

· 由于VCR去除前、中柱的骨性结构较多，故需要对椎体前、中柱的稳定性进行重建，如进行结构支撑性植骨或非支撑性植骨，保证长期的融合效果。

· 术中监测脊髓诱发电位可以减少或避免损伤神经和神经根。

· VCR的适应证包括[12]：

（1）重度先天性混合型侧后凸畸形的矫形及翻修术；

（2）脊柱柔韧性低于25%的成人侧后凸或先天性侧后凸患者；

（3）僵硬性或感染后导致的脊柱侧后凸畸形，椎体融合、脊柱柔韧性低于10%者；

（4）胸椎后凸大于80°或腰椎后凸大于30°，脊柱侧后凸同时有旋转者。

· 根据侧后凸角度分别计算出后凸和侧凸所需截椎板的不同宽度，通过截两侧椎板和椎体不同的宽度来同时矫正后凸和侧凸。

· 截骨手术既要矫正后凸、侧凸，而且还要对旋转进行矫正。

· 对于严重僵硬的侧后凸畸形者的截骨部位改为二处，使畸形的矫正在多处完成。

· 截骨部位不宜超过3处，否则会增加脊髓损伤的风险和假关节形成的发生率。

· 术前详尽的影像学评价和制定完善的手术计划，通过对畸形的脊柱结构以及相应的椎管内脊髓神经结构的详细了解，确定截骨的部位和范围，选择内固定的固定点；

· 截骨前采取临时固定，避免截骨后脊柱错位；

· 截骨范围不要过长，避免顶椎处加压后脊柱短缩过多致脊髓损伤；

· 顶椎处的矫正以凸侧加压为主，凹侧适当撑开，以免脊髓过度牵拉；

· 矫正时通过交替调整矫形棒的弯度来获得逐渐矫正，同时采用脊髓体感诱发电位监测，没有条件者应采用术中唤醒试验。

· 有效降低术中神经系统损伤是完成截骨矫形的关键。

· VCR截骨平面的选择[13]：

（1）如果顶椎就是畸形主导椎，则以顶椎为中心截骨；

（2）如果顶椎就是椎管最狭窄的部位，术中又能将狭窄段椎管切除减压者，则在顶椎处截骨；

（3）如果顶椎是一侧后方半椎体，切除顶椎只能矫正侧凸时，还应做顶椎邻近椎间的楔形截骨以矫正后凸；

（4）如果顶椎是后方半椎体，其上为正常椎体，其下为后方楔形椎体，两者都是导致畸形的因素时，截骨区则应选在顶椎下2/3和下方畸形椎体上1/3处。

SPO 技术

· Smith-Peterson 截骨技术（SPO）是一种后方楔形截骨技术，SPO 的截骨中心位于椎弓根之间，切除的旋转轴位于椎间盘后方的椎间孔前壁，通过撑开脊柱的中柱和前柱闭合后方楔形截骨。

· SPO 可以同时矫正矢状面和冠状面的畸形。

· SPO 通过单节段或多节段的截骨达到矫正脊柱畸形，减轻疼痛的目的。

· SPO 是典型的开放性截骨，通过截除并闭合脊柱后柱结构并张开脊柱前中柱的椎间盘间隙实现对后凸畸形的矫正，其铰链中心常位于椎体后缘。

· 脊柱后凸畸形的病例中，一个节段的 SPO 可以获得 30° 左右的矫正。

· SPO 椎体前方椎间盘处被楔形张开，令矫形后的椎体之间无法形成骨性的接触，从而严重破坏了前、中柱的稳定性，可能会导致延迟融合或后路内固定失败，严重者还会出现麻痹性肠梗阻、血管、神经并发症等。

· 对于脊柱侧凸畸形的病例，SPO 矫形可以保留一定的椎间盘前纤维环的结构，适当伸展即可达到每节段 10°~15° 矫正，多节段截骨可以大大提高 SPO 矫形能力[14]。

· SPO 不仅可以矫正脊柱矢状面的侧凸畸形，还可以通过切除椎体小关节等后柱结构增加脊柱的柔韧性来增加侧凸畸形的矫形效果。

· SPO 更适合于僵硬的长圆形脊柱侧、后凸畸形的矫正，比如强直性脊柱炎、术后平背综合征、脊柱侧弯融合后的医源性脊柱畸形、外伤后脊柱后凸畸形，以及退行性病变术后过度综合征（近端或远端）等。

· SPO 截骨部位的选择[15]：

（1）一般认为 L3-L4 时腰椎前凸的顶点是 SPO 的理想部位，因为此处为主动脉分叉以上，胸廓和脊髓圆锥以下；

（2）如果冠状位也存在畸形，则应该选择侧弯顶点为截骨中心；

（3）如果只有矢状位存在畸形，则应该在后凸最明显的节段进行 SPO；

（4）SPO 主要根据脊柱畸形程度和部位来选择截骨部位的，理想情况下截骨部位的中心应位于畸形最显著的部位。

截骨技术的选择

· 对于通过简单方法（如多节段前路椎间盘切除并椎体融合，后路固定融合）就能达到矫正畸形，以及大于 6cm 的固定冠状面失衡、固定的上胸椎弯曲同时存在骨盆倾斜、脊柱凸面和凹面长度不对称者不应考虑 SPO 手术[16]。

· 在拟采用脊柱截骨矫治严重脊柱侧凸畸形之前，必须根据患者畸形类型、严重程度、神经损害有无及一般状况选择 PSO、VCR 或 SPO 等不同截骨方式。

· 对于仰卧位左右侧屈位 X 线片上脊柱畸形基本没有矫正的、冠状面 Cobb 角 > 90° 或矢状面 Cobb 角 > 50° 的患者，可以考虑实施 SPO 或 VCR，以及扩大蛋壳技术。

· 具体的截骨方式需要根据 CT 三维重建影像或 3D 打印的畸形局部情况，结合各种截骨方式的优缺点来决定。

· 术者采用自己最熟悉的手术方法和入路也是非常重要的考虑因素。

截骨术并发症及其预防

· 神经损伤：最常见的原因是在截骨完成后进行截骨断端的闭合过程中脊髓发生皱缩，或椎板对脊髓造成压迫。

· 截骨完成时由于此时脊髓已失去稳定结构的保

护，如果保护不当，也极易造成脊髓损伤。胸段脊髓、圆锥或马尾神经损伤的后果是灾难性的，所以建议采用术中神经电生理监护[17]。

· 在脊椎两侧截骨即将完成时，截骨端处于相对不稳定状态，手术操作中可能会出现局部异常活动。如此时断端无任何固定，在安置连接棒或行椎管减压时，截骨端的左右或前后位移会对脊髓产生剪切损伤。因此，在完成脊椎一侧截骨后，应用连接棒行同侧临时固定[18]。

· 截骨后对畸形进行矫正过程中，随着截骨端之间的角度位移，脊髓发生皱缩，如椎管减压不充分，截骨端的椎体后缘与对应的椎板边缘可对脊髓产生"夹击"损伤。因此，在畸形矫正前，应行椎管广泛减压和椎体后上缘切除。尽管椎体截骨过程中有损伤脊髓的可能性，但只要操作规范，截骨后矫正无疑比单纯采用撑开或旋转矫正对脊髓造成的牵拉损伤要小。

· 术中彻底止血，如用骨蜡封闭骨创面，止血纱布、脑棉压迫静脉，双极电凝止血等，可有效降低出血量。术中自体血回输的应用也可有效地减少异体血的输入。

◇ 参 ◇ 考 ◇ 文 ◇ 献 ◇

［1］ Thomasen E. Vertebral osteotomy for correction of kyphosis in ankylosing spondylitis ［J］. Clin Orthop Relat Res, 1985, 194（194）: 142-152.

［2］ Stoddard MF, Pearson AC, Kern MJ, et al. Left ventricular diastolic function: comparison of pulsed Doppler echocardiographic and hemodynamic indexes in subjects with and without coronary artery disease ［J］. Journal of the American College of Cardiology, 1989, 13（2）: 327-336.

［3］ Engler GL, Spielholz NJ, Bernhard WN, et al. Somatosensory evoked potentials during Harrington instrumentation for scoliosis ［J］. Journal of Bone & Joint Surgery American Volume, 1978, 60（4）: 528.

［4］ Lee JH, Jeon DW, Lee SJ, et al. Fusion rates and subsidence of morselized local bone grafted in titanium cages in posterior lumbar interbody fusion using quantitative three- dimensional computed tomography scans ［J］. Spine, 2010, 35（15）: 1460.

［5］ van Loon PJ, Van SG, van Loon CJ, et al. A pedicle subtraction osteotomy as an adjunctive tool in the surgical treatment of a rigid thoracolumbar hyperkyphosis; a preliminary report ［J］. Spine Journal, 2006, 6（2）: 195-200.

［6］ Johnsson KE, Willner S, Johnsson K. Postoperative instability after decompression for lumbar spinal stenosis ［J］. Spine, 1986, 11（2）: 107-110.

［7］ Kim KT, Suk KS, Cho YJ, et al. Clinical outcome results of pedicle subtraction osteotomy in ankylosing spondylitis with kyphotic deformity ［J］. Spine, 2002, 27（6）: 612-618.

［8］ Ki- Tack K, Kyoung- Jun P, Jung- Hee L. Osteotomy of the Spine to Correct the Spinal Deformity ［J］. Asian Spine Journal, 2009, 3（2）: 113.

［9］ Heary RF, Bono CM. Pedicle subtraction osteotomy in the treatment of chronic, posttraumatic kyphotic deformity ［J］. Journal of Neurosurgery Spine, 2006, 5（1）: 1.

［10］ Debarge R, Demey G, Roussouly P. Radiological analysis of ankylosing spondylitis patients with severe kyphosis before and after pedicle subtraction osteotomy ［J］. European Spine Journal, 2010, 19（1）: 65-70.

［11］ Vedantam R, Crawford AH. The role of preoperative pulmonary function tests in patients with adolescent idiopathic scoliosis undergoing posterior spinal fusion ［J］. Spine, 1997, 22（23）: 2731.

［12］ Bradford DS, Tribus CB. Vertebral Column Resection for the Treatment of Rigid Coronal Decompensation

［J］. Spine, 1997, 22: 1590-1599.

［13］ Suk SI, Chung ER, Kim JH, et al. Posterior Vertebral Column Resection for Severe Rigid Scoliosis ［J］. Spine, 2005, 30: 1682-1687.

［14］ Berven SH, Deviren V, Smith JA, et al. Management of fixed sagittal plane deformity: results of the transpedicular wedge resection osteotomy ［J］. Spine, 2001, 26 （18）: 2036.

［15］ Bridwell KH: Decision making regarding Smith-Petersen vs. pedicle subtraction osteotomy vs. vertebral column resection for spinal deformity ［J］. Spine, 2006, 31: S171-S178.

［16］ Nakashima H, Imagama S, Yukawa Y, et al. Comparative Study of Two Surgical Procedures for Osteoporotic Delayed Vertebral Collapse- Anterior and Posterior Combined Surgery vs Posterior Spinal Fusion with Vertebroplasty ［J］. Spine, 2015, 40 （2）: E120.

［17］ Oertel MF, Ryang YM, Korinth MC, et al. Long-term results of microsurgical treatment of lumbar spinal stenosis by unilateral laminotomy for bilateral decompression ［J］. Neurosurgery, 2006, 59 （6）: 1264.

［18］ Gruskay JA, Webb ML, Grauer JN. Methods of evaluating lumbar and cervical fusion ［J］. Spine Journal Official Journal of the North American Spine Society, 2014, 14 （3）: 531.

第四节
脊柱均匀短缩脊髓轴性减压技术

[概述]

脊髓栓系综合征（tethered cord syndrome, TCS）外科治疗的传统方法是终丝切断马尾松解术。但终丝切断马尾松解术常无法达到充分的神经减压，且易发生再栓系、脑脊液漏或其他并发症[1]。终丝是具有一定功能的组织，对于部分患者椎管内占位长期处于稳定状态，不是导致症状加重的原因，终丝切断马尾松解手术应慎重选择。脊髓栓系综合征的神经损害包括3个方面：轴性牵拉下移的脊髓组织、过度牵拉的两侧神经根和马尾神经。脊髓栓系的外科治疗必须充分缓解脊髓、马尾神经和两侧多对神经根的牵拉。为了同时解决3个方面的损害，编者首次提出脊柱均匀短缩轴性减压术（homogeneous spinal-shortening axial decomposition procedure, HSAD），又称胶囊手术（capsule technique），达到脊柱长节段均匀短缩，轴性缓解脊髓、马尾神经及神经根的张力，使神经组织得到彻底减压。目前临床观察该术式治疗的TCS患者术后下肢感觉运动功能障碍都得到较好的恢复，膀胱功能也得到部分恢复[2]。

[体位]

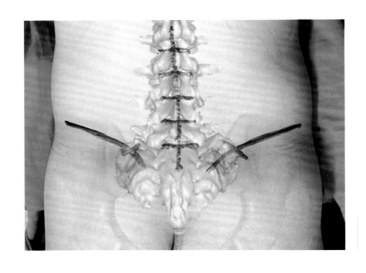

图 4-4-1
脊柱均匀短缩脊髓轴性减压技术体位

- 患者俯卧位于手术台上（图4-4-1）。
- 肛门会阴区、双下肢、头部接电生理监护的电极，并记录术前诱发电位情况。

- 消毒术区皮肤，铺无菌手术巾单，术中连续监测体感诱发电位（SEP）情况。

[切口]

- 术前通过症状、体格检查、磁共振弥散张量成像，以及尿流动力学和肌电图检查判断脊髓、神经受累的范围。
- 根据需减压的范围作后正中纵切口（图4-4-1）。

[显露]

- 依次切开皮肤、皮下、筋膜，沿棘突骨膜下剥离骶棘肌。

- 显露双侧椎板及关节突关节囊，清除残留肌肉组织，用自动拉钩牵开皮肤及软组织。

[技术]

- 透视定位无误后，于L2-L5双侧椎弓根各拧入一枚椎弓根螺钉，以L2-L5椎弓根间距离截取连接杆并预弯备用（图4-4-2）。

- 咬骨钳咬除L2-L3棘突间韧带及部分棘突间相对部分骨质。

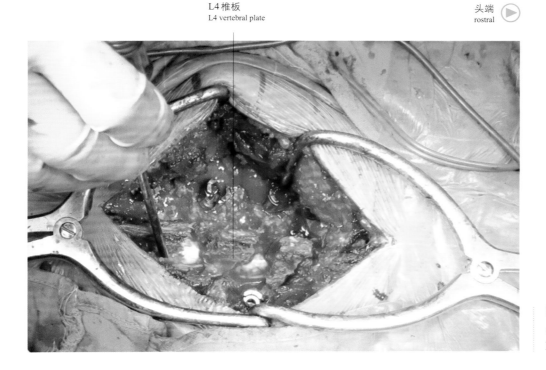

L4椎板
L4 vertebral plate

头端
rostral

图 4-4-2
多节段Smith-Peterson截骨

· 骨刀凿除 L2 下关节突及 L3 上关节突大部分。

· 剥离并咬除黄韧带，充分减压椎管，避免压缩脊柱后黄韧带皱褶压迫脊髓或马尾神经。

· 右侧安放连接杆，并锁紧螺帽（图 4-4-3）。

· 显露左侧 L2 及 L3 横突。

· 在横突间用弧形骨膜剥离子逐渐显露椎间盘纤维环侧壁。

· 在神经根挡板的保护下，切开椎间盘纤维环，分别用铰刀、刮刀、髓核钳逐步清除椎间盘组织。

· 对侧做相同处理，用夯实器将后纵韧带及正后方纤维环压向椎间隙，并使用髓核钳将其咬除。

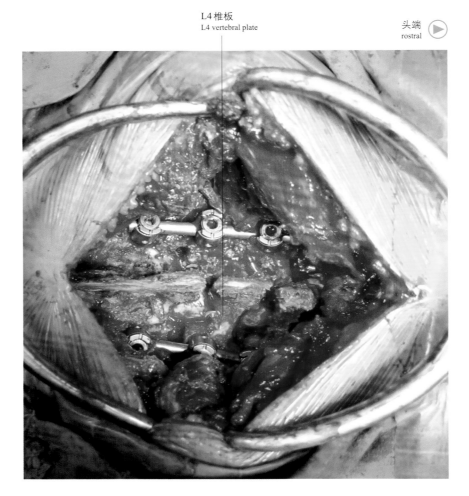

L4 椎板
L4 vertebral plate

头端
rostral

图 4-4-3 安装固定结构（强生公司，美国）

· 同法处理 L3-L4、L4-L5 节段，安放左侧连接杆，各节段间缓慢均匀加压。

· 加压至神经电生理检测出现波幅下降时稍放松，待波幅正常后锁定螺丝。

· 监测诱发电位见波幅明显增大，潜伏期变化不明显。

· 探查各节段侧隐窝及椎间孔通畅，检查并处理活动性出血，大量生理盐水冲洗切口。

· 将自体骨咬碎后植入 L2-L3、L3-L4、L4-L5 椎体间，以及相应节段横突间。

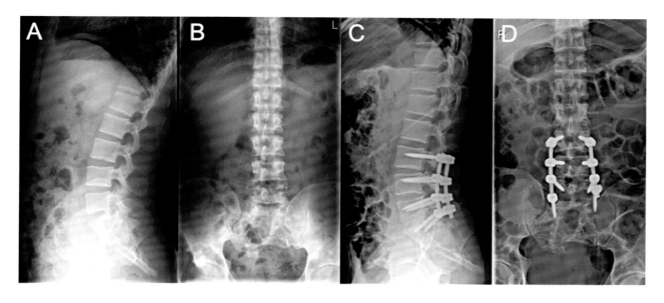

图 4-4-4
术前（A、B）与术后复查（C、D）
腰椎正、侧位X线平片对比

· 术后复查腰椎正、侧位片与术前对比见腰椎内置物位置良好，各椎间隙高度有所下降（图4-4-4）。

[小结]

· 随着对TCS研究的深入，多位学者指出TCS的栓系结构包括终丝、脊髓和马尾神经。

· 在伴有脊柱裂、椎管内脂肪瘤、脊膜膨出等疾病的患者中，脊髓的栓系是由终丝和马尾神经共同牵拉导致的。

· 突出的脊膜、粘连的马尾神经和脂肪瘤等病理因素导致多条马尾神经和终丝受到栓系，而马尾神经和终丝共同牵拉导致了脊髓圆锥的低位。这些患者的病理生理改变发生在受栓系节段的马尾神经和脊髓上。

· 临床症状和体征也同时表现出中枢与外周神经元损伤，下肢肌电图常有腰骶神经损害的表现。故TCS的神经损害包括腰骶整段脊髓和马尾神经。

· 一部分患者在发育生长过程中逐渐出现双下肢感觉运动障碍和膀胱、肠道功能障碍等症状，这是由于发育过程中马尾和终丝的栓系程度逐渐加重导致。

· 成年脊髓栓系综合征早年无TCS相关症状，而成年之后逐渐表现出TCS的相关症状体征，该类患者发病机制除脊髓及马尾神经的轴性牵拉外，小关节退变、椎间盘突出、椎体不稳导致椎管狭窄，椎管狭窄进而影响了原本受到栓系的脊髓、马尾血液供应，诱发症状的出现或加重[3]。

· HSAD术后患者膀胱顺应性增高，安全容量增加，表明术后膀胱逼尿肌过动现象得到缓解，可储存的尿液量增多。

· 患者括约肌肌电图结果明显改善，可配合排尿动作舒张括约肌，这对于缓解患者的肾积水状况有重要意义[4]。

· HSAD通过每个节段4~5mm的短缩，以此相加达到对整段栓系的脊髓、马尾等神经结构进行均匀充分的轴性减压[5]。

· HSAD主要适应证包括以下原因导致的脊髓栓系：①包绕脊髓、马尾的椎管内脂肪瘤；②脊柱裂脂肪瘤型脊髓脊膜膨出；③传统手术术后粘连；④圆锥低位的患者成年后由于退变性椎管狭窄导致栓系症状出现或加重的情况；⑤其他难以直接对栓系神经组织进行直接减压的情况。

· HSAD 的操作过程中需要在多个节段将患者的关节突关节进行切除，切除椎间盘。

· 在手术设计时需要充分考虑患者的圆锥位置、脊柱侧弯程度、椎间盘情况等。

· 通过磁共振弥散张量成像、症状和临床检查判断脊髓和马尾神经受累的范围。

· 需将多种截骨和椎间融合的手术技术进行有机的结合，从而达到对每个手术节段上栓系的脊髓及马尾神经进行充分且均匀的轴性减压。

· 具体手术节段、截骨范围和减压程度需要对每个患者进行个性化的手术设计。

· 相比于传统脊髓栓系松解术，HSAD 的优点有：不需要直接对神经组织进行操作。传统的栓系松解术需要小心地将栓系脊髓从粘连的地方剥离，直接造成神经损伤的风险较高。再次手术又伴随着广泛瘢痕形成和蛛网膜粘连的问题，使医源性神经损伤的风险更高。由于 HSAD 是一种完全硬膜外的操作，术后脑脊液漏和假性脑膜膨的风险可大大降低。脊柱短缩术间接降低了受牵连神经组织的张力[6]。

◇ 参 ◇ 考 ◇ 文 ◇ 献 ◇

［1］ Yamada S, Knerium DS, Mandybur GM, et al. Pathophysiology of tethered cord syndrome and other complex factors ［J］. Neurological research, 2004, 26（7）: 722-726.

［2］ Wang H, Sun J, Wang Y, et al. Homogeneous spinal-shortening axial decompression procedure for tethered cord syndrome ［J］. Zhonghua Yi Xue Za Zhi, 2015, 95（23）: 1801.

［3］ Herman JM, Mc Lone DG, Storrs BB, et al. Analysis of 153 patients with myelomeningocele or spinal lipoma reoperated upon for a tethered cord. Presentation, management and outcome ［J］. Pediatr Neuro surg, 1993, 19: 243-249.

［4］ Kawahara N, Tomita K, Kobayashi T, et al. Influence of acute shortening on the spinal cord: an experimental study ［J］. Spine Journal, 2004, 4（5）: 613-620.

［5］ Filler A G, Britton J A, Uttley D, et al. Adult postrepair myelomeningocele and tethered cord syndrome: good surgical outcome after abrupt neurological decline ［J］. British journal of neurosurgery, 1994, 9（5）: 659-666.

［6］ Lee G Y, Paradiso G, Tator C H, et al. Surgical management of tethered cord syndrome in adults: indications, techniques, and long-term outcomes in 60 patients ［J］. Journal of Neurosurgery Spine, 2006, 4（2）: 123-131.

第五节
腰椎侧方微创椎间盘切除椎体融合技术

[概述]

腰椎侧方微创椎间盘切除椎体融合技术（extreme lateral interbody fusion，XLIF）是经过腹膜后间隙和腰大肌到达腰椎的一种新型微创腰椎椎间融合技术。Nell[1]于 2003 年首先报道了 XLIF 这项脊柱微创新技术，认为其手术时间短、操作简单、对软组织剥离和创伤小、安全、术中出血少、围手术期并发症少、术后恢复快、腰腿痛改善好、椎体间植骨融合率高。与 ALIF、PLIF、TLIF 手术相比，XLIF 有许多优点，其可避免前路或后路手术中血管神经等重要组织损伤的风险，可以保留前、后纵韧带的完整性，同时可以植入接触面积更大的椎间融合器，再辅助适当的内固定后具有更好的生物力学稳定性。XLIF 的治疗原理是间接减压，通过增加椎间高度，实现以下效果：①增加椎间孔面积；②使皱缩突入椎管的黄韧带、后纵韧带得到伸展；③重建脊柱序列。其成功的关键在于成功建立经腹膜后、腰大肌的工作通道。XLIF 手术适应证如下：椎间盘源性腰痛或椎间盘退变性疾病合并腰椎不稳，反复发作的椎间盘突出；Ⅰ～Ⅱ度椎体滑脱；经后路腰椎融合术失败需翻修者，包括假关节形成、邻近节段退变；轻度到中度腰椎退行性侧弯畸形；人工腰椎间盘置换和翻修等。

[体位]

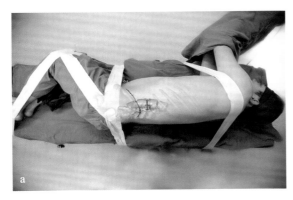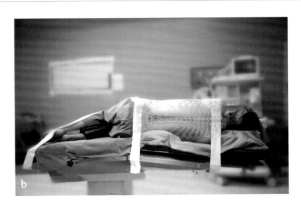

图 4-5-1 XLIF 体位（a、b）

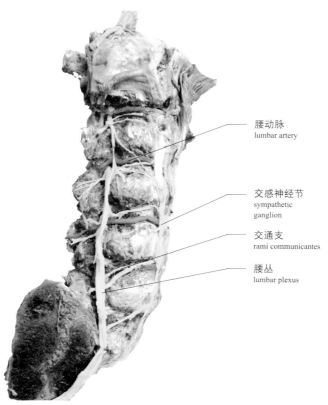

腰动脉
lumbar artery

交感神经节
sympathetic
ganglion

交通支
rami communicantes

腰丛
lumbar plexus

图 4-5-2　腰椎侧面观 1

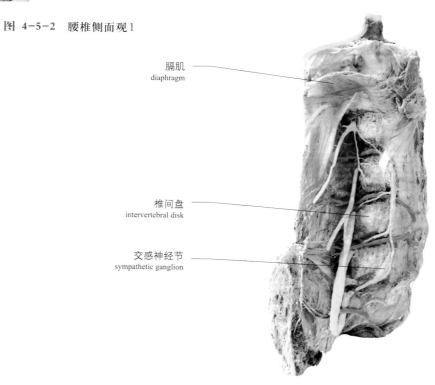

膈肌
diaphragm

椎间盘
intervertebral disk

交感神经节
sympathetic ganglion

图 4-5-3　腰椎侧面观 2

· 患者侧卧并使腰背部垂直于手术床（图4-5-1a、图4-5-1b、图4-5-4）。

· 通常选取右侧卧位，左侧入路，可以避免肝脏和下腔静脉的影响和损伤（图4-5-1b）。

· 但部分退行性侧凸患者采用左侧卧位右侧入路可以有利于张开楔形变闭口侧的椎间隙。

· 屈曲髋关节以放松腰大肌。

· 将患者置于X线透视手术台上，右侧卧位（左侧向上）。身体侧面与手术台垂直并固定于此体位，右侧肋腹面用圆枕垫高以增加左侧肋弓和髂嵴之间的距离[2]。

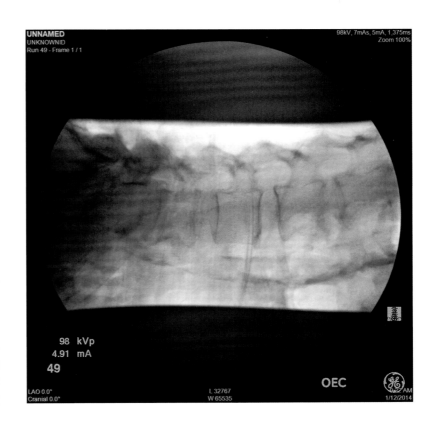

图 4-5-4
术中X线透视，确保手术节段的终板与地面垂直

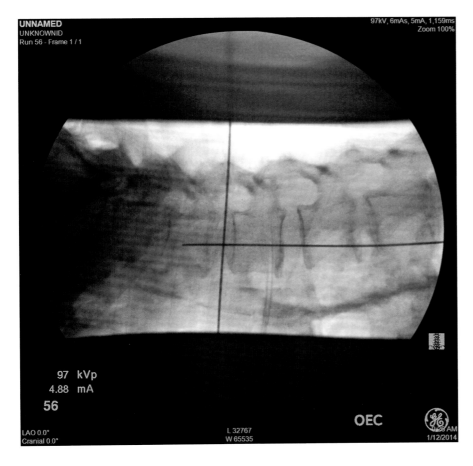

· 摆好体位后，透视定位目标椎间隙并在皮肤上沿皮肤纹理作3~5cm切口标记（图4-5-5）。

图 4-5-5
透视定位目标椎体

[显露]

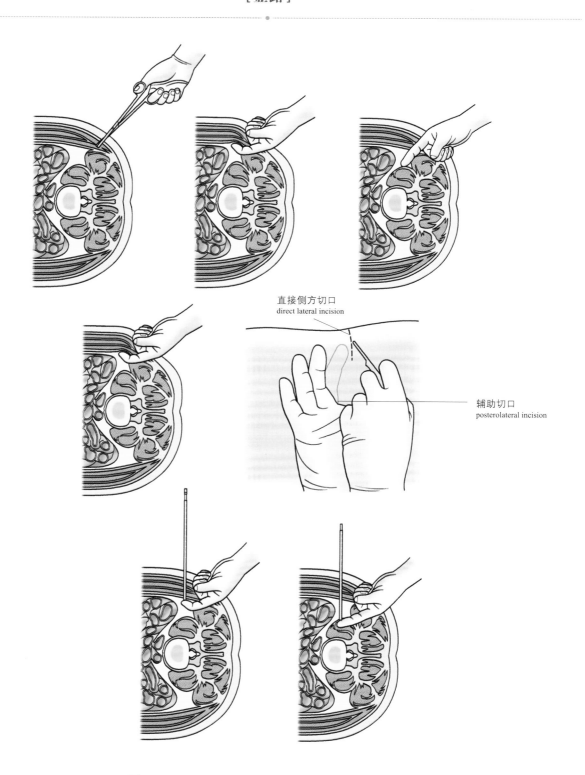

图 4-5-6　经后外侧辅助切口工作通道的建立

· 纵向切开皮肤、皮下3~5cm，并钝性分离腹外斜肌、腹内斜肌和腹横肌。

· 切开腹横筋膜前，确定筋膜下没有腹膜后再行切开，切开筋膜就能到达腹膜后间隙[3]。

· 对于体型过于肥胖的患者，直接侧方切口无法触及椎间盘，可以于后外侧建立辅助切口（图4-5-6）[4]。

· 辅助切口位于腋后线后方约4横指的竖脊肌和腹外斜肌交界处。

· 辅助切口主要用于直接到达腹膜后并引导扩张管由直接外侧切口安全置入于腹膜后。

· 此时可触及位于椎体和椎间盘旁的腰大肌，后方可触及横突。

· 将手指转向上方，顶起腹壁，在腹壁外确定直接侧方切口位置。

· 并逐层切开到达腹膜后，贯通2个切口，将初始型号的扩张管置入直接侧方切口，在手指辅助下将其引导至腰大肌处。

· 用初始型号的扩张管钝性分离腰大肌前中部的纤维直至椎间盘处。

· 手指经腹壁切口进入腹膜后间隙，沿腹壁内侧滑向腰大肌，触诊横突和腰大肌前缘。

· 用初始型号的扩张器通过手指引导至腰大肌中份。

· 钝性分离腰大肌前中部的纤维直至椎间盘处。

· 分开腰大肌时注意仔细辨认，避免损伤腰大肌表面的生殖股神经及肌肉内行走的腰丛、骶丛神经[5]。

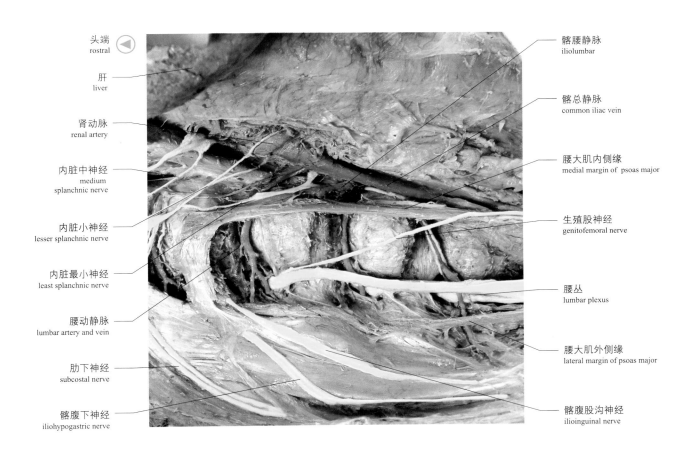

头端
rostral

肝
liver

肾动脉
renal artery

内脏中神经
medium
splanchnic nerve

内脏小神经
lesser splanchnic nerve

内脏最小神经
least splanchnic nerve

腰动静脉
lumbar artery and vein

肋下神经
subcostal nerve

髂腹下神经
iliohypogastric nerve

髂腰静脉
iliolumbar

髂总静脉
common iliac vein

腰大肌内侧缘
medial margin of psoas major

生殖股神经
genitofemoral nerve

腰丛
lumbar plexus

腰大肌外侧缘
lateral margin of psoas major

髂腹股沟神经
ilioinguinal nerve

图 4-5-7
腰大肌周围相关重要血管神经（保留腰大肌边界）

· 腰大肌是XLIF术中重要的解剖标志（图4-5-7）；覆盖T12到L5的所有椎体和椎间盘外侧及横突。

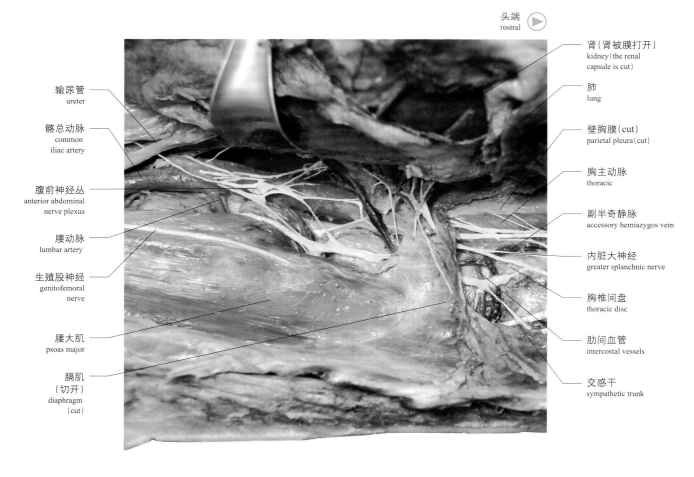

头端
rostral

肾（肾被膜打开）
kidney（the renal capsule is cut）

肺
lung

壁胸膜（cut）
parietal pleura（cut）

胸主动脉
thoracic

副半奇静脉
accessory hemiazygos vein

内脏大神经
greater splanchnic nerve

胸椎间盘
thoracic disc

肋间血管
intercostal vessels

交感干
sympathetic trunk

输尿管
ureter

髂总动脉
common iliac artery

腹前神经丛
anterior abdominal nerve plexus

腰动脉
lumbar artery

生殖股神经
genitofemoral nerve

腰大肌
psoas major

膈肌（切开）
diaphragm（cut）

图 4-5-8 腰大肌相关解剖

• 腰大肌为一长梭形肌肉（图4-5-8），起自腰椎两旁，与髂肌共同终止于股骨之小转子，合称"髂腰肌"。腰大肌在腹壁上有几个附着点，向后附着于腰椎横突前表面和下缘的称为后块，腰大肌也有前块。该肌有两种起点：一种是以5个肌齿分别起于相邻的椎骨体和椎间盘（从第12胸椎至骶骨），另一种是肌齿间以成组的腱弓向下延伸，穿过5个腰椎椎体的狭窄部，L1-L4椎间孔与这些肌的附着点有重要的关系，椎间孔位于横突（后附着点）的前方，椎体和椎间盘、腱弓的后方（前附着点）。腰丛的神经根在这两层块中直接进入该肌，在肌内形成神经丛，其分支从腰大肌的表面和边缘穿出。

• 腰方肌下方以腱性纤维连于髂腰韧带，距离髂

嵴约5cm，上方连于第12肋下缘的内侧半并通过4个小肌腱连于L1-L4腰椎的横突尖，有时也附于T12横突和胸椎体。右侧腰方肌前方是升结肠，左侧腰方肌前方是降结肠，其前方还有腰大肌、腰小肌、膈肌和肾等结构。腰方肌前方筋膜上有肋下神经、髂腹下神经和髂腹股沟神经，神经呈束状向下走行，经过该肌筋膜与腹横筋膜内侧延续处。该肌由第12对胸神经和L1-L3或L1-L4腰神经的前支支配，由腰动脉肌支、髂腰动脉腰支和肋下动脉的分支营养，主要起到固定12肋的作用，同时也协助稳定膈的下附着点（这里的作用类似吸气肌，辅助吸气）[6]。

• 腰小肌常缺如，如果存在则位于腰大肌前面，起于T12和L1腰椎椎体及其间的椎间盘，移行为一长

的扁腱，止于耻骨梳、髂耻隆起和外侧的髂筋膜。

▪ 髂肌为三角形扁肌，起于髂窝凹面上 2/3，髂嵴的内侧唇、骶髂前韧带和髂腰韧带，以及骶骨外侧份的上面。向前至髂前上棘和髂前下棘，接收少量来自髋关节囊上份的纤维，其大部分纤维集中汇入强大的腰大肌腱外侧，由髂骨形成的小骨盆后壁的分界线。

▪ 生殖股神经在腰大肌表面形成，穿该肌后斜向前下行，于 L3 或 L4 水平从腰大肌近内侧缘的腹部表面穿出，并在腰大肌表面的腹膜下下行，斜经输尿管的后方，在腹股沟韧带上方分为生殖支和股支；也存在起始不久后便分支的变异，分支穿出腰大肌。生殖支穿过髂外动脉下部，（男性）经过腹股沟深环进入腹股沟管，支配提睾肌和阴囊皮肤；或（女性）与子宫圆韧带伴行，终止并支配阴阜和大阴唇的皮肤。股支沿髂外动脉外侧下行，并发出几条细支围绕血管，然后越过旋髂深动脉，经过腹股沟韧带深面，在股动脉的外侧进入股鞘，穿出股鞘前壁和阔筋膜，分布于股三角上部前面的皮肤。与股中间皮神经联系并分布于股动脉。生殖骨神经的运动支支配提睾肌；感觉支分布于阴囊皮肤（男性）或阴阜和大阴唇（女性），和大腿前内侧皮肤（股支）。术中可以根据生殖骨神经穿出腰大肌位置和分支位置选择初始扩张管穿透腰大肌的位置，降低损伤概率。

▪ 下腔静脉收集膈肌以下所有结构的静脉血，由两侧髂总静脉在 L5 椎体右方汇合而成，在脊柱前方、主动脉右侧上行，包在肝后面的深沟内，或有时位于肝组织形成的条带状完整深沟内，下腔静脉在肝的中叶和右叶之间穿过膈的中心腱，并稍斜向前内方，经浆膜性心包后反折部进入纤维性心包，腹部段缺乏瓣膜。其后方是 L3-L5 椎体和其间的椎间盘、前纵韧带、右侧腰大肌、右交感干和右侧第 3、第 4 腰动脉；右外侧是右侧输尿管。

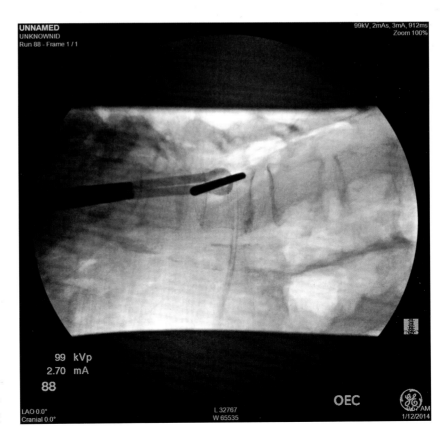

▪ 透视确定扩张器位于目标椎间隙正中或稍偏前处（图 4-5-9）。

图 4-5-9
定位 L3-L4 椎间隙

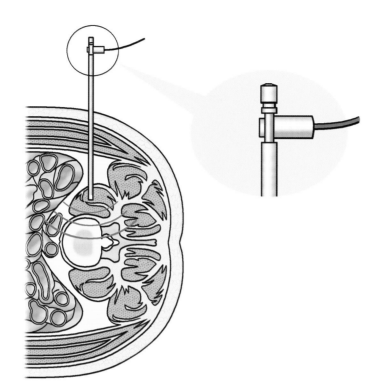

· 植入初级扩张管时进行电生理监测，避免腰丛神经损伤（图4-5-10）。

图 4-5-10
电生理监测

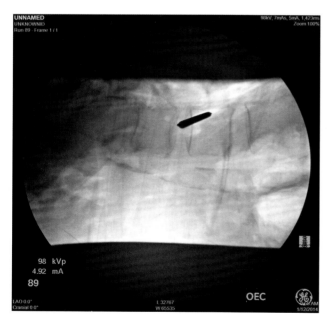
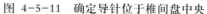

图 4-5-11　确定导针位于椎间盘中央

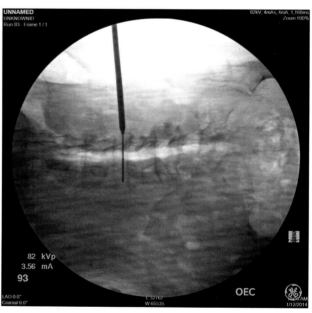

图 4-5-12　确定导针插入椎间盘深度

· 透视确定初始扩张器位于椎间盘中部或偏前处并与椎间隙平行。

· 导针经初始扩张器中间的孔道插入椎间盘，再次透视定位（图4-5-11）。

· 侧位术中X线透视见导针定位于L3-L4间隙（图4-5-12）。

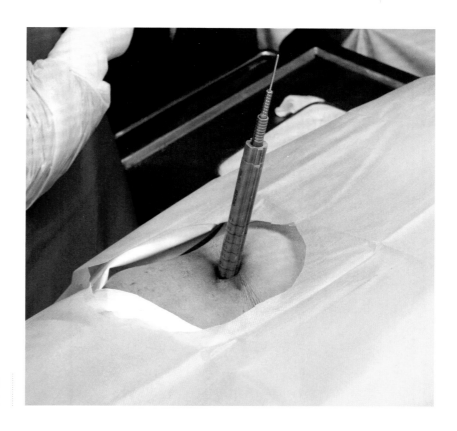

图 4-5-13
逐渐扩张并建立工作通道

·依次递增的插入扩张管并钝性分离腰大肌肌束组织至椎间盘侧面（图4-5-13、图4-5-14）。

图 4-5-14
侧位透视见扩张器逐级撑开腰大肌至椎间盘表面

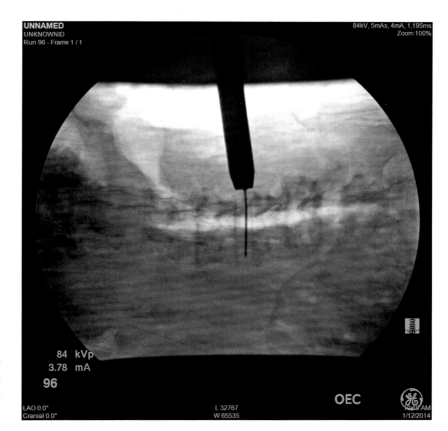

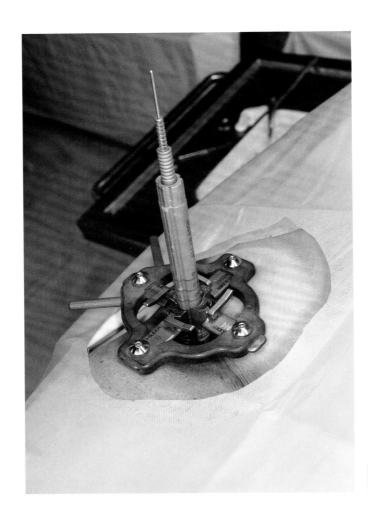

图 4-5-15
置入工作通道

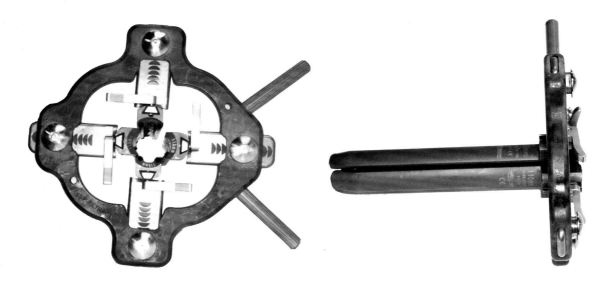

图 4-5-16
XLIF通道的正面和侧面图

· 沿扩张管置入工作通道（图4-5-15、图4-5-16）。

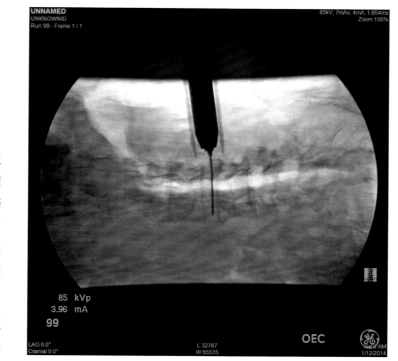

- 为避免工作通道置入时，挡板卡压腰丛神经，可将头侧、尾侧和背侧的挡板拔出1cm，仅腹侧挡板插至椎间盘表面（图4-5-17）。
- 取出扩张器后，用辅助挡板拨开腰大肌及其中腰丛神经后将挡板完全插入。

图 4-5-17
侧位透视见扩张器顶至椎间盘表面

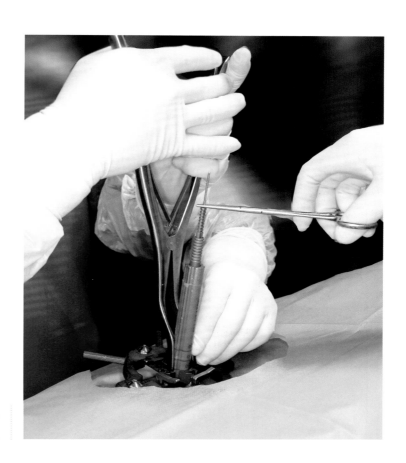

图 4-5-18
撑开器撑开工作通道上的挡板

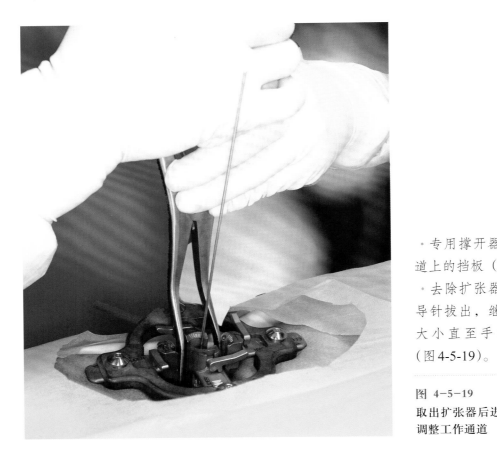

· 专用撑开器撑开工作通
道上的挡板（图4-5-18）。
· 去除扩张器，但切勿将
导针拔出，继续调整通道
大小直至手术视野满意
（图4-5-19）。

图 4-5-19
取出扩张器后进一步用撑开器
调整工作通道

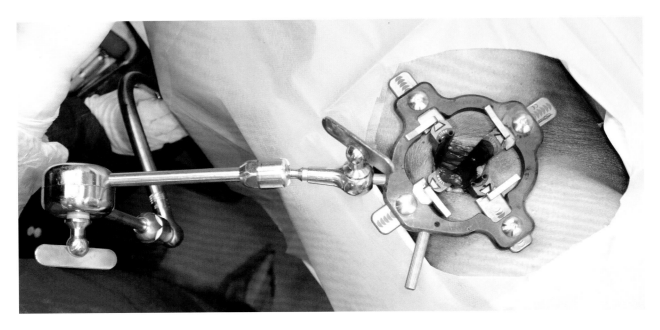

图 4-5-20 将工作通道固定在手术床上

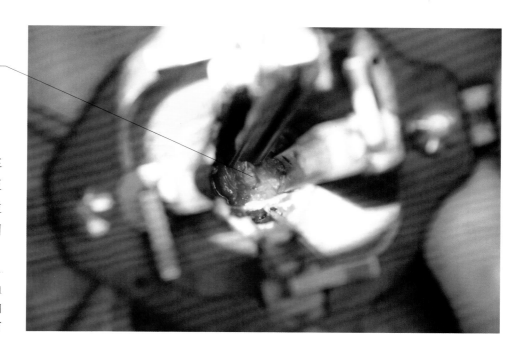

椎间盘
intervertebral disk

· 将工作通道固定在手术床上，并调整至最佳位置后将导针拔出，显露椎间盘（图4-5-20、图4-5-21）。

图 4-5-21
通过工作通道直视椎间盘侧方

[切除椎间盘]

· 切开椎间盘侧方纤维环，切除椎间盘，并刮除上、下软骨终板，避免终板过度处理而造成术后内植物与融合器下沉（图4-5-22）。

· 操作时应保持体位不变，因为体位改变会使操作方向产生偏差，而增大损伤对侧腰丛和椎体前方重要血管的风险。

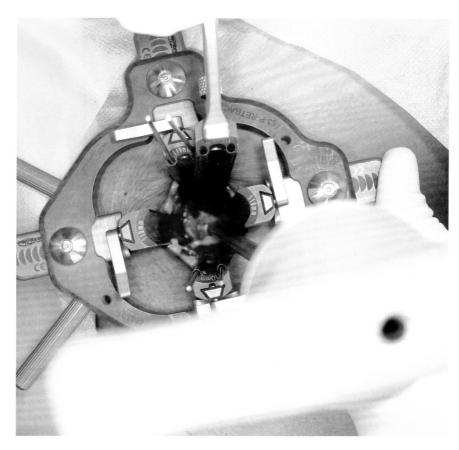

图 4-5-22
处理椎间盘

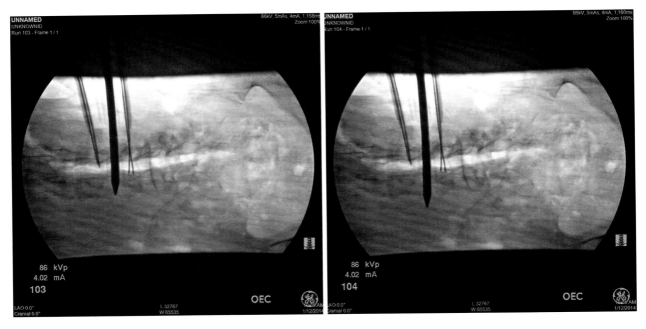

图 4-5-23 用铰刀处理椎间盘   图 4-5-24 松解对侧纤维环

· 用铰刀处理椎间盘前应先松解对侧纤维环，使上下椎板可被平行撑开，融合器的两端可被置于终板边缘的致密部（图4-5-23、图4-5-24）。

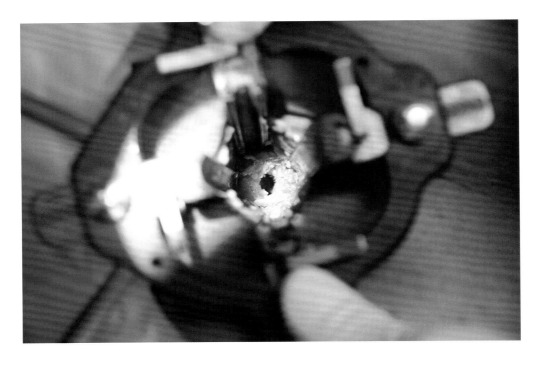

· 用髓核钳摘除髓核组织，并用枪钳咬除纤维环组织，之后用铰刀处理终板（图4-5-25）。

图 4-5-25
处理椎间隙

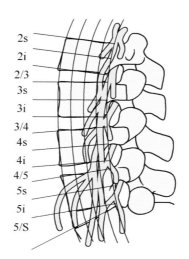

图 4-5-26
腰神经与椎体的关系
S：上半部分；i：下半部分

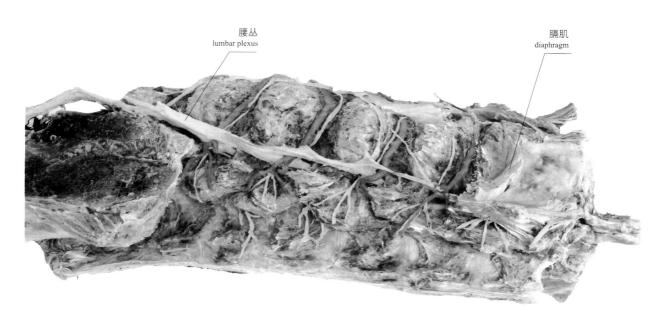

图4-5-27 腰椎侧面观

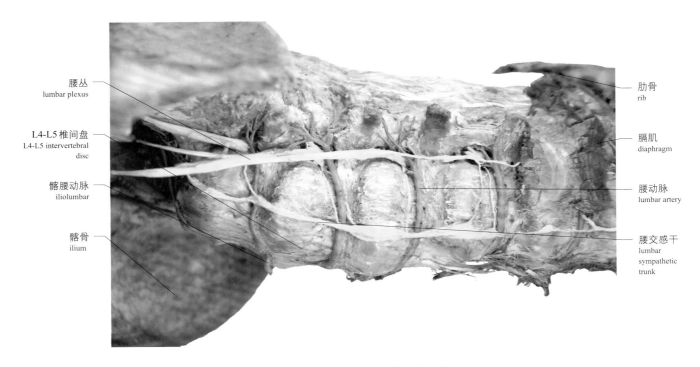

腰丛
lumbar plexus

L4-L5 椎间盘
L4-L5 intervertebral
disc

髂腰动脉
iliolumbar

髂骨
ilium

肋骨
rib

膈肌
diaphragm

腰动脉
lumbar artery

腰交感干
lumbar
sympathetic
trunk

图 4-5-28 椎间孔与血管、神经的关系

▪椎间孔是节段性脊神经出椎管，及供应椎管内软组织和骨结构血运的血管及神经分支进入椎管的门户（图4-5-28）。上下界为椎弓根，前界为椎体和椎间盘的后外侧面，后界为椎间关节的关节囊，黄韧带外侧缘亦构成部分椎间孔后界。正常情况下，椎间孔要比通过它的所有神经血管宽大，剩余空隙被疏松的结缔组织和脂肪填充，以适应这些结构的轻度相对运动。

▪腰丛位于腰大肌后方、腰椎横突前方，由L1-L3腰神经腹侧支和S4腰神经腹侧的大部分纤维构成（图4-5-28）。L1神经腹侧支持接受T12神经腹侧支的一个分支。腰大肌的椎旁部分包含前群和后群，分别起自不同的附着点，腰丛位于两群之间，因而位于与椎间孔形成的一条直线上。大部分腰丛排列如下：当T12神经的腹侧支的一个分支加入后即分叉，其上部较大的部分在分成髂腹和髂腹股沟神经，较小的下部纤维与L2神经腹侧支联合形成生殖股神经；L1神经腹侧支；L2神经剩余部分；L3神经腹侧支和L4神经腹侧支的一部分联合成丛，分为腹侧和背侧股；L2-L4神经腹侧分支构成闭孔神经；L2-L4神经的大部分背侧分支构成股神经；L2-L3腰神经腹侧支较小的分支互相联合构成股外侧皮神经；有时L3-L4神经腹侧分支构成副闭孔神经；腰丛由供应腰大肌的腰血管的分支营养。一项对24具尸体标本进行的解剖学研究统计得出，腰骶神经在L1-L2及L2-L3间隙位于椎体的后1/3，而在L4-L5位于椎体的后1/2（图4-5-27）。

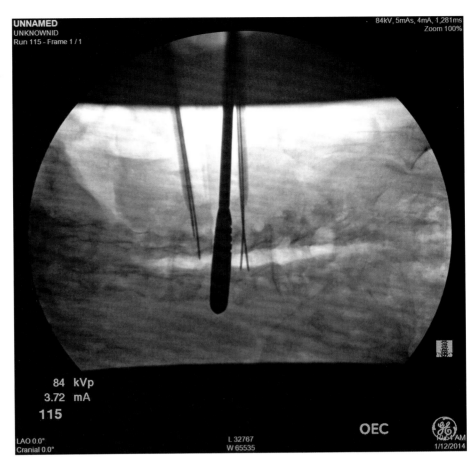

UNNAMED
UNKNOWNID
Run 115 - Frame 1 / 1

84kV, 5mAs, 4mA, 1,281ms
Zoom 100%

84 kVp
3.72 mA
115

OEC

LAO 0.0°
Cranial 0.0°

L 32767
W 65535

1/12/2014

• 使用适当大小的试模撑开椎间隙，放入试模时注意方向（图4-5-29）。

图 4-5-29
使用适当的试模撑开椎间隙

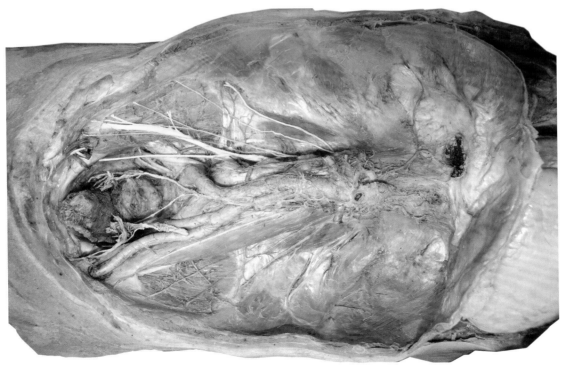

图 4-5-30　腰椎前方血管和神经的关系

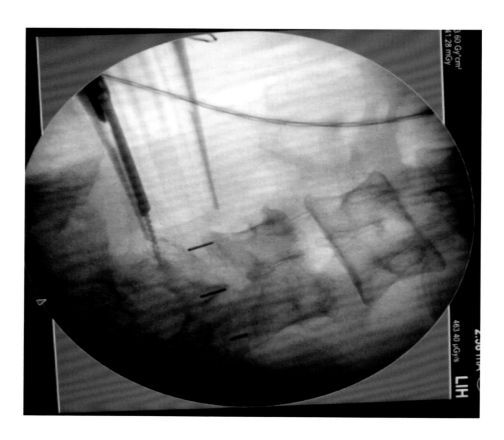

图 4-5-31   术中透视明确椎间融合器位置良好

·处理终板后将填充自体骨的椎间融合器植入椎间隙。

·植入椎间融合器时确保其长轴朝向对侧，并正、侧位透视确定融合器完全占据椎间隙前中部，且边缘被上、下终板边缘硬骨质覆盖，从而提供最大的支撑，避免术后移位（图4-5-31）。

·术中应反复透视，因L4-L5存在髂骨部分遮挡的情况，融合器平行置入可能十分困难，必要时可以应用高速磨钻磨除部分髂骨。

·预防融合器早期沉降：一是选择大前后径的侧方融合器以提高接触面积和终板应力分担；二是应当避免骨性终板的过度刮除；三是选择合适大小的融合器以避免椎间隙的过度撑开[7]。

[小结]

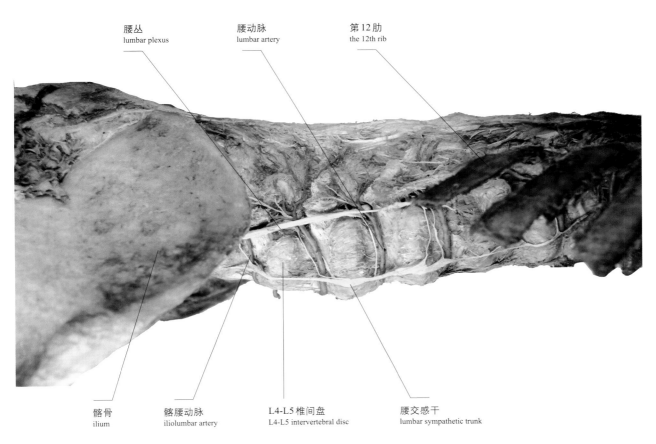

腰丛
lumbar plexus

腰动脉
lumbar artery

第 12 肋
the 12th rib

髂骨
ilium

髂腰动脉
iliolumbar artery

L4-L5 椎间盘
L4-L5 intervertebral disc

腰交感干
lumbar sympathetic trunk

图 4-5-32　极外侧入路腰椎侧方结构

· 由于第 12 肋下缘和髂嵴上缘的阻挡，使得 XLIF 显露 L1-L2 和 L5-S1 节段受到很大限制（图 4-5-32）。

· XLIF 并无直接减压的效果，主要通过恢复椎间孔高度从而间接恢复神经管的容量而达到间接减压的目的[8]。

· 对于椎间小关节与韧带增生肥厚伴有严重腰椎管狭窄的患者需要后路彻底减压。

· 一般认为 L5-S1 的椎间盘病变，严重的中央型椎管狭窄，腰椎退行性侧弯合并明显的旋转畸形和中度到重度的腰椎滑脱等不适合 XLIF 手术。

· 一些与 XLIF 入路相关的并发症主要包括术中损伤腰神经丛和生殖股神经，意外切开硬膜囊；术后大腿前方麻木，感觉异常性股痛综合征，下肢肌力下降，胸腔积液，肺栓塞，肠梗阻等[9]。

· XLIF 手术通道建立过程中可能会牵拉、挤压腰丛神经，如在肌电监测仪上会出现连续的爆发肌电波形，则提示术者神经根即将有损伤的可能，必要时予甲泼尼龙减轻神经根水肿[10]。

· XLIF 建立手术入路时，可用神经探子向椎间盘后方钝性剥离腰大肌及神经，操作时需小心以免损伤腰大肌内或椎体侧方的腰丛，撑开后的工作通道不应超过锥体前后缘[11]。

· XLIF 建立的腰大肌通路是通过逐层扩张达到目标椎体和椎间盘侧面的，所以建议在建立通道的整个过程中应该监测肌电图（electromyography, EMG）。

· 在用初始型号的扩张管钝性分离腰大肌前中部的纤维时动作要轻柔，防止损伤腰大肌。

· 腰神经丛（包括上一节段的腰神经出口根，但不包括L1-L2，因为尚未形成腰神经丛）位于相应节段椎间盘中心点后方平均14mm处。

·同节段的腰神经出口根位于相应节段椎间盘中心点后方平均19mm处。

·越靠近尾侧节段的腰神经丛距离椎间盘中心点越近，腰骶丛位于其后方平均14.0±5.9mm处，其距离范围从L2-L3节段的平均16.4mm到L4-L5节段的平均10.6mm，腰神经出口根位于其后方平均19.0～4.8mm处[12]。

·通过MRI测量神经根腹侧距椎体后缘以及腹膜后血管距椎体前缘的距离。安全区定义为神经根前方到血管后方之间的区域。L1-L2到L4-L5平面安全区域面积由47.9%逐渐减小至13.1%。L4-L5节段因神经根位置的相当靠前，手术窗口被迫前移，安全操作空间缩减明显，该平面血管和神经受损风险大[13]。

·入针点一定要位于椎间盘侧位中心，同时应用EMG实时监测，这样便可以建立相对安全的腰大肌内通道。

·EMG监测的一个电极贴于大腿后方，另一个电极夹于扩张管近尾端提供动态的微弱电刺激。

·EMG＜10mA时提示器械与神经过近；EMG＜5mA时需要对视野中的组织仔细辨认，或者改变入路。

·一般神经检测系统的阈值定位10mA，这样既可以保证足够的手术视野又不会损伤腰丛或生殖股神经。

·由于自由臂固定于后侧脚片，扭转把手时应向前扩张，故这样可以减少后侧拉钩对腰大肌及其内部神经的压力，减少损伤腰大肌及其内部神经的概率。

·扩张腰大肌可能会引起生殖股神经损伤，造成腹股沟、阴囊和大腿内侧皮肤感觉障碍，不过多数病例可以在术后6周左右好转甚至完全消失[14]。

·EMG对于生殖股神经和股外侧皮神经这样的感觉纤维无法识别，所以在操作时应该格外小心，避免过度牵拉腰大肌或用电凝电切，防止损伤感觉纤维。

·股外侧皮神经通常位于腹膜后腰大肌前方，途径髂前上棘内侧到达股前侧，跨过缝匠肌后分为前支和后支。

·在XLIF中经过腰大肌建立通道过程中可能对股外侧皮神经造成损伤，引起感觉异常性股痛综合征，故建议在建立通道过程中对视野中类似感觉纤维的组织进行辨认，也应该注意减少拉钩对髂嵴的压迫。

·XLIF术后1日便可以拔除引流管。术后3日戴腰围下床。术后5~7日开始腰背肌的功能锻炼。术后3~4周后去除腰围锻炼腰背肌功能至6个月[15]。

◇ 参 ◇ 考 ◇ 文 ◇ 献 ◇

[1] Nell WR. Study on XLIF minimally disruptive spine surgery procedure [J]. Healthcare Mergers, Acquisition and Ventures Week, 2003, 4（1）: 12-14.

[2] Bergey DL, Villavicencio A T, Goldstein T, et al. Endoscopic lateral transpsoas approach to the lumbar spine [J]. Spine, 2004, 29（15）: 1681-1688.

[3] Caputo AM, Michael KW, Chapman T M, et al. Extreme lateral interbody fusion for the treatment of adult degenerative scoliosis [J]. Journal of Clinical Neuroscience Official Journal of the Neurosurgical Society of Australasia, 2013, 20（11）: 1558.

[4] Regan JJ, Mcafee PC, Guyer RD, et al. Laparoscopic fusion of the lumbar spine in a multicenter series of the first 34 consecutive patients [J]. Surgical Laparoscopy

& Endoscopy, 1996, 6（6）: 459-468.

［5］ Phillips FM, Isaacs RE, Rodgers WB, et al. Adult degenerative scoliosis treated with XLIF: clinical and radiographical results of a prospective multicenter study with 24- month follow- up ［J］. Spine, 2013, 38（21）: 1853.

［6］ Agur MR, Dalley AF. Grant's Atlas of anatomy ［M］. Grant's atlas of anatomy. Wolters Kluwer Health/Lippincott Williams & Wilkins, 2013: 73.

［7］ Ozgur BM, Aryan HE, Pimenta L, et al. Extreme Lateral Interbody Fusion（XLIF）: a novel surgical technique for anterior lumbar interbody fusion ［J］. Spine Journal Official Journal of the North American Spine Society, 2006, 6（4）: 435.

［8］ Daniel KP, Michael JL, Eric LL, et al. The relationship of intrapsoas nerves during a transpsoas approach to the lumbar spine anatomic study ［J］. J Spinal Disord Tech, 2010. 23（4）: 223-228.

［9］ Caputo AM, Michael KW, Jr T MC, et al. Clinical Outcomes of Extreme Lateral Interbody Fusion in the Treatment of Adult Degenerative Scoliosis ［J］. The Scientific World Journal, 2012, 2012（2012）: 680643.

［10］ Bose B, Wierzbowski LR, Sestokas AK. Neurophysiologic monitoring of spinal nerve root function during instrumented posterior lumbar spine surgery ［J］. Spine, 2002, 27（13）: 1444-1450.

［11］ Punt IM, Visser VM, Rhijn WV, et al. Complications and reoperations of the SB Charité lumbar disc prosthesis: experience in 75 patients ［J］. European spine journal : official publication of the European Spine Society, the European Spinal Deformity Society, and the European Section of the Cervical Spine Research Society, 2008, 17（1）: 36-43.

［12］ Park DK, Lee MJ, Lin EL, et al. The relationship of intrapsoas nerves during a transpsoas approach to the lumbar spine: anatomic study ［J］. Journal of Spinal Disorders & Techniques, 2010, 23（4）: 223-228.

［13］ Regev GJ, Chen L, Dhawan M, et al. Morphometric analysis of the ventral nerve roots and retroperitoneal vessels with respect to the minimally invasive lateral approach in normal and deformed spines ［J］. Spine, 2009, 34（12）: 1330.

［14］ Lykissas, MG, Aichmair A, Sama AA, et al. Nerve injury and recovery after lateral lumbar interbody fusion with and without bone morphogenetic protein-2 augmentation: a cohort-controlled study ［J］. Spine J, 2014, 14（2）: 217-24.

［15］ Ozgur BM, Aryan HE, Pimenta L, et al. Extreme Lateral Interbody Fusion（XLIF）: a novel surgical technique for anterior lumbar interbody fusion ［J］. Spine, 2006, 28（4）: 435-443.

第六节
正中经腹腔腰椎椎体显露技术

[概述]

正中经腹腔腰椎椎体显露技术常用于L4-S1的椎体和椎间盘前方的显露，适用于L4-S1的椎体和椎间盘的手术，比如前路对椎体和椎间盘病变的操作，感染病灶（包括结核）清除，椎体肿瘤切除，严重椎体滑脱需要前路融合者，以及人工椎间盘置换术等。由于此入路手术需要打开腹膜对腹腔内脏器进行操作，术后常会有肠麻痹的发生，故术前应留置胃管，方便术后肠外营养。此入路显露L4-L5椎间隙发生静脉血栓的概率较高。虽然此入路的切口可以向上延长至剑突下，显露L4以上的椎间隙，但L4以上的椎间隙通过腰椎腹膜后入路更容易操作，且术后肠梗阻的发生率较低，故对于L4以上的椎间隙手术不推荐此入路[1]。

[体位]

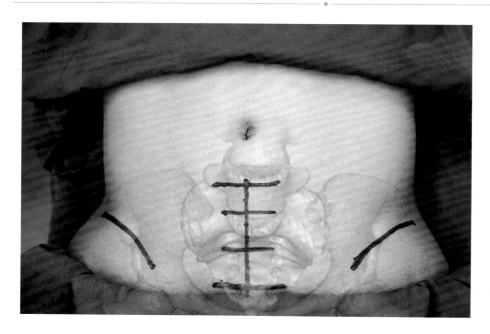

· 患者全麻后取仰卧位（图4-6-1）。

· 腰部垫枕以增加腰椎前凸，利于手术操作和显露。

图 4-6-1
正中经腹腔腰椎椎体显露技术体位

[显露]

- 自脐上弧形绕过脐，或自脐以下作正中直切口，至耻骨联合上方。
- 肥胖的患者可以适当延长切口。

- 沿皮肤切开皮下脂肪，显露腹直肌鞘。
- 从切口下半部开始，纵行切开腹直肌鞘，显露两侧腹直肌，钝性分离肌层，显露腹膜。

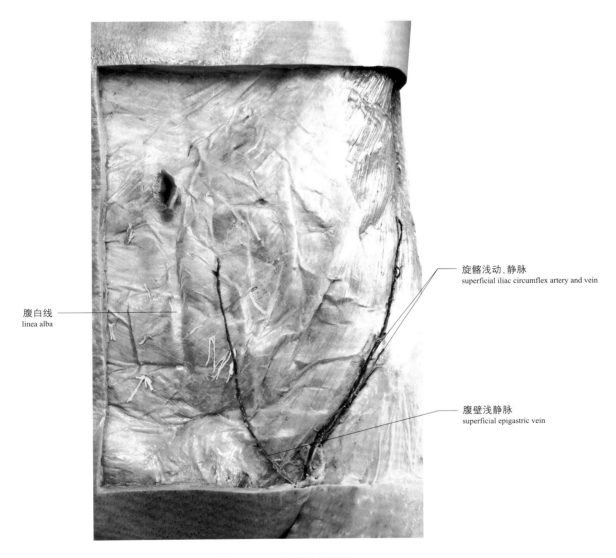

图 4-6-2 腹壁浅层解剖

腹白线
linea alba

旋髂浅动、静脉
superficial iliac circumflex artery and vein

腹壁浅静脉
superficial epigastric vein

- 腹直肌前鞘、腹白线（图4-6-2、图4-6-3），每侧腹直肌由同侧第7~12肋间神经节段性支配，正中线神经界面即位于两侧腹肌之间，因此该切口可以延长至剑突和耻骨联合。腹壁由浅至深共有6层结构：皮肤、浅筋膜、肌肉、腹横筋膜、腹膜上筋膜及腹膜壁层。

- 腹直肌鞘前层延伸于腹直肌全长并包裹腹直肌，前层由腹外斜肌腱膜与腹内斜肌腱膜的前层愈合而成，后层由腹内斜肌腱膜的后层与腹横肌腱膜愈合而成，后层的上2/3完整，下1/3近位于脐和耻骨的中间处鞘的后层缺如。在脐下4~5cm以下，构成鞘后层的腹内斜肌腱膜的后层和腹横肌的腱膜，完全转至腹直肌前面，参与构成鞘的前层，所以此处缺乏鞘的后层。腹直肌鞘后层游离的下缘是凸向上方的弧线，称为弓状线（或称为半环线），此线以下的腹直肌后面直接由腹横筋膜和腹膜外结缔组织包裹。

▪ 腹直肌鞘内侧形成的腱性缝即是腹白线，位于两侧腹直肌之间，由腹外斜肌、腹内斜肌和腹横肌的腱膜纤维交叉形成，在脐下方白线逐渐变窄，两侧腹直肌逐渐靠拢形成线状，在脐以上两侧的腹直肌逐渐离开中线，白线相对较宽形成带状，宽约1.5cm或更多。白线下端有两个止点，

浅部纤维止于耻骨联合，深部纤维则形成三角纤维层，在腹直肌的后方止于两侧耻骨嵴的后表面，白线向后的止点称为"白线支座"，仅有很少的小血管穿过腹壁进入腹白线。在鞘的外侧形成半月线，与腰椎横突尖及输尿管处于同一垂线上。

▪ 肋间神经是脊神经的一部分，延肋间分布，与肋下神经构成胸神经，胸神经皮支在胸、腹壁的节段性分布的规律：T6位于剑突平面，T8位于肋弓平面，T10位于脐平面，T12位于脐与耻骨联合连线中点平面。

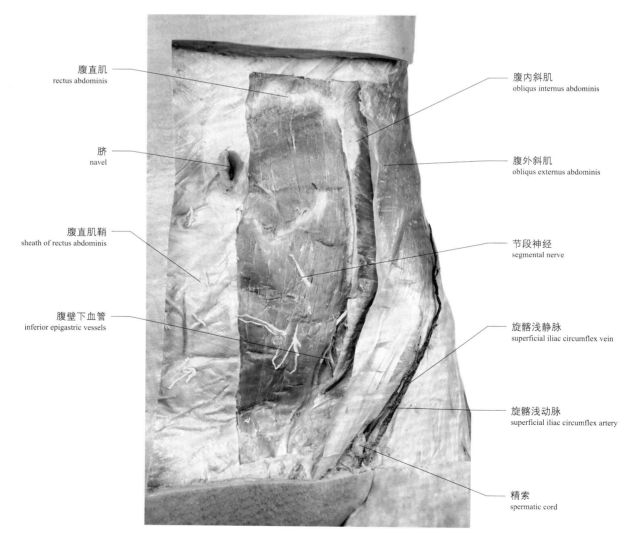

腹直肌 rectus abdominis
脐 navel
腹直肌鞘 sheath of rectus abdominis
腹壁下血管 inferior epigastric vessels
腹内斜肌 obliqus internus abdominis
腹外斜肌 obliqus externus abdominis
节段神经 segmental nerve
旋髂浅静脉 superficial iliac circumflex vein
旋髂浅动脉 superficial iliac circumflex artery
精索 spermatic cord

图 4-6-3 腹直肌解剖

▪腹直肌位于腹白线两侧，其表面和深面有腹直肌鞘包裹，起于两个腱（图4-6-3）：外侧腱较大，下起耻骨联合至耻骨嵴间；内侧腱与对侧腱交错重叠，并与覆盖在耻骨联合前方的韧带纤维融合，其他纤维可起于腹白线下部。止于第5~7肋软骨，最外侧的纤维常止于第5肋前端，此纤维可能缺失或达第3~4肋；最内侧纤维偶尔附于肋剑突韧带和剑突边缘。腹直肌由下第6或7位肋间神经、肋下神经经腹侧支的终末支支配。由腹壁上和腹壁下动脉营养。腹直肌主要作用是屈曲躯干，维持腹壁形态。

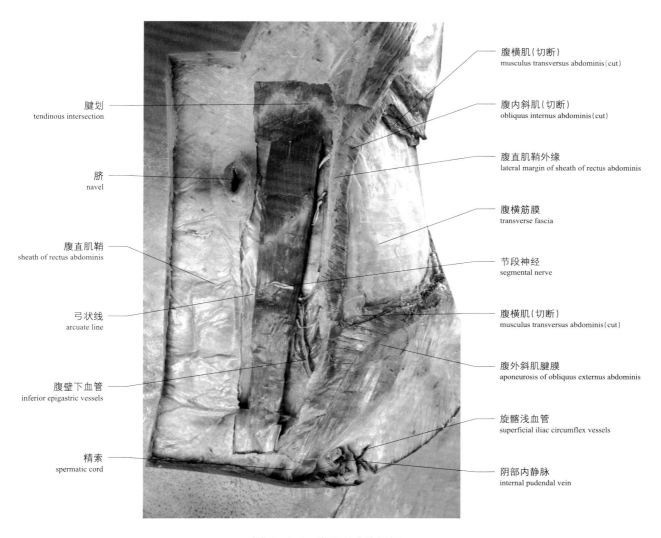

图 4-6-4　腹壁下动脉解剖

▪图示切除部分腹直肌显示腹壁下血管，靠近腹白线分离可以防止损伤血管和节段神经（图4-6-4）。

▪腹壁下动脉起自髂外动脉腹股沟韧带的后方。通常与同名的两条静脉伴行，这些静脉汇入髂外静脉。腹壁下动脉在腹膜外组织内弯曲向前，沿腹股沟管深环内侧缘斜行向上，位于精索后方，借腹横筋膜与精索分开，穿过腹横筋膜和腹直肌鞘后层薄弱部，在腹直肌和腹直肌后鞘之间上行。这部分的腹壁下动脉使腹前壁的壁层腹膜皱起，形成脐外侧襞。腹壁下动脉与腹壁上动脉和下六位肋间后动脉有许多吻合支。输精管（男性）或子宫圆韧带（女性）在外侧环绕腹壁下动脉。该动脉的分支有提睾肌动脉、耻骨支、肌支和皮支。

· 用镊子小心提起腹膜，确认腹膜下无内脏后，剪开腹膜，向下延长切口，但应避免损伤膀胱尖[2]。

· 切口上半部由白线将两侧腹直肌分隔，一只手伸入腹腔保护脏器，另一只手沿正中线小心切开白线及其下的腹膜，暴露腹腔脏器，用湿纱垫保护腹膜。

· 经左侧入路时可遇到变异复杂的腰升静脉及髂腰静脉，常与下腔静脉形成襻状结构而与骶正中动脉相互骑跨。术中应小心将其游离后予以夹闭[3]。

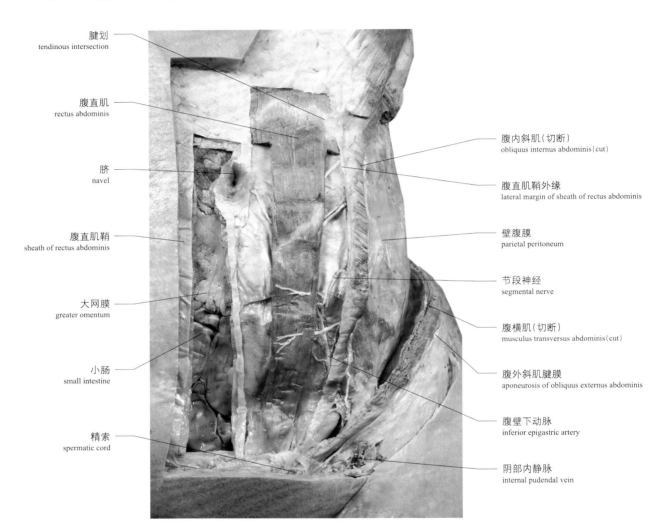

腱划
tendinous intersection

腹直肌
rectus abdominis

脐
navel

腹直肌鞘
sheath of rectus abdominis

大网膜
greater omentum

小肠
small intestine

精索
spermatic cord

腹内斜肌（切断）
obliquus internus abdominis（cut）

腹直肌鞘外缘
lateral margin of sheath of rectus abdominis

壁腹膜
parietal peritoneum

节段神经
segmental nerve

腹横肌（切断）
musculus transversus abdominis（cut）

腹外斜肌腱膜
aponeurosis of obliquus externus abdominis

腹壁下动脉
inferior epigastric artery

阴部内静脉
internal pudendal vein

图 4-6-5　腹膜内解剖

· 图4-6-5示腹直肌后鞘（左侧脐下）、腹膜（耻骨联合上方）以及打开的腹膜（右侧）。

· 大网膜由胃大弯下垂，再反折向上附于横结肠，因此有前、后两叶，共四层腹膜。成人前、后叶通常愈合，遂使前叶上部直接由胃大弯连至横结肠，形成胃结肠韧带。此韧带后方靠近横结肠系膜，在幽门附近两者往往相贴，从此处切开胃结肠韧带时，慎勿伤及横结肠系膜中的中结肠动脉。

[打开腹腔]

· 用拉钩将腹直肌牵向两侧，膀胱（子宫）牵向远端，常规进行腹部探查。

· 将手术台置于30°头低脚高位（Trendelenburg位），将肠管在腹腔内推向头侧，湿纱垫覆盖肠襻，防止滑动。

· 在乙状结肠底部小心切开腹膜，向上、右方游离乙状结肠，显露主动脉分叉、左髂总动静脉和左侧输尿管。

· 术中尽量保留可见的小神经纤维，并防止损伤上腹下丛造成性功能障碍、逆行射精等并发症[4]。

· 腹膜后间隙通常在筋膜层间容纳疏松结缔组织，在肾筋膜周围特别明显，向前连于髂腰筋膜（图4-6-6）。除了特别瘦的个体，所有个体腹膜后间隙都由脂肪组织填充，在肥胖的个体中脂肪组织可能相当厚。

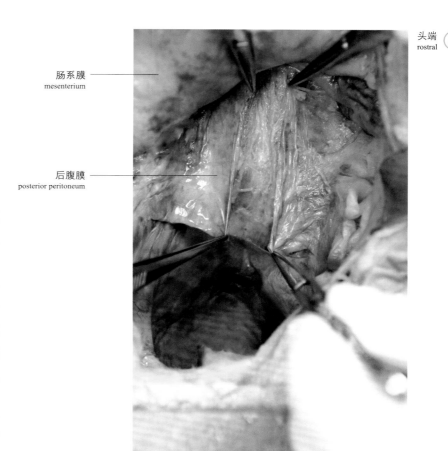

头端
rostral

肠系膜
mesenterium

后腹膜
posterior peritoneum

图 4-6-6
腹腔（男性）及后腹膜（打开）

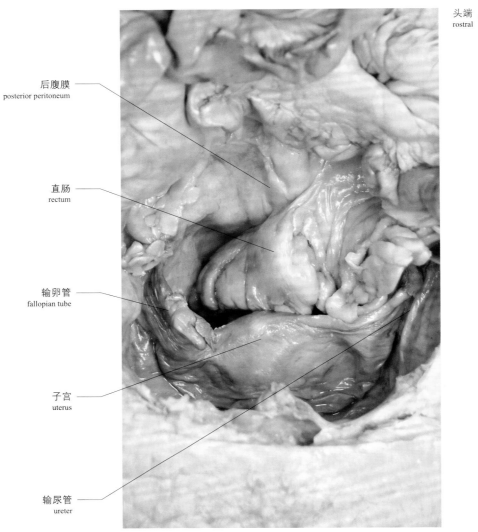

头端
rostral

后腹膜
posterior peritoneum

直肠
rectum

输卵管
fallopian tube

子宫
uterus

输尿管
ureter

图 4-6-7　腹腔脏器（女性）

·牵拉肠管时不应力度过大，防止肠管血管压迫，造成缺血坏死，女性患者可用0号丝线将湿纱垫缝于子宫底，并将子宫牵向前方系于Balfour自固定拉钩上（图4-6-7）。

[显露椎体]

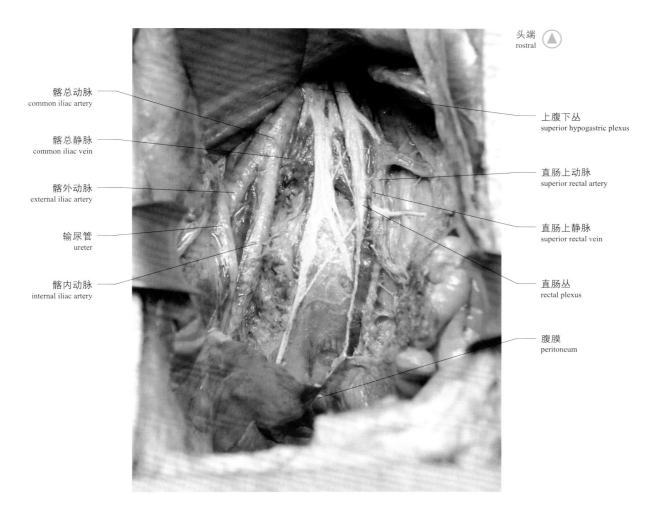

图 4-6-8 腹膜后重要神经血管

髂总动脉
common iliac artery

髂总静脉
common iliac vein

髂外动脉
external iliac artery

输尿管
ureter

髂内动脉
internal iliac artery

头端
rostral

上腹下丛
superior hypogastric plexus

直肠上动脉
superior rectal artery

直肠上静脉
superior rectal vein

直肠丛
rectal plexus

腹膜
peritoneum

· 用少量生理盐水浸润骶峡前软组织，使之易于剥离并辨认骶前副交感神经。

· 骶前筋膜（图4-6-8）：骶前筋膜位于腰骶椎和后腹膜之间，其前方走形有上腹下丛，骶血管、腰骶交感神经走形在其后方。切开时，应在一侧作足够长的纵切口，使用花生米样剥离子小心地将上腹下丛和骶前筋膜一同拨向对侧，可以保证创伤最小，即使术后发生阳痿或逆向射精等并发症多数也可逐渐恢复。在骶前软组织内注射生理盐水有助于辨认和保护上腹下丛。

· 上腹下丛由L3-L4神经节发出的腰内脏神经加入腹主动脉丛而组成的（图4-6-8），呈扁平带状，在中线稍偏左方沿腹主动脉分叉处L5腰椎骶岬前方下行，从两侧接收腰神经节发出的第3~4内脏神经，在肠系膜下神经节换元，再向下延伸至直肠两侧的神经丛，随髂内动脉分成左右下腹神经丛或神经，连接下腹下丛。该神经的分支有双侧输尿管丛、精索丛、膀胱丛、直肠丛和髂丛。

头端
rostral

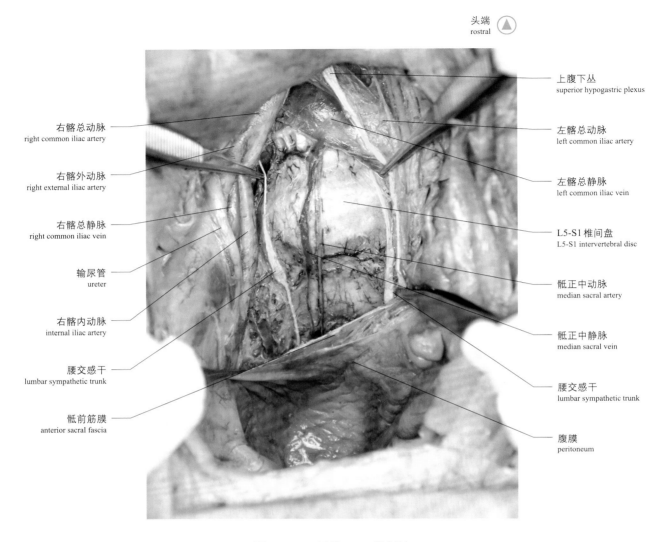

右髂总动脉
right common iliac artery

右髂外动脉
right external iliac artery

右髂总静脉
right common iliac vein

输尿管
ureter

右髂内动脉
internal iliac artery

腰交感干
lumbar sympathetic trunk

骶前筋膜
anterior sacral fascia

上腹下丛
superior hypogastric plexus

左髂总动脉
left common iliac artery

左髂总静脉
left common iliac vein

L5-S1 椎间盘
L5-S1 intervertebral disc

骶正中动脉
median sacral artery

骶正中静脉
median sacral vein

腰交感干
lumbar sympathetic trunk

腹膜
peritoneum

图 4-6-9　显露L5-S1椎间隙

· 切开并向一侧推开骶前筋膜，显露L5-S1椎间隙（图4-6-9）。

· L4-L5椎间隙的手术需要更广泛的显露，一般需要游离大血管才能看到。

· 输尿管位于手术切口外侧，术中应避免过度牵拉输尿管，防止术后发生缺血性狭窄。

· 骶正中动脉沿骶骨前方下行，此动脉需结扎或夹闭。

· 术中对髂总静脉的牵拉切记过度，防止损伤内膜形成静脉血栓。

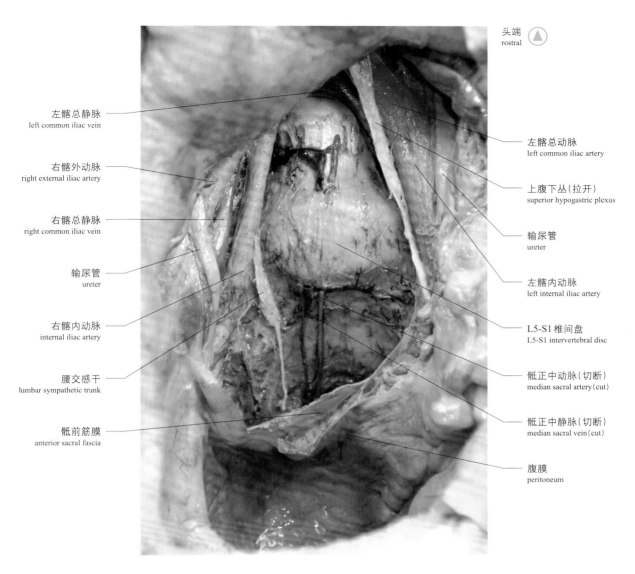

左髂总静脉
left common iliac vein

右髂外动脉
right external iliac artery

右髂总静脉
right common iliac vein

输尿管
ureter

右髂内动脉
internal iliac artery

腰交感干
lumbar sympathetic trunk

骶前筋膜
anterior sacral fascia

头端
rostral

左髂总动脉
left common iliac artery

上腹下丛（拉开）
superior hypogastric plexus

输尿管
ureter

左髂内动脉
left internal iliac artery

L5-S1椎间盘
L5-S1 intervertebral disc

骶正中动脉（切断）
median sacral artery（cut）

骶正中静脉（切断）
median sacral vein（cut）

腹膜
peritoneum

图 4-6-10 骶骨前解剖

▪ L5-S1椎间隙（图4-6-10）：位于主动脉分叉下方，可以通过触摸前方锐角或插入金属标记物后拍X线片的方法进行确定，通常不需要游离任何大血管即可完全显露。

▪ 腹主动脉在中线T12胸椎下缘及胸腰椎间盘起于膈肌上的主动脉裂孔，于腰椎前方下行，在L4椎体下缘中线偏左的位置分为左、右髂总动脉，左右髂总静脉在动脉之右下侧合流入下腔静脉，特别是左髂总静脉几乎就在骶岬之前。骶正中动静脉在腹主动脉、下腔静脉分叉处紧贴骶前向下

走行，手术时应当小心。

▪ 两侧腰动脉从肋间后动脉发出，常有4对，与腰椎相对应从腹主动脉后外侧发出，在L1-L4后外侧走行，在交感干的后方至腰椎横突之间，在此进入腹后壁的肌肉，右侧腰动脉行于下腔动脉的后方，右侧第1、2腰动脉和左侧第1腰动脉分别位于相应膈肌脚的后方。经过腰大肌腱弓深面走在腰大肌和腰丛的后方，然后横过腰方肌的表面，第1~3对腰动脉位于腰方肌的后方，第4对腰动脉常在腰方肌的前方，向前走在腹横肌和腹内

斜肌之间，腰动脉相互吻合，并与下位肋间后动脉、髂腰动脉、旋髂深动脉和腹壁下动脉吻合[5]。

· 每侧腰动脉发出的背侧支在相邻的横突之间向后走行，营养背部肌肉、关节和背部皮肤，背侧支也可以发出脊髓支进入椎管内营养椎管内结构和相邻的椎体，第1腰动脉的脊支营养脊髓末端，其余脊支营养马尾、脊膜和椎管。损伤这些背侧支可能会引起马尾缺血，产生马尾神经综合征。

· 骶正中动脉是腹主动脉较小的分支（图4-6-10），从腹主动脉后方，分叉的稍上方发出，其在中线上下降，走行于L5-L6水平，被髂总静脉越过，常发出较小的腰动脉（即腰最小动脉）和经过肛门尾骨韧带分布至直肠和肛门的小分支。在L5椎体前方与髂腰动脉的腰支吻合，在骶骨前方与骶外侧动脉吻合并发出分支进入骶前孔。

[小结]

· 由于正中经腹腔入路创伤较大，可能遇到的解剖结构较多，而且术后并发症较多，故目前应用此入路的手术并不多。

· 术后肠麻痹、肠梗阻、胃液反流可以通过术中轻柔操作并用纱布保护肠管，在术后将肠管恢复正常解剖位置来预防。

· 术中如果出现大血管损伤出血，应立即用手指或手掌按压，并用相应器械（如血管夹或血管缝线）对损伤的血管进行修补，或请血管外科会诊。

· 应于主动脉和椎间孔的中点对椎体节段动静脉进行结扎。

· 如果靠近主动脉或下腔静脉，可能会损伤大血管或因结扎不牢造成术后出血。

· 如果靠近椎间孔，可能会损伤椎间孔节段动脉之间的循环支而影响脊髓的血供。

· 如果骶正中动脉遮挡L5-S1椎体或椎间盘的显露，应先行结扎防止术中损伤。

· 显露骶岬后需对此处进行透视定位，防止将L4-L5的隆起误认为骶岬。

· 牵拉髂总静脉时可以用橡皮片套入静脉后再进行牵拉，可以防止损伤此静脉。

· 牵拉大血管时用力轻柔可以防止损伤静脉内膜，避免静脉血栓的形成。

· 腹后壁与椎间盘之间仅有较薄的筋膜和后腹膜，无位置固定的重要组织结构阻挡，手术操作时损伤小、术后恢复快，不侵及椎管、硬膜囊及神经根，可避免椎管骚扰带来的术后神经根水肿、粘连等并发症[6]。

◇ 参 ◇ 考 ◇ 文 ◇ 献 ◇

[1] Gill JB, Levin A, Burd T, et al. Corrective osteotomies in spine surgery [J]. J Bore Joint Surg Am, 2008, (90) 11: 2509-2520.

[2] Faciszewski T, Winter RB, Lonstein JE, et al. The surgical and medical perioperative complications of anterior spinal fusion surgery in the thoracic and lumbar spine in adults. A review of 1223 procedures [J].

Spine, 1995, 20 (14): 1592-1599.

[3] Kleeman TJ, Ahn UM, Talbot-Kleeman A. Laparoscopic anterior lumbar interbody fusion with rhBMP- 2: a prospective study of clinical and radiographic outcomes [J]. Spine, 2001, 26 (24): 2751-2756.

[4] Ueda Y, Kawahara N, Tomita K, et al. Influence spinal cord blood flow and spinal cord function by interruption

of bilateral segmental arteries at up to three levels: experimental study in dogs [J]. Spine, 2005 (30): 2239-2243.

[5] Kehr PH, Kaech DL, Woodtli MD. AO spine manual (vol I. Principles and techniques, vol II. Clinical applications) [J]. European Journal of Orthopaedic Surgery & Traumatology, 2009, 19 (8): 607.

[6] Mcafee PC. Complications of anterior approaches to the thoracolumbar spine. Emphasis on Kaneda instrumentation [J]. Clinical Orthopaedics & Related Research, 1994, 306 (306): 110-119.

第七节
旁正中腹膜外腰椎显露及前方椎间盘切除椎体融合技术

[概述]

旁正中切口腹膜外入路通常可以较好地显露下位腰椎及骶椎前方（L3-S1），前方椎间盘切除椎体融合技术ALIF主要适应证包括腰椎间盘突出症（包括复发性腰椎间盘突出症），腰椎失稳症，腰椎退变性和腰椎峡部裂性滑脱症，腰椎肿瘤和骶骨肿瘤（原发性或转移性），腰椎炎症和骶骨炎症（结核或化脓性等）、腰椎外伤等。术前需通过CT或MRI检查以明确所需操作节段的腹主动脉、腔静脉和髂血管的位置关系。多节段病变以及关节突增生为主的腰椎管狭窄症需慎用。

Mayer[1]在1997年报道了小切口前路腰椎融合术（MINI-ALIF），该方法是传统大切口前路腰椎融合术的改良，经腹膜后入路用特制的自动牵开器牵开腹膜内器官组织，用拉钩牵开大血管，暴露病变椎间盘，切除椎间盘后置入融合器。这种手术方式使术者能够进行直视下操作，也可以在显微镜和头灯的辅助下进行工作，手术创伤小，患者术后恢复快。

[体位]

· 患者全麻后取仰卧位（图4-7-1）。在手术侧腰下置垫枕以抬高腰部，增大肋下缘与髂嵴之间的距离。

· C臂机透视明确手术节段并标记。

· 前路手术取仰卧位。左侧臀部稍抬高，选择平左侧髂嵴与腹直肌间水平横行切口[2]。

· 手术切口的选择一般考虑方便椎管内骨块的清除和尽量不影响伤椎的稳定性，从上椎的左侧或右侧入路均可，一般选择左侧入路，因为术中可扪及腹主动脉或髂动脉的波动位置，从而可以较好地保护动脉[3]。

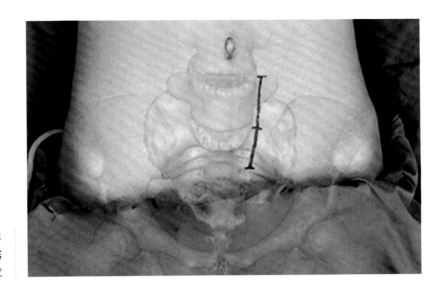

图 4-7-1
旁正中腹膜外腰椎显露
体位

[显露]

· 采用腹直肌切口，于脐下一指正中旁开2~3cm，平行于腹直肌外缘切开6~8cm。

· 或者沿腹中线脐下10cm左右的Pfannenstiel切口

（皮肤沿皮纹横形切口，皮下则纵向切开），切开皮肤6cm左右。

头端
rostral

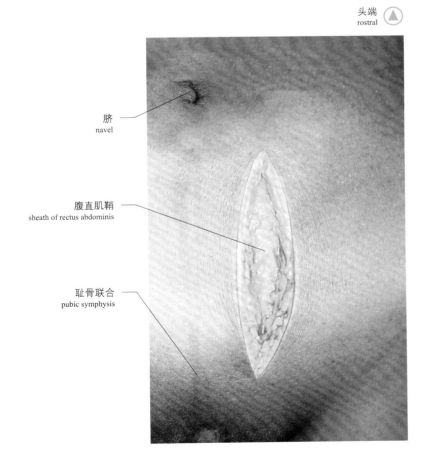

脐
navel

腹直肌鞘
sheath of rectus abdominis

耻骨联合
pubic symphysis

· 沿着皮肤切口分离皮肤、皮下组织，辨认腹直肌鞘（图4-7-2）。

图 4-7-2
显露腹直肌鞘

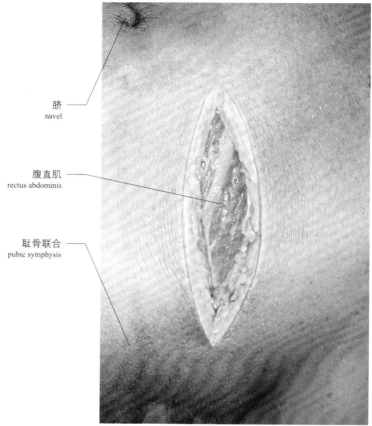

头端
rostral

脐
navel

腹直肌
rectus abdominis

耻骨联合
pubic symphysis

· 切开腹直肌鞘的前鞘，显露腹直肌（图4-7-3）。

图 4-7-3
显露腹直肌

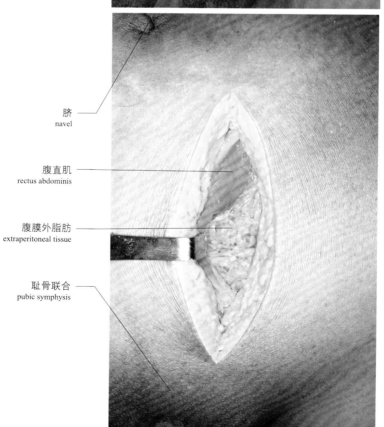

头端
rostral

脐
navel

腹直肌
rectus abdominis

腹膜外脂肪
extraperitoneal tissue

耻骨联合
pubic symphysis

· 将腹直肌肌纤维向内侧牵拉，显露后鞘及弓状线，腹直肌后鞘紧贴腹膜，如腹壁下血管阻挡手术视野则予以结扎，显露腹膜外脂肪（图4-7-4）。

图 4-7-4
显露腹膜外脂肪

头端
rostral

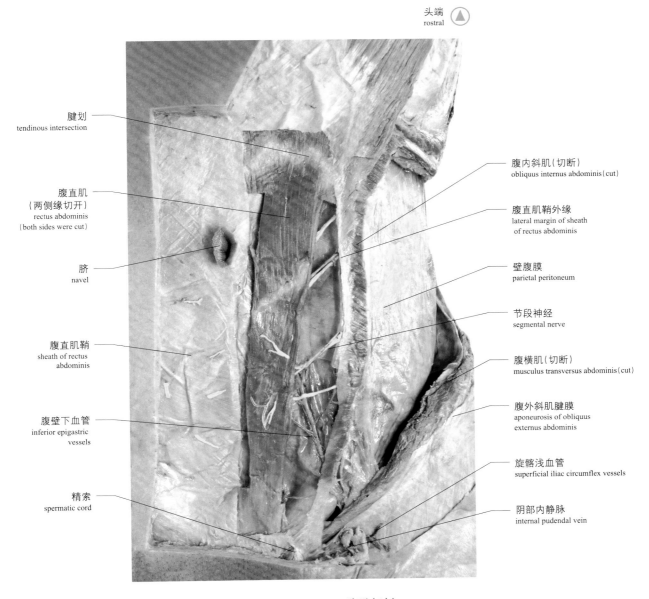

腱划
tendinous intersection

腹直肌
（两侧缘切开）
rectus abdominis
(both sides were cut)

脐
navel

腹直肌鞘
sheath of rectus
abdominis

腹壁下血管
inferior epigastric
vessels

精索
spermatic cord

腹内斜肌（切断）
obliquus internus abdominis (cut)

腹直肌鞘外缘
lateral margin of sheath
of rectus abdominis

壁腹膜
parietal peritoneum

节段神经
segmental nerve

腹横肌（切断）
musculus transversus abdominis (cut)

腹外斜肌腱膜
aponeurosis of obliquus
externus abdominis

旋髂浅血管
superficial iliac circumflex vessels

阴部内静脉
internal pudendal vein

图 4-7-5 腹壁解剖

腹直肌前鞘、腹直肌、腹直肌后鞘，以及腹膜（图4-7-5）。向下方的操作不应超过腹壁下血管水平，尽量保护这些血管神经，减少对支配腹直肌的神经的损伤；切口远端为精索及睾丸静脉；弓状线近端为腹直肌后鞘，远端为腹横筋膜。

头端
rostral

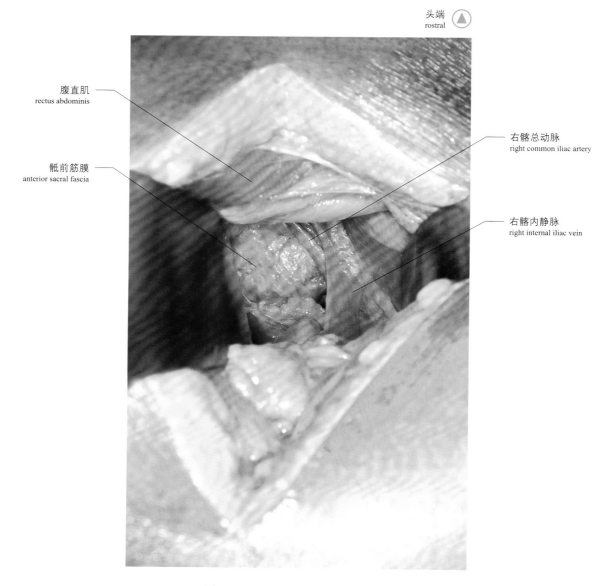

腹直肌
rectus abdominis

骶前筋膜
anterior sacral fascia

右髂总动脉
right common iliac artery

右髂内静脉
right internal iliac vein

图 4-7-6　显露锥体前方解剖结构

· 钝性分离腹膜后间隙至椎体前方，将腹膜连同腹腔脏器推向对侧。分离髂血管，并牵向对侧，显露目标椎间隙。此时可以装配 SynFrame 拉钩系统（图 4-7-10）。

· 确认腰大肌、腹主动脉、髂血管、生殖股神经、输尿管、交感干和下腹下神经丛等重要结构（图 4-7-6）。

· 可用无创拉钩和间断的松弛拉钩的方式牵拉髂动脉，以防止髂动脉闭塞或因内膜损伤而造成血栓形成。

· 手术中应避免在主动脉分叉以下应用电刀，防止损伤交感干，造成反射性交感神经痛和反射性交感神经综合征。交感神经横断后会引起交感神经切断后综合征，常引起左侧小腿交感神经症状，如皮肤血液供应增加、左小腿发热或不适，而正常小腿（右侧）发凉（抬高患肢或穿弹力袜可以改善症状）[4]。

头端
rostral

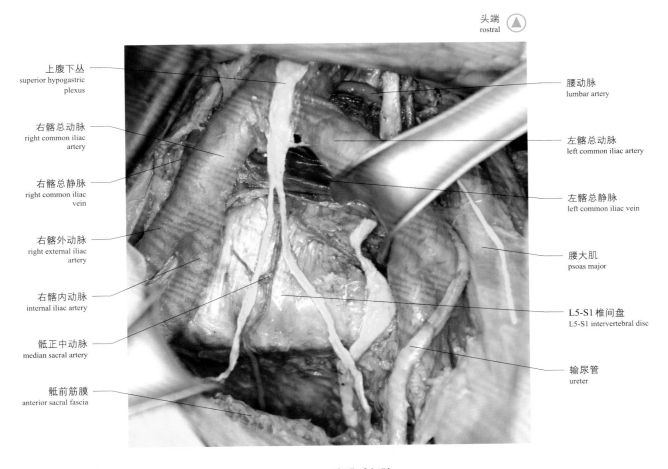

上腹下丛
superior hypogastric plexus

右髂总动脉
right common iliac artery

右髂总静脉
right common iliac vein

右髂外动脉
right external iliac artery

右髂内动脉
internal iliac artery

骶正中动脉
median sacral artery

骶前筋膜
anterior sacral fascia

腰动脉
lumbar artery

左髂总动脉
left common iliac artery

左髂总静脉
left common iliac vein

腰大肌
psoas major

L5-S1椎间盘
L5-S1 intervertebral disc

输尿管
ureter

图 4-7-7 腹膜后间隙

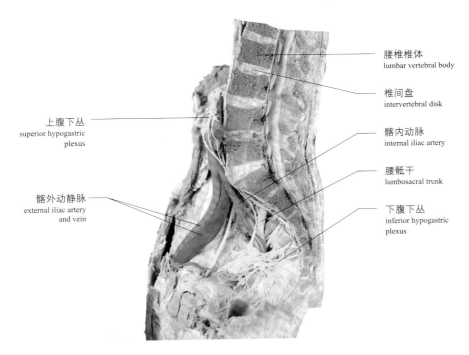

腰椎椎体
lumbar vertebral body

椎间盘
intervertebral disk

髂内动脉
internal iliac artery

腰骶干
lumbosacral trunk

下腹下丛
inferior hypogastric plexus

上腹下丛
superior hypogastric plexus

髂外动静脉
external iliac artery and vein

图 4-7-8 盆腔的神经血管结构

▪髂总动脉是腹主动脉终末支，起于正中平面稍左正对L4椎体及L4-L5椎间盘处（86.4%），行向下外，至腰骶椎间盘平面，在骶髂关节前方分为髂内动脉和髂外动脉而终（图4-7-7）。男性髂总动脉之间的夹角约为58°，女性髂总动脉之间的夹角约为43°。髂总动脉行于壁腹膜深面，输尿管和生殖腺血管由其前面跨过；左髂总动脉还被直肠上血管跨过。髂总动脉一般无其他分支。

▪髂内动脉（图4-7-7）是髂总动脉的终支之一，为一短干，长约4cm。平骶髂关节高度自髂总动脉分出后，沿骨盆的后外侧壁下降，至坐骨大孔的上缘处分为前后两干。前干分支多至脏器，后干分支多至盆壁。髂内动脉按其分布，又可分为壁支与脏支。壁支包括：髂腰动脉、骶外侧动脉、臀上动脉、臀下动脉和闭孔动脉等；脏支包括：膀胱上动脉、膀胱下动脉、子宫动脉、脐动脉、直肠下动脉以及阴部内动脉等。

▪髂外动脉（图4-7-7）沿腰大肌内侧缘下行，穿血管腔隙至股部。髂外动脉起始部的前方有输尿管跨过，其外侧在男性有睾丸动、静脉及生殖股神经与之伴行，至其末段的前方有输精管越过；在女性，髂外动脉起始部的前方有卵巢动、静脉越过，其末段的前上方有子宫圆韧带斜向越过。髂外动脉近腹股沟韧带处发出腹壁下动脉和旋髂深动脉，后者向外上方贴髂窝走行，分布于髂肌和髂骨等。髂总动脉及髂外动脉的投影：自脐左下方2cm处至髂前上棘与耻骨联合连线的中点间的连线，此线的上1/3段为髂总动脉的投影；下2/3段为髂外动脉的投影。上、中1/3交界处即为髂内动脉的起点。

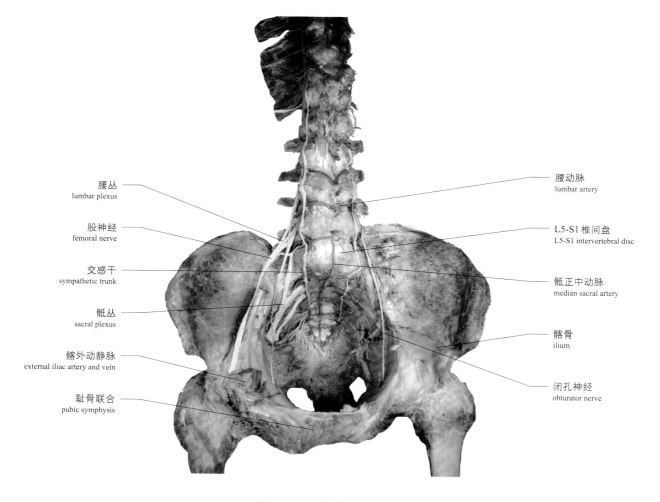

图 4-7-9 椎体前解剖

前纵韧带是很坚固的结缔组织束，沿椎体的前面走行，尾侧较宽，腰区的前纵韧带比胸区的宽且薄，在椎体部分也较椎间联合的部分厚且窄（图4-7-9）。前纵韧带从枕骨底部一直延伸至骶骨上部的前方，纵行纤维牢牢黏附于椎间盘、透明软骨终板和相邻椎体边缘，并松弛地附着于椎体的中央部位，由于韧带的填充使得椎体凹陷前变平。不同部位的韧带纤维与邻近骨膜、软骨膜和纤维环周边混合。前纵韧带最表层纤维最长，跨越3~4个椎体，中层纤维跨越2~3个椎体，最深层的纤维仅从一个椎体延伸到下一个椎体。外侧短韧带连接相邻两个椎体。

腰交感干（图4-7-9）由3个或4个神经节和节间支构成，位于脊柱与腰大肌之间，并被椎前筋膜所覆盖，上方连于胸交感干，下方延续为骶交感干：左腰交感干与腹主动脉左缘相邻，两者相距0.5~2cm，其中以相距1cm者为多见；右腰交感干的前面除有下腔静脉覆盖外，有时还有1或2支腰静脉越过，交感干的下段位于右髂总静脉的后方。左、右交感于腰部的外侧有生殖股神经并行。

腰神经节（图4-7-9）位于第2胸椎体下半至腰骶椎间盘的范围内。数目上常有变异，主要是由于神经节的融合或缺如。第1、2、5腰神经节位于相对应椎体的平面，第3腰神经节多位于第2~3腰椎间盘平面，第4腰神经节多位于第3~4腰椎间盘平面。在腰交感干附近还有小的淋巴结，易与腰神经节混淆，手术时应注意鉴别。应避免骶峡以下部分的解剖，避免损伤骶丛，防止损伤内脏神经，造成男性性功能障碍。

脊髓腰骶段动脉供血主要来源于主动脉的腰动脉，以及髂内动脉的髂腰动脉、骶正中动脉和骶外侧动脉。4对腰动脉左侧起于腹主动脉后外侧壁和后中壁，右侧起于后外侧壁，相邻两支腰动脉相距一个椎体。

脊神经前支（图4-7-9）的神经纤维分布于躯干的前面和侧面以及上、下肢，后支的神经纤维分布于脊柱的滑膜关节、背部深肌和表面皮肤。

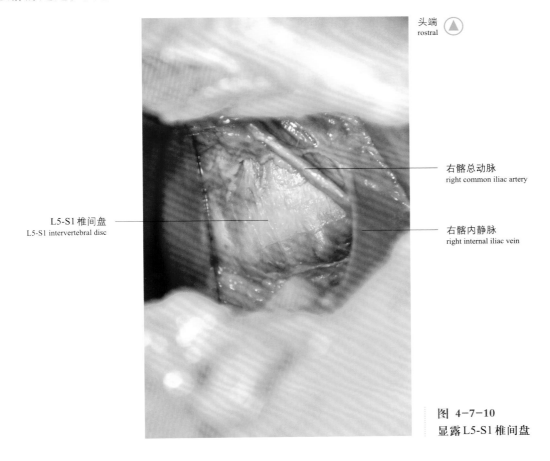

头端
rostral

右髂总动脉
right common iliac artery

右髂内静脉
right internal iliac vein

L5-S1椎间盘
L5-S1 intervertebral disc

图 4-7-10
显露 L5-S1 椎间盘

- 分离主动脉分叉，将血管向外侧拉，便可以显露L5-S1椎体和椎间隙。
- 将腰大肌从椎体上向外侧拉，结扎左侧节段血管。
- 将主动脉和髂血管拉向内侧，可以显露L3-L5椎体和椎间隙。

- 部分患者局部病灶粘连严重，椎体外软组织和髂静脉无法从界面分离，可采用从远处正常组织向病灶区游离的方法，不分离粘连处的组织和血管，从深层整体分离，从而牵开髂血管显露深部病灶[5]。

[椎间盘切除]

- 用长柄刀片、髓核钳和刮匙将椎间盘切除。
- 用刮刀清理软骨终板，至骨性终板微出血。
- 将椎间隙打开后测量，植入适当大小的填有碎骨块的椎间融合器，并拍X线片确定椎间融合器位置。

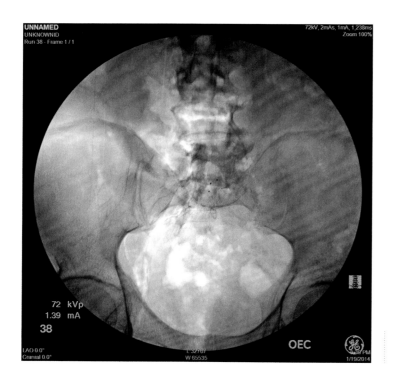

图 4-7-11
植入椎间融合器（正位X线透视）

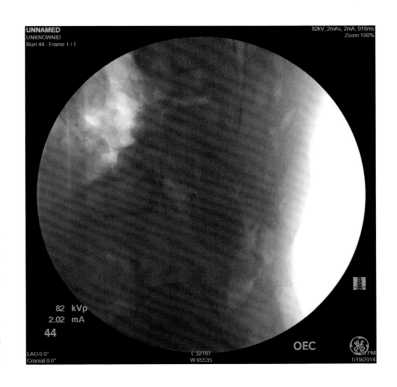

· 应用椎间融合器进行融合可以避免取自体髂骨带来的取骨部位感染、骨折等并发症（图4-7-11、图4-7-12）。

图 4-7-12
植入椎间融合器（侧位X线透视）

[小结]

· 前路腰椎椎体间融合术（anterior lumbar interbody fusion，ALIF）可以完全切除椎间盘，并保留腰椎序列和生理曲度。

· ALIF可以避免后路手术引起的椎管内硬膜外腔的疤痕和纤维化以及融合后综合征，但对于椎管内的病变无法处理[6]。

· ALIF手术的主要并发症包括术中损伤小静脉造成出血，此时可用血管夹止血或电凝止血。

· ALIF能够恢复椎间隙高度，扩大狭窄椎管和椎间孔，恢复腰椎间隙前凸角度，因此对病理性、创伤性腰椎后凸畸形可以起到直接的纠正作用[7]。

· 与传统"倒八字"切口相比，此入路可以在直视下牵开髂外血管、输尿管等，不易误伤引起严重并发症，且其切口短、创伤小。同时，术中注意保护腰骶干及生殖股神经和精索，否则男性患者可能遗留逆向射精及勃起障碍等[8]。

· 髂动脉闭塞或内膜损伤后形成血栓或动脉斑块脱落引起栓塞，可以通过无创拉钩间断地松弛拉钩，并在闭合伤口前检查拉钩处动脉有无损伤，触摸小腿动脉搏动（左侧为重）或行血管多普勒超声检查，以防止形成血栓或斑块脱落的发生。

· 损伤内脏神经会造成术后男性患者性功能障碍，主要通过避免分离骶峡以下部分来避免损伤骶丛。

· 腰交感干损伤会造成逆向射精、反射性交感神经痛或反射性交感神经综合征，在动脉分叉以下区域避免使用电刀，避免损伤交感神经[9]。

· 血清病综合征是一种不常见的并发症，表现为反复的峰状高热，并伴随大汗淋漓，感觉不适，类似流感症状，如果发生此并发症可以选择肌注甲泼尼龙50mg。

· 腹膜后血肿或积液刺激生殖股神经和髂腹股沟神经会导致术后腹股沟部位疼痛。

· 由于腰椎前路融合术需要牵拉和分离下腔静脉等大血管，故深静脉血栓和肺栓塞的发生率比其他脊柱外科手术发生率高[10]。

· 吸烟、口服避孕药和有静脉血栓病史的患者深静脉血栓和肺栓塞的发生率也较高。

·可以通过皮下注射肝素或适用长筒弹力袜，术中刺激小腿三头肌来预防深静脉血栓和肺栓塞的发生。

·其他并发症包括骨不连和术后股外侧皮神经卡压等。

·术前可以进行腹主动脉CTA检查，行CT三维重建，明确腹主动脉分叉位于第几腰椎水平，并测量分叉角度，以及双侧髂血管距离，绘制可行手术的三角区域（图4-7-13）。

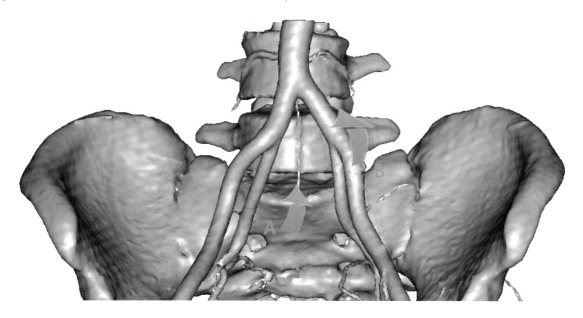

图 4-7-13　椎体入路与腹腔大血管的位置关系
A. 腰椎前方椎体显露；B. 腰椎侧方椎体显露

◇ 参 ◇ 考 ◇ 文 ◇ 献 ◇

［1］ Mayer HM. A new microsurgical technique for minimally invasive anterior lumbar interbody fusion ［J］. Spine, 1997, 22（6）: 700.

［2］ Selviaridis P, Foroglou N, Tsitlakidis A, et al. Long-term outcome after implantation of prosthetic disc nucleus device（PDN）in lumbar disc disease ［J］. Hippokratia, 2010, 14（3）: 176-184.

［3］ McAfee PC, Reqan JJ, Geis WP, et al. Minimally invasive anterior retroperitoneal approach to the lumbar spine. Emphasis on the lateral BAK ［J］. Spine, 1998, 23（13）: 1476-1484.

［4］ Olinger A, Hildebrandt U, Mutschler W, et al. First clinical experience with an endoscopic retroperitoneal approach for anterior fusion of lumbar spine fractures from levels T12 to L5. ［J］. Surgical Endoscopy, 1999, 13（12）: 1215.

［5］ Abudunaibi Aili, Zhang HQ, Huang WM, et al. Special formed titanium mesh cages for treating spinal tuberculosis via one- stage posterior approach ［J］. Chinese Journal of Tissue Engineering Research, 2016, 20（48）:7192-7199.

［6］ Costa F, Sassi M, Ortolina A, et al. Stand-alone cage for posterior lumbar interbody fusion in the treatment of high- degree degenerative disc disease: design of a new device for an "old" technique. A prospective study on a series of 116 patients ［J］. European Spine Journal,

2011, 20（1）: 46-56.

［7］ Rouben D, Casnellie M, Ferguson M. Long-term durability of minimal invasive posterior transforaminal lumbar interbody fusion: a clinical and radiographic follow-up ［J］. Journal of Spinal Disorders & Techniques, 2011, 24（5）: 288-296.

［8］ Moon M S, Woo YK, Lee KS, et al. Posterior instrumentation and anterior interbody fusion for tuberculous kyphosis of dorsal and lumbar spines ［J］. Spine, 1995,

20（15）: 1840-1841.

［9］ Samudrala S, Khoo LT, Rhim SC, et al. Complications during anterior surgery of the lumbar spine: an anatomically based study and review ［J］. Neurosurgical Focus, 1999, 7（6）: e9.

［10］ Rutges JP, Oner FC, Leenen LP. Timing of thoracic and lumbar fracture fixation in spinal injuries: a systematic review of neurological and clinical outcome ［J］. European Spine Journal, 2007, 16（5）: 579.

第八节
腰椎椎弓根螺钉置钉技术

[概述]

　　腰椎椎弓根螺钉置钉技术应用于腰椎间盘髓核摘除术，锥板切除加压术，腰椎融合术，肿瘤切除术，腰椎滑脱、骨折、脱位行切开复位内固定等手术。经过多年临床使用，腰椎椎弓根螺钉固定被证明是一种安全有效的椎间稳定技术。椎弓根螺钉的进钉点、进钉角度和进钉深度在充分参考各种既有方法的情况下需根据患者个体情况进行调整。术者可以根据术前X线、CT、MRI检查选择安全合理的方案，也可以用个性化3D打印辅助手术或通过3D打印来制作个性化的内固定辅助器械。

[进钉点]

Roy-Camille 法

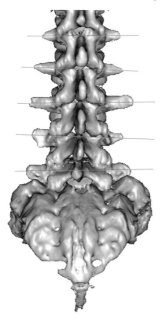

　　·去除小关节周围的软组织，清晰暴露小关节及横突的解剖关系，上关节突的垂直延长线与横突中点的水平线在小关节基底部的交点即为进针点（图4-8-1）。

图 4-8-1
Roy-Camille 法

四象限腰椎弓根定位法

·以腰椎下关节突的外缘作一垂直线（A线），沿横突起始部的下缘作一水平线（B线），A、B线交叉将椎弓根分为四个象限，L1-L4椎弓根的进钉点位于外上象限（图4-8-4），L5椎弓根的进钉点位于内上象限（图4-8-2）。

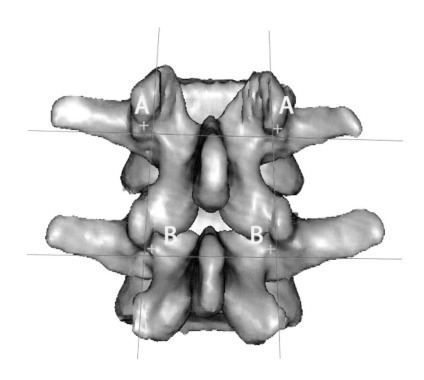

图 4-8-2
四象限腰椎弓根定位法
A. L1-L4椎弓根的进钉点；
B. L5椎弓根的进钉点

人字嵴法

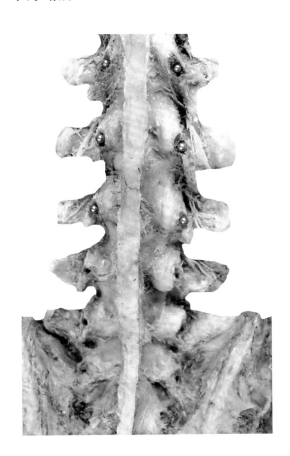

图 4-8-3
将钢珠置于各腰椎的置钉点（人字嵴顶点）

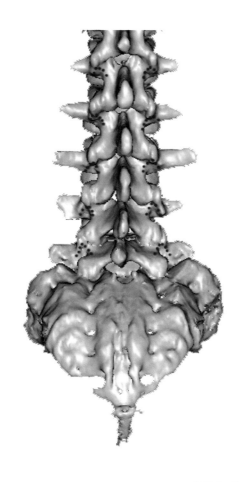

· 将进针点选在峡部嵴和上关节乳突嵴形成的人字嵴顶点，因为此处与椎弓根中心点相重叠（图4-8-3、图4-8-4）。

· 对于年轻患者，手术过程中椎弓根螺钉容易在强硬的皮肤和肌肉牵拉下出现进钉点内移和内倾角不足等情况发生，容易增加椎弓根螺钉对关节突关节的损伤。

· 对于骨赘明显的年长患者，术中无法准确定位"人字嵴"，我们选择峡部外侧缘垂直延长线与横突中轴水平线交点外侧3mm处为椎弓根螺钉进钉点，发现也可以减少椎弓根螺钉损伤关节突关节的发生率。

· 经皮椎弓根螺钉固定选择远离关节突的经横突冠状位中线与关节突移行部的交点置钉方式，能减少对小关节的损伤，同时减少术后腰背痛的发生。

图 4-8-4
人字嵴形态

[置钉]

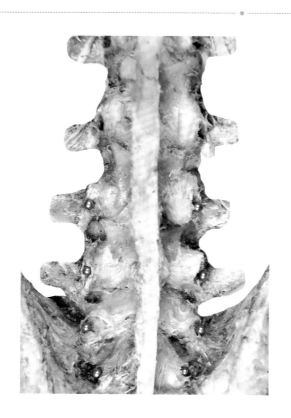

· 用开口器在进钉点处将骨皮质钻一小口（图4-8-5、图4-8-6）。

图 4-8-5
将钢珠置于各椎体的置钉点

· 将钝性开路器置于进针点，取合适的角度缓慢钻入椎弓根。

· 钻入开路器与矢状面的夹角在 L1-L3 为 5°~10°，在 L4-L5 为 10°~15°，方向应与椎体的终板平行。

· 严格保持置钉角度，如果角度过小，则螺钉偏向椎弓根髓腔外侧，可能穿破外侧皮质骨损伤附近脏器；如果角度过大，则螺钉偏向椎弓根内侧，可能穿破内侧皮质骨损伤脊髓神经根或马尾等。

· 由于在胸段后凸、腰段前凸中，不同节段进针的尾部向头侧或尾侧倾斜的角度有所不同。

· 下腰椎经皮置钉的进钉点应较开放手术时更偏外侧，这样能避免对头端关节突关节的损伤[1]。

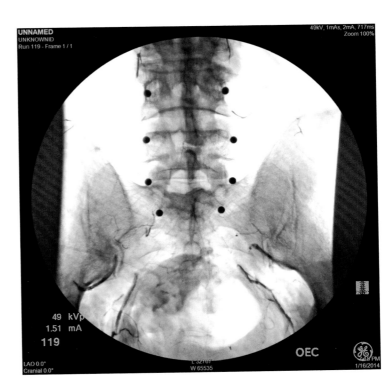

图 4-8-6 透视下见钢珠所标注的各椎体的置钉点与椎弓根的相对关系

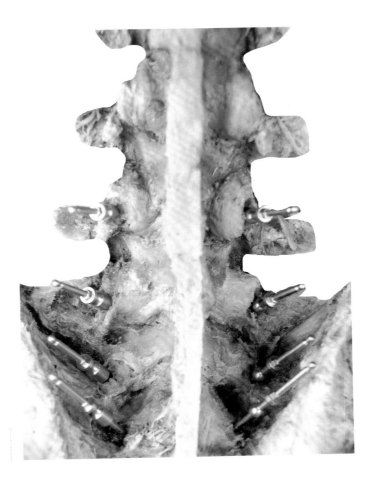

图 4-8-7
将 Mark 置入椎体

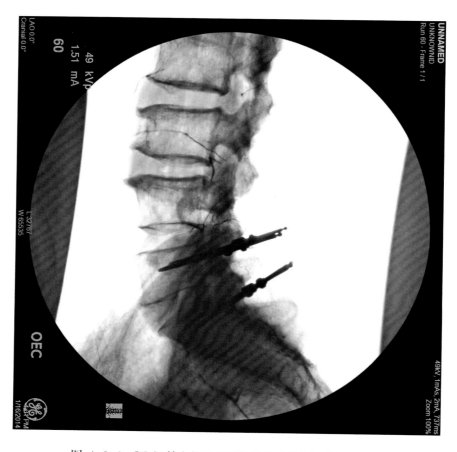

图 4-8-8 L5-S1植入标记后侧位X线透视见钉道位置良好

· 在钉道中植入Mark标记钉道位置，方便进一步术中透视判断钉道是否需要调整（图4-8-7、图4-8-8）。

· 用椎弓根探子探及椎弓根四壁和进钉深度。

· 利用数字化设计和3D打印技术研制了个体化导航模块，实现个体化的微创下腰椎椎弓根螺钉精确植入。可以实现个体化的微创下腰椎椎弓根螺钉精确植入[2]。

· 侧位X线检查，确保进针深度不超过椎体前后径的80%为宜。

· 明确进钉的深度，不能超出椎体前部，防止损伤椎体前部结构，如大血管、交感干、腹腔神经丛等。

· 进钉方向应根据术中C臂机透视评估椎体及椎弓根形态进行决定，理想的进钉角度以矢状位平行上终板、冠状位两钉能够内聚成角为宜，进钉深度以达到80%椎体深度为宜[3]。

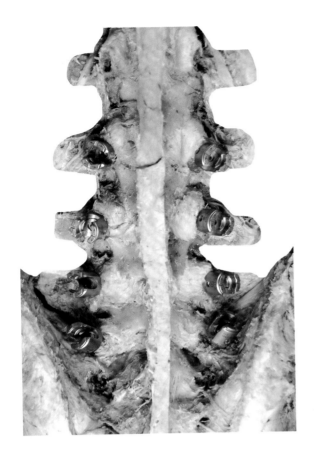

· 攻丝后拧入椎弓根螺钉
或用可自攻螺钉直接拧入
椎弓根（图4-8-9）。

图 4-8-9
将螺钉沿钉道方向植入椎体

· 术中透视正位片可以明确椎
弓根螺钉是否位于椎弓根（即
"眼睛"）内（图4-8-10）。

图 4-8-10
将螺钉置入椎体后X线透视（正
位），见椎弓根螺钉位置良好

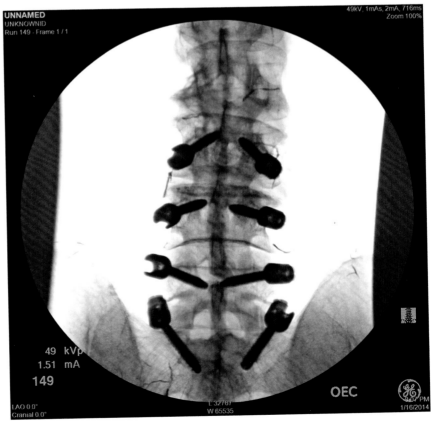

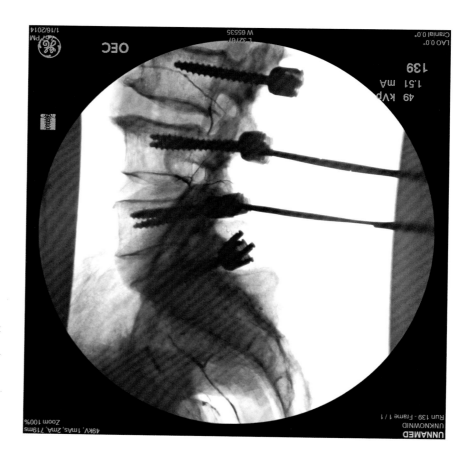

·椎弓根螺钉平行于终板或轻度上翘，拧入密度较高的终板下骨（图4-8-10、图4-8-11）。

图 4-8-11

将螺钉植入椎体后X线透视（侧位）

[小结]

·椎弓根螺钉是脊柱外科常用的内植物，以通过固定板、固定棒装置连接椎体。

·AO推荐螺钉植入的平面应稍微向中线倾斜。

·置入椎弓根螺钉前应了解椎弓根直径、进针点、横断面和矢状面方向、螺钉长度以及骨密度等参数，并且术中对置钉节段进行正、侧位透视监测[4]。

·椎弓根直径是能否成功置入椎弓根螺钉的一项重要指标，可以在CT扫描或X线平片（对于经验丰富的医师）上进行测量得到，通常实际的椎弓根直径比其最狭窄处的测量值大5mm以上[5]。

·进针点的选择原则是椎弓根螺钉顺利置入椎弓根到达椎体前缘，且不损伤骨皮质。

·腰椎的进针点为上关节突关节面的后方止点的外侧缘，平乳突水平或向外2~3mm、乳突和副乳突之间（由于个体差异，该点位于上关节突和乳突之间偏向头端）所有的钉尾应能排成一条线，便于固定棒的连接。

·骨密度的大小对于椎弓根螺钉的把持力大小来说是非常重要的因素，对于骨质疏松的椎体可以在钉道内注入骨水泥，然后再置入椎弓根螺钉，这样可以增加螺钉的把持力。

·在腰椎椎弓根螺钉置入手术时，建议适当考虑单侧置钉、皮质骨钉道和顶锁螺钉，采用置钉点偏后外侧的Weinstein术式，使置钉点远离关节突关节，置钉时螺钉深度不宜过深，术中O型臂导航的应用可以一定程度上降低关节突关节侵扰的概率。

·根据脊柱椎弓根影像解剖学研究，L1~L5椎弓根横断面倾斜角逐渐增大、椎弓根峡部横径逐渐增宽。椎弓根轴心在椎体后方的投影与同侧关节突关节的距离逐渐增大。

◇ 参 ◇ 考 ◇ 文 ◇ 献 ◇

［1］ Yson SC, Sembrano JN, Sanders PC, et al. Comparison of cranial facet joint violation rates between open and percutaneous pedicle screw placement using intraoperative 3-D CT （O-arm） computer navigation ［J］. Spine, 2013, 38 （4）: 251-8.

［2］ Wendl K, Von RJ, Wentzensen A, et al. Iso-C （3D0-assisted） navigated implantation of pedicle screws in thoracic lumbar vertebrae ［J］. Unfallchirurg, 2003, 106 （11）: 907-913.

［3］ Amato V, Giannachi L, Irace C, et al. Accuracy of pedicle screw placement in the lumbosacral spine using conventional technique: computed tomography postoperative assessment in 102 consecutive patients ［J］. Journal of Neurosurgery Spine, 2010, 12 （3）: 306.

［4］ Liljenqvist UR, Halm HF, Link TM. Pedicle screw instrumentation of the thoracic spine in idiopathic scoliosis ［J］. Spine, 1997, 22 （19）: 2239-2245.

［5］ Borcek AO, Suner HI, Emmez H, et al. Accuracy of pedicle screw placement in thoracolumbar spine with conventional open technique ［J］. Turkish Neurosurgery, 2014, 24 （3）: 398-402.

第五章

骶椎脊柱外科手术解剖图解

第一节
骶骨后方显露及椎弓根螺钉、髂骨螺钉内固定技术

[概述]

后入路腰骶椎的固定融合是治疗严重脊柱疾病的常用技术。在治疗累及骶椎的严重的脊柱侧凸、腰椎滑脱、肿瘤转移、感染、退变或创伤疾病时，经常需要对骶椎、髂骨进行内固定，以提供一个稳定的基座。其中，S1椎弓根螺钉的固定最为普遍，必要时也应考虑髂骨螺钉固定。对骶骨解剖及形态学知识的掌握是操作的关键[1]。

[体位]

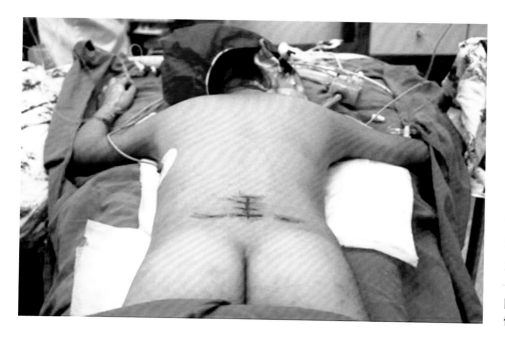

·患者取俯卧位。在身旁两侧放置枕垫，以利于腰骶椎周围静脉丛回流，减少术中出血（图5-1-1）。

图 5-1-1
骶骨后方显露体位

[切口]

头端
rostral

· 取腰后路正中切口，范围延伸至骶骨相应节段体表投影（两侧髂后上棘的连线对应于L5-S1棘突间隙和L5-S1的关节突关节，必要时借助术前C臂机透视进行定位），以便暴露骶椎关节突关节及两侧髂骨翼（图5-1-2）。

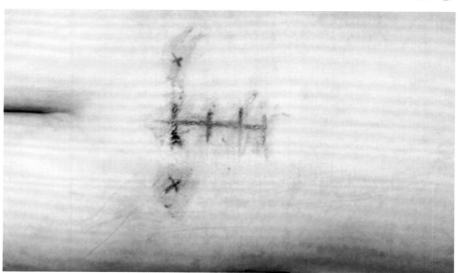

图 5-1-2
切口范围延伸至骶骨相应节段体表投影

[显露]

头端
rostral

· 由后中线入路，经皮肤、皮下组织达棘突及棘上韧带，由此向两侧分离皮下组织，可见腰背筋膜，切开腰背筋膜，即可见腰骶椎棘突（图5-1-3）。

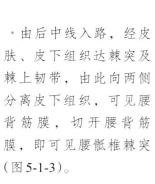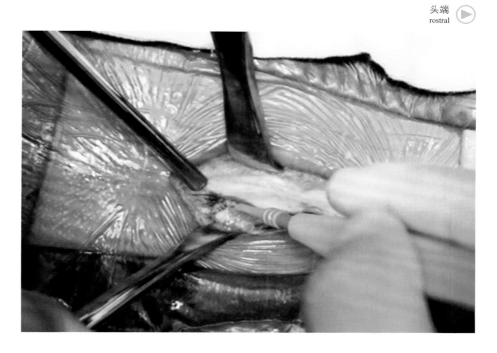

图 5-1-3
切开腰骶筋膜

头端
rostral ▶

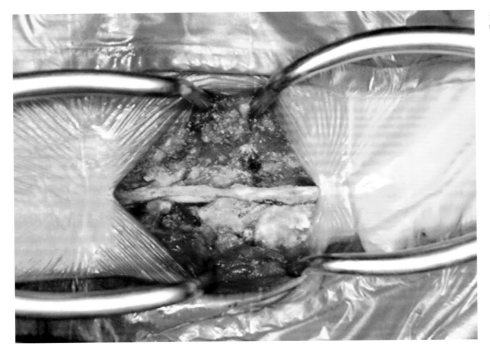

· 沿中线切开棘上韧带，注意保留棘突，沿术侧棘突旁骨膜下剥离椎旁肌，显露椎板、关节突关节、L5横突及两侧髂骨翼（图5-1-4~图5-1-7）。

图 5-1-4
深层暴露，剥离两侧椎旁肌

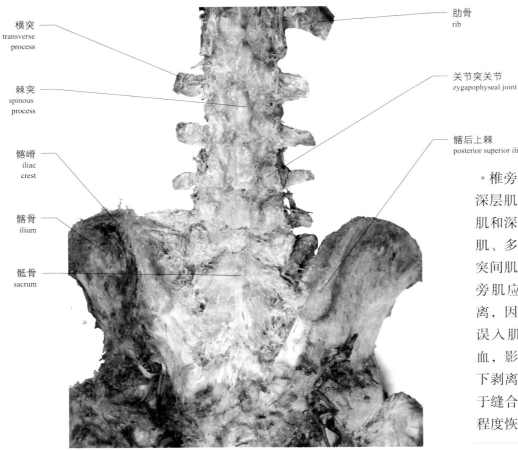

横突
transverse process

棘突
spinous process

髂嵴
iliac crest

髂骨
ilium

骶骨
sacrum

肋骨
rib

关节突关节
zygapophyseal joint

髂后上棘
posterior superior iliac spine

· 椎旁肌：为腰骶部后方的深层肌肉。包括浅面的骶棘肌和深面的横突棘肌（半棘肌、多裂肌、回旋肌）及横突间肌、棘突间肌。剥离椎旁肌应严格遵循骨膜下剥离，因椎旁肌血供丰富，如误入肌肉，可引起较多出血，影响手术视野。且骨膜下剥离完整保留了肌肉，便于缝合时重建椎旁肌，最大程度恢复其功能。

图 5-1-5
腰骶椎大体标本

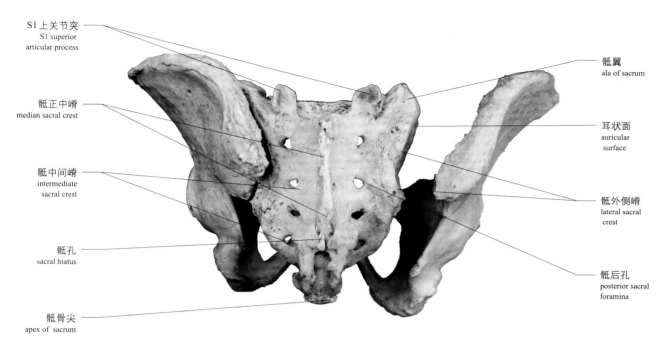

S1 上关节突
S1 superior
articular process

骶翼
ala of sacrum

骶正中嵴
median sacral crest

耳状面
auricular
surface

骶中间嵴
intermediate
sacral crest

骶外侧嵴
lateral sacral
crest

骶孔
sacral hiatus

骶后孔
posterior sacral
foramina

骶骨尖
apex of sacrum

图 5-1-6 骶椎后面观

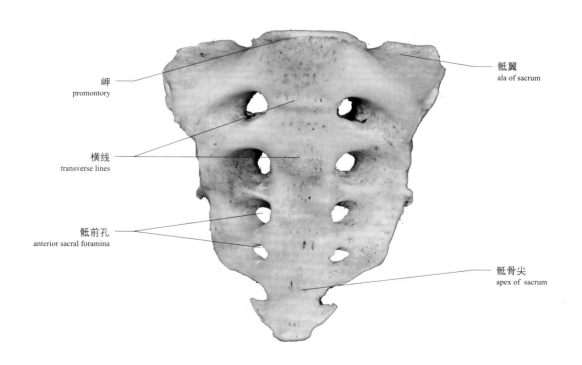

岬
promontory

骶翼
ala of sacrum

横线
transverse lines

骶前孔
anterior sacral foramina

骶骨尖
apex of sacrum

图 5-1-7
骶椎前面观

▪ 骶骨（图 5-1-6、图 5-1-7）：骶骨由五块骶椎发育融合而成，具有独特的解剖结构。

[置钉技术]

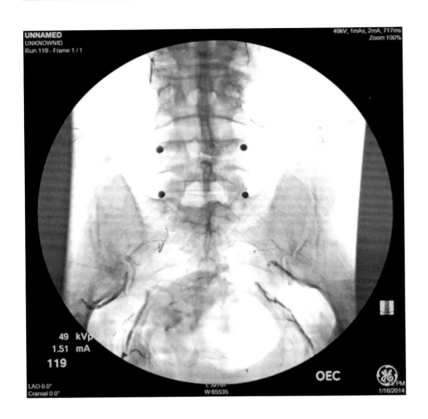

· 根据解剖标志选择骶椎椎弓根螺钉入点。S1椎弓根螺钉入钉点为S1关节突关节的尾侧和外侧缘（图5-1-8）。

· S1椎弓根螺钉水平方向角度：合适的角度是避免神经血管损伤的保证。一般内倾约20°，在实际操作中应根据入钉点及术中透视做适当调整（图5-1-8）。

图 5-1-8

L5及S1椎弓根螺钉入钉点（钢珠标记）术中透视

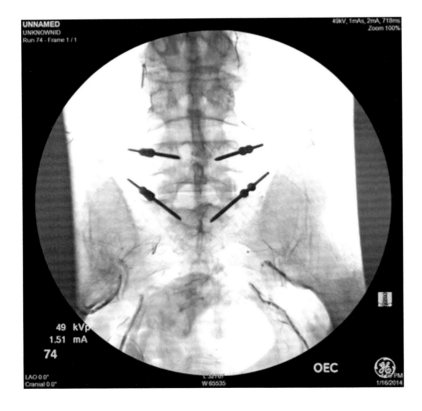

· S1椎弓根螺钉矢状方向角度：矢状位上使螺钉轻微斜向S1上终板前缘，这样能使螺钉位于致密软骨下骨区，而获得更强的把持力（图5-1-9、图5-1-10）。

图 5-1-9

L5及S1椎弓根螺钉水平方向角度（Mark）术中透视

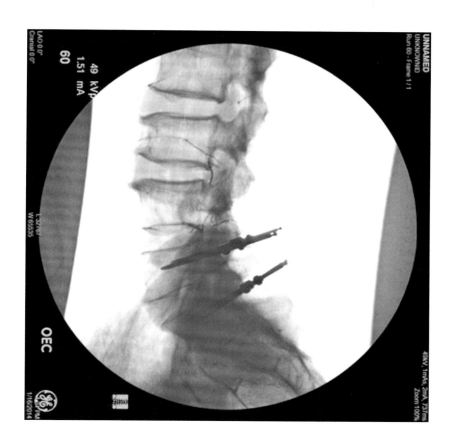

· 置入 Mark 透视无误后，置入椎弓根螺钉（图5-1-11）。

图 5-1-10
L5 及 S1 椎弓根螺钉矢状方向角度透视图

· 髂骨螺钉：将髂后上棘的后方皮质适当切除以平行于骶骨有助于置钉及钛棒连接，入钉点位于骶髂关节外侧5mm，钉道位于髂翼的两层皮质之间。水平面上外倾20°~40°，矢状面上螺钉指向髂前下棘[2]。

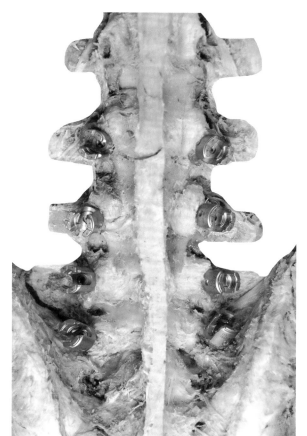

图 5-1-11
L3-S1 椎弓根螺钉置入后大体标本

[专家观点]

· 郑召民等认为坐骨切迹上方的髂骨下柱富含高密度骨，可为髂骨钉提供可靠锚定。

· 髂骨上柱是从髂后上棘至髂嵴最高点，髂骨下柱是从髂后上棘至髂前上棘。其内、外板间存在允许直径8mm螺钉通过的通道，上、下高度允许将双枚螺钉置入髋臼水平。

· 双髂骨钉的腰-髂固定结构较单枚髂骨钉具有更高的稳定性，因此对骶骨肿瘤全骶骨切除导致的严重腰-髂结构失稳病例应优先考虑双枚髂骨钉技术。

· 两种双髂骨钉的轴向扭转刚度无差异，但下柱双髂骨钉的压缩刚度明显高于上、下柱双髂骨钉。髂后上棘至髋臼区域是脊柱与髋关节间传递躯体重力的桥梁，其骨质强度可能大于提供韧带附着的髂骨上柱，可为髂骨钉提供更大的把持力。在使用双枚髂骨钉时，应优先选择髂骨下柱双髂骨钉[3]。

· 有学者认为进钉点选择在上关节外缘与横突中线的交点。进钉方向根据术中C臂机透视评估椎体及椎弓根形态进行决定，理想的进钉角度以矢状位平行上终板、冠状位两钉能够内聚成角为宜。进钉深度以80%椎体深度为宜。

· L5椎弓根最小宽度小于水平宽度，垂直高度也小于最大长度，这导致L5椎弓根上、下缘间垂直长度明显小于其长轴长度。此外，L5椎弓根倾斜导致其内缘与下缘多合并成为内下缘，形成长斜面。L5椎弓根进钉的有效面积比预想要小得多，此点恰是椎弓根螺钉在L5椎弓根形成高穿透率，且易发生内下壁穿透和高危穿透的重要原因。

· Roy-Camille法进钉点位于关节面下缘下1mm与横突中线的交点处，适用于L1和L2椎弓根；人字嵴法进钉点位于副突嵴斜行与峡部嵴汇合处，形成类似于"人"字形，较为适合L1-L4椎弓根。而Magerl法进钉点位于上关节突外缘与横突中线的交点，进钉点较前两种方法更偏外、偏上，用于L3-L5更为安全，特别是对L5最为适用[4]。

· 杜心如等认为骶椎椎弓根是骶髂螺钉固定钉道横截面最小处，是螺钉最易出椎弓根危及周围血管神经的部位，所以骶椎的椎弓根大小是合并腰骶移行椎时骶髂螺钉能否应用的关键。

· 以移行椎上关节突关节面下缘水平线与V形槽最凹陷处交点作为移行椎椎弓根螺钉的进钉点，该点至椎弓根上缘距离，左（8.6±1.2）mm，右（8.3±1.2）mm，与矢状面呈20°时钉道至侧隐窝外侧壁距离，左（7.5±3.1）mm，右（7.2±2.7）mm；进钉角度，左（21.3±4.1）°，右（21.0±4.6）°；进钉深度，左（39.1±2.8）mm，右（39.1±2.7）mm。腰骶移行椎后部横突变异，人字嵴结构不明显，以此作为进钉定位标志不可靠，而V形槽恒定存在，可以将上关节突关节面下缘的水平线与V形槽的最凹陷处的交点作为椎弓根螺钉的进钉点[5]。

· 曹奇等认为如果病椎椎弓根完整，可应用短节段椎弓根螺钉固定，增加固定强度。髂骨钉置钉前将髂后上棘骨质咬下小块、进钉点修平整，方向指向同侧髂前下棘能获取最佳的把持力。同时将钉帽埋入髂骨内并覆以软组织，减少突出的内置物对局部皮肤的压迫。钉长以不超过100mm、直径不超过9mm为宜[6]。

· 张伟等认为髂骨入点过于偏后，可能由于软组织越来越薄，使螺钉尾端或者连接构件顶于皮下，导致皮肤坏死甚至内固定外露，如果入钉点偏前，则给连接棒的预弯和安装带来困难，入点应在髂后上棘的后上内端为宜[7]。

[小结]

- 腰骶部后正中切口，根据体表标志及术前透视定位。
- 骨膜下剥离两侧椎旁肌。
- 确定置入S1椎弓根螺钉参数：椎弓根直径、进针点、横断面的方向、矢状面的方向、螺钉长度、骨密度。
- S1椎弓根螺钉的进钉点为S1关节突关节的尾侧和外侧缘。
- 椎弓根直径可由CT扫描获得，也可根据患者年龄、体型进行经验性的选择。成人一般选择直径6.5mm螺钉。
- 螺钉长度与置钉角度有关，成人S1椎弓根螺钉长度一般为35mm或40mm。
- 髂骨螺钉入钉点位于骶髂关节外侧5mm的髂后上棘部位，钉道位于髂翼的两层皮质之间。水平面上外倾约20°~40°，矢状面上螺钉指向髂前下棘。成人螺钉可选择直径7~8mm，长度80mm~100mm[8]。
- 避免神经根损伤：每一神经根必须游离辨别并予以保护，入路越靠外侧，越容易辨明神经根并牵开进行减压。
- 在上、下两横突之间的区域中，靠近椎间小关节处是节段性供应椎旁肌的血管，在显露时易出血，需强力电凝。
- 围绕神经根和椎管底部的静脉丛在显露椎间盘时易引发出血，可用吸收性明胶海绵、止血纱布及双极电凝进行止血。
- 如手术器械、椎弓根螺钉穿透前方纤维环或骨皮质进入腰骶部前方，则可能造成腹主动脉、下腔静脉、髂总动脉、髂总静脉等重要大血管的损伤，引起出血，甚至危及生命。

◇ 参 ◇ 考 ◇ 文 ◇ 献 ◇

[1] Arman C, Naderi S, Kiray A, et al. The human sacrum and safe approaches for screw placement [J]. J Clin Neurosci, 2009, 16（8）: 1046-1049.

[2] Landi A, Marotta N, Mancarella C, et al. Trans-sacral screw fixation in the treatment of high dyplastic developmental spondylolisthesis [J]. World J Clin Cases, 2013, 1（3）: 116-120.

[3] Yu BS, Zhuang XM, Zheng ZM, et al. Biomechanical advantages of dual over single iliac screws in lumbo-iliac fixation construct [J]. European Spine Journal, 2010, 19（7）: 1121.

[4] Wang LF, Shen Y, Ding WY, et al. One-stage posterior lumbar debridement, interbody fusion, and posterior instrumentation in treating lumbar spinal tuberculosis [J]. Chin J Orthop, 2014, 34（2）: 137-142.

[5] Du XR, Zhao LX, Zhang JZ. Clinical anatomy of the pedicle screw insertion of the lumbosacral transitional vertebrate [J]. Chinese Journal of Orthopaedics, 2009: 17-21.

[6] Cao Q, Tang X, Tang G. Single-stage focal debridement and pedicle subtraction osteotomy for lumbosacral tuberculosis complicated with kyphosis deformity [J]. Chinese Journal of Spine & Spinal Cord, 2011, 21（10）: 825-829.

[7] Zhang W, Guo X, Zhang J, et al. Treatment of sacral fractures with pedical screw systems fixed between lumbar and ilium [J]. Chinese Journal of Reparative & Reconstructive Surgery, 2010, 24（5）: 521.

[8] Liu J, Li Y, Wu Y, et al. An anatomic study on the placement of the second sacral screw and its clinical applications [J]. Arch Orthop Trauma Surg, 2013, 133（7）: 911-920.

第二节
骶骨前方经腹腔显露技术

[概述]

骶骨前方经腹腔显露多应用于骶骨肿瘤的手术切除。骶骨肿瘤的术式选择包括单纯前方入路、单纯后方入路以及前后方联合入路。单纯前路适用于原发于盆腔软组织、骶骨仅前缘表面侵蚀的肿瘤，且从腹腔内能彻底切除的；单纯后路适用于S3以下原发于骶骨的肿瘤，且肿瘤较小；前后联合入路适用于盆腔内肿瘤较大，S2以上骶骨肿瘤，原发于盆腔而骶骨破坏严重的肿瘤[1]。

骶骨前方的盆腔结构极为复杂，存在重要的脏器、血管、神经，因此骶骨前方经腹腔显露肿瘤切除难度高、风险大，但是如果熟练掌握应用，则可有效降低单纯后路肿瘤切除损伤骶骨前方重要脏器组织的风险。

[体位]

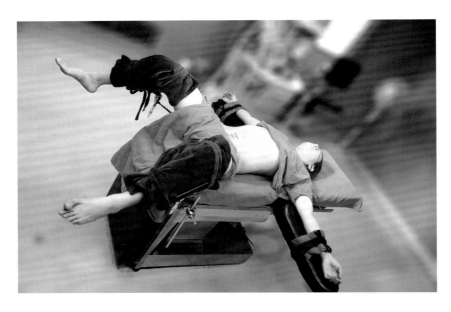

· 患者取平卧位或截石位，以利于盆腔深部操作（图5-2-1）。

图 5-2-1
骶骨前方显露体位——
截石位

[切口]

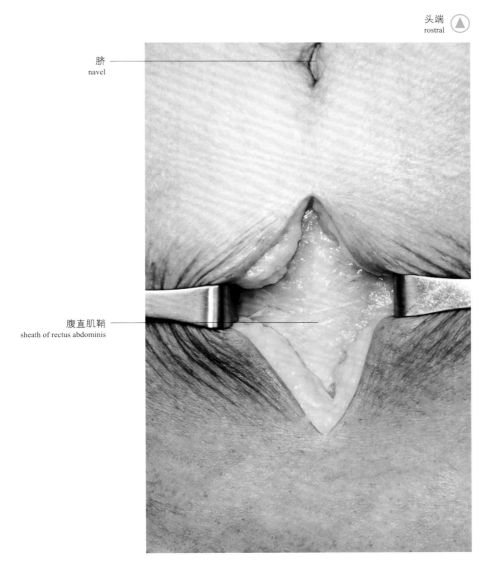

头端
rostral

脐
navel

腹直肌鞘
sheath of rectus abdominis

图 5-2-2
切开皮肤皮下组织显露腹直肌鞘

· 自脐下方2~3cm向下作正中切口至耻骨联合上方，沿皮肤切口经皮下脂肪加深切开至腹白线（图5-2-2）。

· 高延征等认为全麻后取侧卧摇摆体位，取常规腰椎前外侧切口或腹正中切口。腹膜后入路从病变严重侧进入，必要时双侧低肾切口，经腹膜后入路进行手术[2]。

[显露]

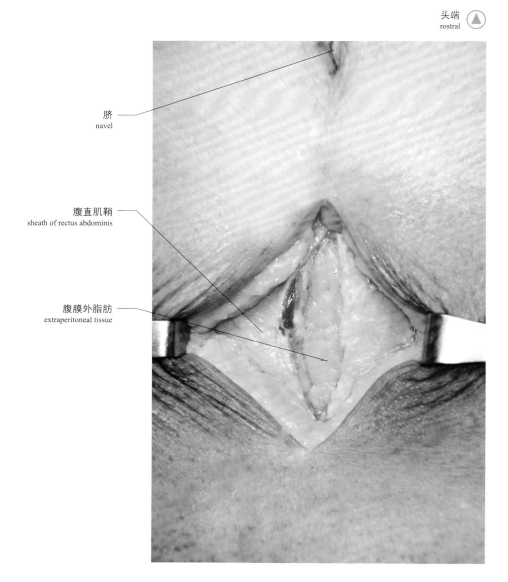

头端
rostral

脐
navel

腹直肌鞘
sheath of rectus abdominis

腹膜外脂肪
extraperitoneal tissue

图 5-2-3　进入腹膜前解剖结构

· 沿切口切开皮肤、皮下组织，显露腹直肌鞘。腹直肌鞘正中为腹白线（图5-2-2）。

· 切开腹白线，将腹膜前脂肪组织推向两侧，交替提起腹膜并切开，进入腹腔（图5-2-3）。

· 将肠管保护和隔离于腹腔两侧，将盆腔内脏器牵开，显露盆腔后壁。

· 剪开后腹膜，逐渐将髂内动静脉、骶正中动静脉、骶交感干、骶丛神经和骶骨前组织显露出来（图5-2-4、图5-2-5）。

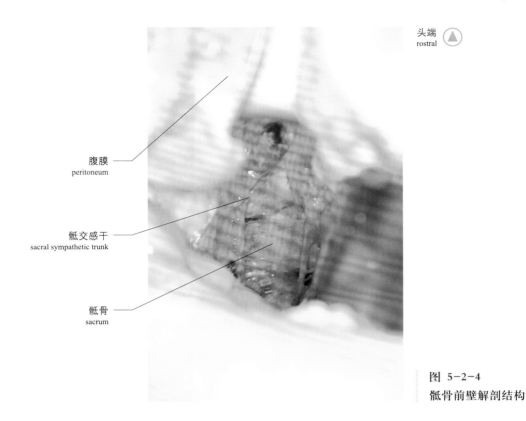

头端
rostral

腹膜
peritoneum

骶交感干
sacral sympathetic trunk

骶骨
sacrum

图 5-2-4
骶骨前壁解剖结构

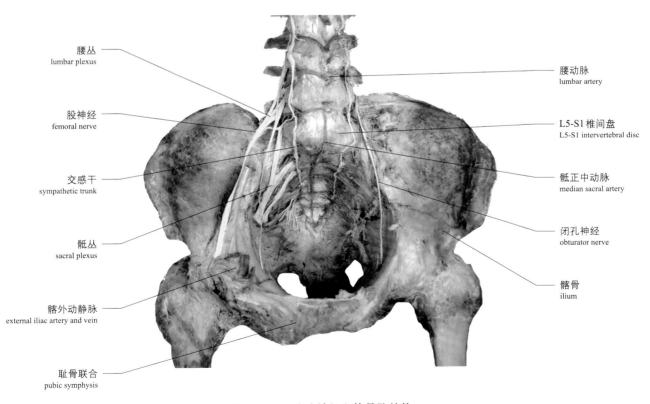

腰丛
lumbar plexus

股神经
femoral nerve

交感干
sympathetic trunk

骶丛
sacral plexus

髂外动静脉
external iliac artery and vein

耻骨联合
pubic symphysis

腰动脉
lumbar artery

L5-S1 椎间盘
L5-S1 intervertebral disc

骶正中动脉
median sacral artery

闭孔神经
obturator nerve

髂骨
ilium

图 5-2-5 盆腔神经血管骨骼结构

- 股神经（图5-2-5）：由L2-L4神经根分支组成，是腰丛最大的分支，自腰大肌外缘穿出，继而在腰大肌和髂肌之间下行，在腹股沟韧带中点稍外侧经韧带深面、股动脉外侧进入股三角区。

- 闭孔神经：从腰丛发出后自腰大肌内侧缘穿出，贴小骨盆内侧壁前行，与闭孔血管伴行穿闭膜管出小骨盆。

- 腰骶干：由第4腰神经前支的一部分和第5腰神经前支合成，加入骶丛。

- 骶丛：由腰骶干（L4、L5）以及全部骶神经和尾神经的前支组成。骶丛位于盆腔内，在骶骨及梨状肌前面，髂内动脉的后方，左侧骶丛前方有乙状结肠，右侧者前方有回肠袢。

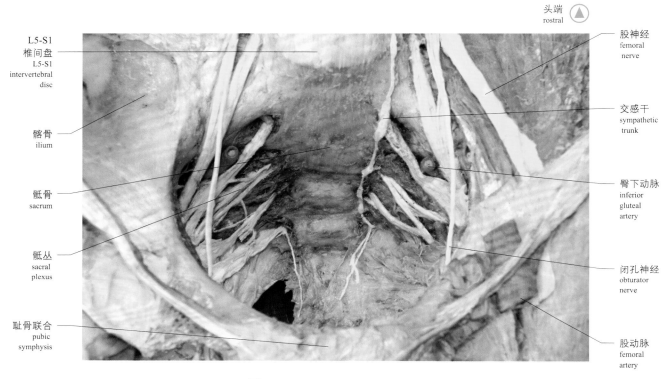

头端
rostral

L5-S1椎间盘
L5-S1 intervertebral disc

髂骨
ilium

骶骨
sacrum

骶丛
sacral plexus

耻骨联合
pubic symphysis

股神经
femoral nerve

交感干
sympathetic trunk

臀下动脉
inferior gluteal artery

闭孔神经
obturator nerve

股动脉
femoral artery

图 5-2-6 盆腔神经血管骨骼结构

- 骶副交感神经（图5-2-6）：为S2-S4神经发出的盆内脏神经，其纤维散在于盆腔内的内脏神经丛中，此丛绕腹主动脉分叉部向下，沿L5-S1椎间盘、骶骨前面及腹膜后面下行，因显露此区而容易损伤。由于该丛具有维持性功能的作用，损伤后对男性可发生逆行射精及阳痿，而对女性则危害不大。

- 髂总动脉：由腹主动脉分出后，沿腰大肌内侧下至骶髂关节处分为髂内动脉和髂外动脉。

- 髂内动脉（图5-2-6）：是盆部的动脉主干，为

一短干，沿盆腔侧壁下行，发出壁支和脏支。

- 闭孔动脉：髂内动脉壁支，沿骨盆侧壁行向前下穿闭膜管至大腿内侧，分支至大腿内侧群肌和髋关节。

- 臀上动脉和臀下动脉：髂内动脉壁支，分别经梨状肌上、下孔穿出至臀部，分支营养臀肌和髋关节等。

- 骶外侧动脉：髂内动脉壁支，分布于髂腰肌、盆腔后壁以及骶管内结构。

- 阴部内动脉：髂内动脉脏支，在臀下动脉前方

下行，穿梨状肌下孔出盆腔。

- 子宫动脉：沿盆腔侧壁下行，进入子宫阔韧带底部两侧腹膜之间。

- 骶正中动脉：起自腹主动脉终端后壁的上方，沿第5腰椎体及骶骨前面下行，因妨碍骶椎椎体的显露，常需先行结扎切断以免大出血。

[专家观点]

- 杨寅等认为术中分离保护血管和空腔脏器最为关键，大血管需要仔细保护，可结扎部分影响操作的小血管，适当向远、近侧游离，便于病灶清理和钉棒置入血管深面。

- 部分患者局部病灶粘连严重，椎体外软组织和髂静脉无法从界面分离，可以将粘连组织和血管不分离，从深层增体分离，从而牵开髂血管显露深部病灶[3]。

- 周跃、初同伟等认为腹腔镜技术结扎双侧髂内动脉后进行骶骨肿瘤切除明显减少了术中出血量，同时利用超声刀对骶骨肿瘤前方进行有效游离，降低了手术的难度，减少了从骶骨后方进行非直视下肿瘤分离造成的出血及可能的直肠损伤。

- 由于骶骨的部分血供来源于骶中血管，结扎髂内动脉后，应同时分离并处理骶中血管。

- 术中应注意行骶前分离时一定不能损伤肠系膜下动脉，以免造成直肠缺血、坏死。同时尽量保持瘤体包膜完整，避免对盆腔内脏器的污染。

- 在结扎髂内动脉时应确认无误后再行结扎，防止错扎髂外动脉造成肢体坏死。因此在结扎血管前先试行阻断血运，台下触摸足背动脉搏动良好后再用钛夹夹闭。

- 为防止骶神经的损伤，后路切除骶骨肿瘤时应首先打开骶管，显露并尽量保护好S3以上的神经根。因切除骶骨肿瘤的需要，必要时可离断S3神经根，但尽量保留一侧根的完整性。从后方分离骶骨肿瘤时应从尾骨尖部开始，逐渐向上分离，直至与前方的分离会师。

- 分离层应在肿瘤的包膜层进行，防止出现前方空腔脏器损伤[4, 5]。

[小结]

- 骶骨前方脏器：输尿管、膀胱、直肠、男性前列腺、女性卵巢、输卵管、子宫。

- 骶骨前方神经：腰骶干、骶丛、骶副交感神经。

- 骶骨前方血管：双侧髂总动、静脉，双侧髂内动、静脉及其分支，骶正中动脉。

- 血管保护及出血控制：骶骨及其周围的血供非常丰富，主要来源于双侧髂内动脉、骶正中动脉及其与腹主动脉、髂外动脉的侧支循环。术中结扎髂内动脉，创面出血减少，但因有丰富的侧支循环，所以只有阻断腹主动脉的同时结扎髂内动脉才能达到理论上满意的术中止血。减少术中出血的常用方法有：控制性低血压或者低温、低压麻醉；术中结扎双侧髂内动脉或骶正中动脉，同时暂时阻断腹主动脉。

- 神经的保留：骶骨切除应以肿瘤彻底切除为原则，尽可能保留部分骶神经。S4、S5肿瘤可将S4、S5神经一并切除，S3以上肿瘤尽可能保留上方神经。

- 内脏结构的保护：骶部解剖结构复杂，术前应进行详细的检查和准备，借以判断肿瘤的部位、大小和毗邻关系。CT及MRI均是必要的。静脉肾盂造影显示肿瘤压迫输尿管情况和肾盂有无积水。术前标准肠道准备更是必需的。术前留置输尿导管，利于术中辨认防止损伤。术中对内脏必须进行小心保护，包括输尿管、小肠和直肠。如果直肠与肿瘤粘连难以分开，则需要进行肠切除术。

◇ 参 ◇ 考 ◇ 文 ◇ 献 ◇

［1］ Varga PP, Szövérfi Z, Lazary A. Surgical treatment of primary malignant tumors of the sacrum ［J］. Neurol Res, 2014, 36（6）: 577-87.

［2］ Gao YZ, Zhenghong YU, Gao K, et al. Selection of different surgical methods and curative effect analysis of lumbosacral tuberculosis ［J］. Chinese Journal of Orthopaedics, 2014，34（2）：143-148.

［3］ Yang Yin, Zhang Yanping, He Xijing, et al. Fusion with titanium mesh cage and internal fixation with double pedicle crew system to treat lumbosacral spinal tuberculosis by anterolateral approach in one stage ［J］. Chinese Journal of Orthopaedics, 2016, 100（4）: 208-214.

［4］ Chu T, Zhou Y, Liu Y. The application of laparoscope in assisting the excision of sacral tumor ［J］. Chinese Journal of Spine & Spinal Cord, 2008, 18（5）: 349-351.

［5］ Chu T W, Zhou Y, Liang P, et al. The initial approach of two sides hypogastric artery ligation and isolation with laparoscope before excision of presacral tumor ［J］. Zhonghua Wai Ke Za Zhi, 2008, 46（1）: 41-43.